ESSAI

ANALYTIQUE ET SYNTHÉTIQUE

SUR

LA DOCTRINE

DES ÉLÉMENTS MORBIDES.

AUTRES OUVRAGES DU MÊME AUTEUR.

THÉRAPEUTIQUE APPLIQUÉE, ou Traitements spéciaux de la plupart des maladies chroniques. Troisième édition, revue, corrigée et augmentée. Un vol. in-12.

>Chez Baillière, rue de l'École de médecine, 17, à Paris.

PRÉCIS DE PHYSIOLOGIE HUMAINE, pour servir d'introduction aux études de la philosophie et de la théologie morale, suivi d'un *Code abrégé d'hygiène pratique*. Ouvrage spécialement destiné au clergé et aux séminaires. Seconde édition, revue, corrigée et augmentée. Un fort vol. in-8°.

>Chez Poussielgue-Rusand, rue Petit-Bourbon-Saint-Sulpice, 3, à Paris.

EXAMEN de la question de l'Opération césarienne posthume, ou du Baptême des enfants, dont les mères meurent avant la parturition. Cette question est examinée aux points de vue légal, médical, théologique, moral et social. Opuscule in-8° destiné aux prêtres et aux médecins.

>Chez Poussielgue-Rusand, rue Petit-Bourbon-Saint-Sulpice, 3, à Paris.

LE PRÊTRE ET LE MÉDECIN DEVANT LA SOCIÉTÉ. Un fort vol. in-8°. Tous les devoirs des médecins y sont exposés.

>Chez Poussielgue-Rusand, rue Petit-Bourbon-Saint-Sulpice, 3, à Paris.

ESSAI PHILOSOPHIQUE sur l'influence que le régime alimentaire peut exercer sur la civilisation, les mœurs, l'éducation, la politique, la guerre, chez les différents peuples du globe. Un vol. in-8°.

>Chez Poussielgue-Rusand, rue Petit-Bourbon-Saint-Sulpice, 3, à Paris.

DU SUICIDE considéré aux points de vue philosophique, religieux, moral et médical, suivi d'un Traité sur le duel. Un vol. in-8°.

>Chez Poussielgue-Rusand, rue Petit-Bourbon-Saint-Sulpice, 3, à Paris.

ESSAI SUR LA THÉOLOGIE MORALE, considérée dans ses rapports avec la physiologie et la médecine. Ouvrage spécialement destiné au clergé. Quatrième édition, revue, corrigée et notablement augmentée. Un fort volume in-8°.

>Chez Poussielgue-Rusand, rue Petit-Bourbon-Saint-Sulpice, 3, à Paris.

ÉTUDE DE LA MORT, ou Initiation du prêtre à la connaissance pratique des maladies graves et mortelles; et de tout ce qui, sous ce rapport, peut se rattacher à l'exercice difficile du saint ministère. Ouvrage spécialement destiné aux ecclésiastiques qui ont charge d'âmes. Un fort vol. in-8°.

>Chez Poussielgue-Rusand, rue Petit-Bourbon-Saint-Sulpice, 3, à Paris.

PENSÉES D'UN CROYANT CATHOLIQUE, ou Considérations philosophiques, morales et religieuses sur le matérialisme moderne et divers autres sujets, tels que l'âme des bêtes, la phrénologie, le suicide, le duel et le magnétisme animal. Troisième édition, notablement augmentée. Un fort vol. in-8°.

>Chez Poussielgue-Rusand, rue Petit-Bourbon-Saint-Sulpice, 3, à Paris.

MOECHIALOGIE, ou Traité des péchés contre les sixième et neuvième commandements du Décalogue, et de toutes les questions matrimoniales qui s'y rattachent directement et indirectement; suivi d'un Abrégé pratique d'Embryologie sacrée. Ouvrage mis à la hauteur des sciences physiologiques, naturelles, médicales et de la législation moderne. Ce livre est exclusivement destiné au clergé. Un fort vol. in-8°. 2ᵉ édition, revue, corrigée et considérablement augmentée.

>Chez Poussielgue-Rusand, rue Petit-Bourbon-Saint-Sulpice, 3, à Paris.

THÉORIE BIBLIQUE sur la Cosmogonie et la Géologie. Doctrine nouvelle fondée sur un principe unique et universel puisé dans la Bible. Un vol. in-8°.

>Chez Poussielgue-Rusand, rue Petit-Bourbon-Saint-Sulpice, 3, à Paris.

ESSAI

ANALYTIQUE ET SYNTHÉTIQUE

SUR

LA DOCTRINE

DES ÉLÉMENTS MORBIDES

CONSIDÉRÉS DANS LEUR APPLICATION THÉRAPEUTIQUE;

Par P.-J.-C. DEBREYNE,

DOCTEUR EN MÉDECINE DE LA FACULTÉ DE PARIS,
ET PROFESSEUR PARTICULIER DE MÉDECINE PRATIQUE, A LA GRANDE-
TRAPPE (ORNE).

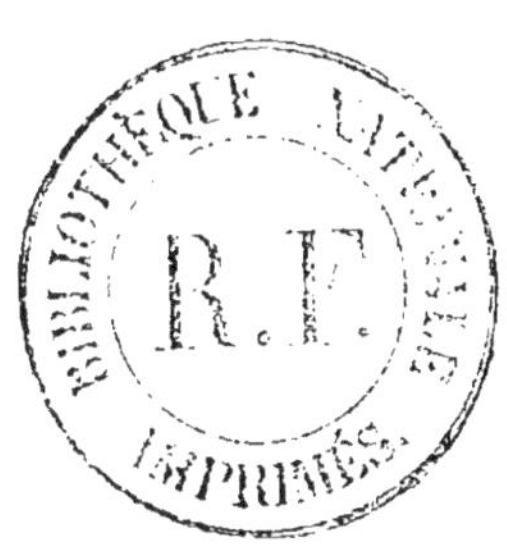

> « Le médecin ne doit s'appliquer qu'aux
> sources réelles d'indication ; il ne doit consi-
> dérer dans les maladies que les circonstances
> qui vont à éclairer la méthode de traitement.
> Toute autre circonstance, quoique vraie en
> elle-même, n'est pas d'une vérité médicinale
> et ne doit pas entrer dans le système des faits
> vraiment propres à cette science. »
>
> (GRIMAUD, *Cours des fièvres.*)

A PARIS,

CHEZ **J.-B. BAILLIÈRE**, LIBRAIRE DE L'ACADÉMIE DE MÉDECINE,
rue de l'École-de-Médecine, 17 ;

A LONDRES, CHEZ **H. BAILLIÈRE**, 219, regent street.

—

1849.

INTRODUCTION.

L'esprit de la philosophie régnante dans un pays y révèle ordinairement le caractère des doctrines médicales dominantes. Si la philosophie est spiritualiste, les doctrines médicales seront généralement vitalistes; si, au contraire, elle est matérialiste ou sensualiste, vous aurez des doctrines médicales matérialistes; vous aurez *l'anatomisme*, *l'anatomo-pathologisme*, *l'organicisme*, *etc.*

Le sensualisme de Locke et de Condillac, sorti du *Baconisme*, ayant audacieusement pris la place du spiritualisme cartésien, dut plaire naturellement aux hommes voués par état à l'étude de l'homme physique. Et, comme on croyait pouvoir déduire les principes de la morale du *Traité des sensations,* on devait penser aussi que la médecine est tout entière dans les traités d'anatomie pathologique; de là nous est venu l'organicisme moderne, c'est-à-dire le matérialisme médical. Ainsi, la médecine se matérialise à proportion que la philosophie devient matérialiste, sensualiste, ou panthéistique.

Déjà, en 1839, nous avions écrit, dans un de nos ouvrages, les paroles suivantes que nous sommes loin d'avoir la consolation de pouvoir rétracter complètement : « Sous l'empire du matérialisme philosophique, la médecine elle-même, depuis une vingtaine d'années, est devenue toute matérialiste, tout anatomique. On a remplacé les doctrines vitalistes et la médecine hippocratique, éminemment vitaliste, par le système d'irritation universelle et l'anatomie pathologique. Les organiciens ou les organicistes, les anatomo-pathologistes, ont ainsi formulé la noble science de la médecine : phlegmasies, altérations de tissu, lésions organiques, ramollissements, tubercules, etc., etc., c'est-à-dire qu'ils l'ont réduite au pur anatomisme.

« La valeur et le mérite des livres qu'ils font, se mesurent le plus souvent sur le plus ou moins grand nombre d'ouvertures cadavériques qu'ils renferment. Pour la thérapeutique, on ne paraît pas trop s'en embarrasser; on laisse cela aux bons Allemands. »

Ainsi donc, telle doctrine philosophique, telle doctrine médicale : *Qualis philosophia, talis medicina.* S'il n'y a point de doctrine philosophique fixe et arrêtée, il n'y aura pas non plus de doctrine médicale dominante : et c'est ce qui explique aujourd'hui l'absence de doctrine, ou du moins d'unité doctrinale ou dogmatique dans l'enseignement des écoles de France, et particulièrement dans celui de la Faculté de Paris. Montpellier conserve peut-être encore au moins le fond du vitalisme hippocratique; cependant, s'il faut en croire un médecin du midi, M. le docteur Combes, de Castres (Tarn), il y aurait à Montpellier la même anarchie doctrinale qu'à Paris. « Qu'on ne croie pas, dit-il, qu'à Montpellier plus qu'à Paris, une conception générale préside aux leçons de chaque professeur dans sa spécialité. Nous n'ignorons pas que, là comme ailleurs, il existe aujourd'hui une véritable anarchie intellectuelle : il n'y a plus de croyance générale, plus de tradition, plus d'école proprement dite; chacun a son système et sa manière de voir. Il arrive souvent que, dans la même salle, devant le même auditoire, à quelques heures de distance, *l'organicisme, le vitalisme* et *l'éclec-*

tisme lui-même, se trouvent représentés avec conscience et talent. » (*Revue médicale,* février 1833.)

Au moment même où nous traçons ces lignes, un de nos élèves nous écrit de Paris ce qui suit : « J'aurai l'avantage de me former, sous votre direction, à la vraie pratique du clinicien, qu'on nous fait négliger pour des théories et des systèmes aussi nombreux que nous avons de professeurs. C'est un véritable fléau à l'École de médecine de Paris pour ceux qui se préparent à exercer. Il faut qu'ils connaissent l'opinion de chaque professeur actuel sur chaque maladie; les examens sont là pour les y forcer. Il en résulte qu'on s'en va en province sachant tous les systèmes sans savoir lequel est le meilleur, n'ayant aucune idée fixe sur un traitement, puisqu'après l'avoir entendu vanter dans un service, on l'entend décrier dans le service voisin. Ainsi, après de longues études, on est réduit à expérimenter sur ses propres malades, avant de s'arrêter à une thérapeutique définitive à laquelle on puisse accorder toute sa confiance ». Pauvre médecine officielle du XIXe siècle !

Il est donc nécessaire, aujourd'hui plus que jamais, que ceux qui se destinent à la carrière de la médecine, s'y préparent par de fortes études philosophiques, qui donnent à l'esprit plus de force et au jugement plus de rectitude. Que la gymnastique intellectuelle ne soit indispensable pour donner aux esprits toute la vigueur nécessaire, cela ne saurait faire le sujet du plus léger doute. Il sera bon d'y joindre le secours d'une bonne littérature, qui contribuera à régler l'imagination, à perfectionner le goût et à mûrir le jugement. *Il n'y a pas d'état qui exige plus d'études que celui de médecin,* écrivait Rousseau à Bernardin de Saint-Pierre : *par tous les pays, ce sont les hommes les plus véritablement utiles et savants.* Sans doute; mais comme il était dans la destinée du philosophe de Genève de se contredire dans tous ses écrits, il ajoute, dans son *Émile,* le passage suivant : « Je ne sais, pour moi, de quelle maladie nous guérissent les médecins, mais je sais qu'ils nous en donnent de bien funestes, la lâcheté, la pusillanimité, la crédulité, la crainte de la mort : s'ils guérissent le corps, ils tuent le courage. Que nous importe qu'ils fassent marcher des cadavres? ce sont des hommes qu'il nous faut, et l'on n'en voit point sortir de leurs mains ».

Qu'est-ce qu'on a vu sortir des phrases sonores de Jean-Jacques? Du vent et des tempêtes. *Ventum seminabunt, et turbinem metent* (Osée, 8-7). Que nous importe qu'il ait fait à son image des rétheurs et des sophistes? c'étaient de vrais philosophes qu'il nous fallait, et l'on n'en a point vu sortir de ses mains. Au lieu *de faire marcher des cadavres,* comme les médecins, il a fait tomber ceux qui marchaient bien. Voilà l'œuvre du grand sophiste du xviiie siècle!

Si, aujourd'hui, dans les écoles, il n'existe plus d'unité dogmatique, plus de doctrine vitaliste, quelle valeur peut avoir l'enseignement qu'on donne à la jeunesse? Il doit se réduire nécessairement à un pur anatomisme, ou à une médecine tout organique ou mécanique. Quel fruit produira un tel enseignement, si toutefois on peut l'appeler enseignement, puisqu'il y a absence d'unité, de dogme, de doctrine et de tradition séculaire?

La philosophie spiritualiste ramène à l'unité, tandis que les doctrines matérialistes conduisent toujours à la division et à l'anarchie; c'est de leur essence. Quand on quitte l'unité, on quitte la vérité et on marche à la division indéfinie. Voyez les mille et une sectes religieuses sorties des dogmes dissolvants du protestantisme qui s'est séparé de l'unité catholique, c'est-à-dire de la vérité. De même, quand on se sépare de l'unité, du vitalisme hippocratique, on tombera toujours et nécessairement dans la division des sectes et des systèmes pour aboutir à l'anarchie et au chaos. Et, à l'heure qu'il est, n'y est-on pas?

Le premier effet de l'anatomisme, de l'organicisme, ou de l'anatomo-pathologisme, car tous ces termes sont synonymes, c'est de tendre à pa-

ralyser les efforts de la thérapeutique. Un médecin, en effet, qui ne sait pas se placer à une
région plus haute, dès qu'il aura reconnu ou cru
reconnaître une lésion organique, ne sera-t-il
pas saisi aussitôt d'une sorte de découragement
en présence d'une maladie qu'il se persuadera
trop facilement devoir être au-dessus des ressources de l'art? De là donc, en grande partie,
cet état stationnaire ou du moins ce lent et faible
progrès de la thérapeutique des maladies chro-
-niques.

Un autre effet fâcheux qui résulte de l'enseignement de la médecine anatomique et organique, c'est une funeste déviation dans les études
de la séméiologie et du diagnostic. Et c'est ef-
fectivement ce que l'expérience nous prouve
tous les jours. On peut poser en fait qu'aujour-
d'hui, dans l'enseignement, la domination générale de la médecine anatomique, et toutes nos
méthodes mathématiques d'investigation, quoique sans doute bonnes en elles-mêmes, tendent
essentiellement à matérialiser, à rétrécir et à lo-
caliser indéfiniment la science du diagnostic médical. Ce qui est démontré pour nous, c'est que
le diagnostic purement géométrique et mécanique, séparé du diagnostic général, médical, vitaliste, hippocratique, est une source fréquente
d'erreurs. Pendant que l'on mesure, que l'on dé-
limite et que l'on tourmente avec force instru-

ments toutes les régions du tronc, n'est-on pas souvent trop préoccupé par tout cet appareil extérieur, pour pouvoir prêter une attention vive et soutenue sur l'état général du malade, l'habitude du corps, l'état des yeux, du facies, des sens, etc.? Un diagnostic de cette nature, n'est-il pas souvent plutôt l'œuvre de la main ou de l'oreille que de l'esprit ou de l'intuition intellectuelle? Cette grave aberration provient principalement de cet axiôme des organicistes : *Il n'y a pas de lésion de fonction sans lésion d'organe.* Si cela est, dites-nous donc où est le vice d'organisation, la lésion d'organe dans une syncope qui, certes, est une lésion de fonction et même de plusieurs fonctions?

On a dit qu'*avant de faire de la thérapeutique, il faut établir le diagnostic.* Sans doute; mais, qu'on le sache bien, c'est moins ce diagnostic mathématique qui appartient à la médecine *exacte,* et qui s'obtient par le sthétoscope et le plessimètre, que celui que l'on établit par la juste appréciation des réactions et des forces synergiques et radicales de l'économie, c'est-à-dire par l'étude de l'ensemble des actions et des réactions nerveuses et organiques de l'homme tout entier, de toute la substance humaine, *totius substantiæ humanæ.* « On apprend maintenant sur le cadavre, disent MM. Trousseau et Pidoux, la science du diagnostic; et, chose plus énorme, c'est des données fournies par une telle observation, qu'on tire des indications thérapeutiques pour la saignée! Oui, cela se pratique en pleine Faculté de Paris. » (*Traité de thérap.*, t. ɪ, p. 648.)

Loin de nous, certes, la pensée de vouloir déprécier nos précieux moyens d'investigation diagnostique, surtout la percussion et l'auscultation; mais nous sommes convaincu que ces moyens mécaniques peuvent facilement et fatalement devenir des instruments d'erreur, si l'on y met une confiance exagérée ou illimitée, et surtout si on néglige de combiner cet examen local, ou ce diagnostic anatomique et partiel, avec le diagnostic médical et général, c'est-à-dire avec le diagnostic intuitif et intellectuel. Nous avons vu des maladies locales prises pour des maladies générales, par exemple, des pneumonies chroniques, bien qu'elles soient rares, et des catarrhes pulmonaires graves, pour des fièvres catarrhales où l'on n'avait ni percuté ni ausculté, et qu'on avait laissé marcher sans aucun traitement local. Nous avons également constaté le contraire, c'est-à-dire des cas de maladies générales pris pour des affections locales, ou du moins où les lésions locales étaient extrêmement légères et insuffisantes pour expliquer l'état général. Ceci nous fait rappeler le fait d'un malade qui vint nous trouver tout désolé et désespéré de ce que, suivant lui, ses médecins l'avaient déclaré phthisique sans ressource, vu qu'ils avaient tous constaté la pectoriloquie par caverne pulmonaire. Autant que nous pouvons nous rappeler le cas, aucun traitement local n'avait été appliqué, sans doute parce qu'on avait cru le malade perdu : et lui-même se croyait menacé d'une mort prochaine. Grandes furent sa surprise et sa joie, quand nous lui annonçâmes qu'il serait parfaitement guéri avant trois mois, comme il le fut en effet. Notre pronostic était fondé sur le bon état général, le bon état de l'hématose et de la nutrition; sur l'absence presque complète de la fièvre, de la toux et de la dyspnée. Nous n'avions non plus rien constaté de local par les moyens d'exploration ordinaires, qui pourtant, par l'importance exagérée ou la confiance illimitée qu'on leur avait accordée, avaient étrangement séduit les médecins qui avaient vu ce malade avant nous.

Voulez-vous avoir des règles sûres de diagnostic médical et hippocratique? Faites l'application de la méthode analytique et synthétique, ou, en d'autres termes, faites l'application de la doctrine des éléments morbides, et vous vous révélerez la source de la vraie médecine d'observation, et le principe de la vraie thérapeutique. Car, enfin, l'application sévère de l'analyse nous conduit à la connaissance exacte des maladies; et quand on est arrivé à cette connaissance ou plutôt à cette vue intuitive, on tient d'une main ferme et sûre la clef de la thérapeutique : *Qui sufficit ad cognoscendum, sufficit ad curandum.* (Hipp.)

C'est de cette notion féconde que découle le dogme thérapeutique le plus universel et le plus inébranlable. Et, en effet, une maladie bien connue et bien appréciée, on la traitera rationnellement par les moyens dont l'expérience a démontré l'efficacité dans des cas semblables. Telle est la règle, dit un médecin distingué, qu'ont suivie constamment, au lit des malades, les praticiens de tous les siècles, à quelque secte qu'ils aient pu appartenir; telle est la règle que les savants *empiristes* de l'école d'Alexandrie ont proclamée les premiers, il y a plus de deux mille ans, et dont ils ont fait la base de leur doctrine médicale, doctrine long-temps incomprise et calomniée.

Mais, dira-t-on peut-être, vous nous prêchez l'empirisme. Et pourquoi non? Entendons-nous toutefois. Nous repoussons sans doute l'empirisme brutal, aveugle et routinier; mais nous adoptons l'empirisme raisonné et éclairé. La médecine n'a pu se constituer et se perpétuer que par l'empirisme; l'empirisme, c'est l'expérience, c'est toute la thérapeutique. Voici ce que dit, à ce sujet, un écrivain encore plus avancé que

nous, et qui fut une des grandes lumières de l'é-
cole de Montpellier : « L'empirisme est le système le plus profondément médité qui ait jamais
paru en médecine et qui mérite le plus d'être
étudié avec soin, celui dont la méditation pro-
met à l'esprit philosophique les résultats les plus
utiles et les plus féconds, et peut le mieux servir
dans la recherche des méthodes propres à assurer les progrès futurs de la médecine ». (Bérard).
On sait que Sydenham s'était déclaré en faveur
de l'empirisme, en avançant que, *dès qu'on veut
élever la médecine au rang des sciences, on
méconnaît sa nature.* Mais le grand Sydenham
ne dément-il pas cette assertion lorsqu'il généralise ses observations et en déduit des principes
et des corollaires? Enfin, un des plus grands médecins dont puisse s'honorer la France, Laënnec,
était empirique lorsqu'il s'agissait de traiter les
maladies.

Quant à la méthode synthétique, elle trouve
son application toutes les fois que la thérapeutique nous présente l'emploi de quelque spécifique,
comme par exemple le quinquina pour les fièvres
intermittentes, le mercure et l'iodure de potas-
sium contre les accidents syphilitiques, surtout
secondaires et tertiaires, la vaccine contre la
variole. On emploie ces divers agents thérapeutiques avec autant et plus de raison et de certitude que les antiphlogistiques contre les phleg-

masies. Qu'on ne dise pas que cette méthode n'est pas rationnelle; car nous répondrions qu'elle est, au contraire, très-rationnelle, et rationnelle au suprême degré. Et, en effet, y a-t-il une meilleure *raison* de l'emploi d'un remède que la certitude qu'il guérit! Mais cette méthode est empirique; c'est vrai : mais aussi il serait à souhaiter que la médecine possédât beaucoup de ces méthodes empiriques. Voilà donc *l'empirisme synthétiquement rationnel.*

Venons maintenant à notre objet principal, la doctrine des éléments morbides. Nous regardons cette doctrine comme la clef ou plutôt comme la base de la thérapeutique, et sans laquelle la thérapeutique n'offre, selon nous, aucune certitude dans son application clinique.

Mais quels sont ces éléments morbides? ce sont les parties constituantes des maladies. Ce sont donc des séries ou des groupes de symptômes, qui, en pratique, ont leur signification et leur valeur propres, et qui sont toujours autant de sources d'indications thérapeutiques. L'ensemble de ces divers éléments constitue donc synthétiquement la forme extérieure des maladies complexes, qui sont toujours les plus communes de la pathologie. Ce n'est donc pas des caractères anatomiques, mais de l'étude des formes extérieures des maladies et de l'appréciation de l'état des forces nerveuses et des synergies, que doit principalement découler le traitement des maladies aiguës.

Pour traiter rationnellement et efficacement une maladie quelconque, il faut l'attaquer dans ses éléments constitutifs, suivant l'ordre de leur prédominance et de leur gravité actuelle. Nous ne tenons compte que des éléments *indicateurs,* c'est-à-dire qui fournissent actuellement une indication thérapeutique. Un, deux ou plusieurs symptômes, qui ne fournissent point une indication particulière, ne doivent point être considérés comme des éléments pratiques. C'est le tort qu'a eu Barthez, qui, par une subdivision inutile, a embrouillé et fait décrier une doctrine dont il a conçu la première pensée, et que, par ses abstractions et ses subtilités métaphysiques déplacées, il n'a jamais su parvenir à formuler et à soumettre à des lois fixes et invariables. Par exemple, dans l'état inflammatoire, qui peut être un élément morbide d'une fièvre compliquée, Barthez distingue l'élément *douleur,* l'élément *fluxion,* l'élément *irritation phlogistique.* Une pareille distinction est-elle logique, et surtout est-elle pratique? Il est évident que ces trois prétendus éléments n'en forment qu'un seul qui soit indicateur, savoir l'élément inflammatoire. Quand on combat l'élément inflammatoire, on ne combat pas séparément la douleur, ni la fluxion, ni l'irritation par trois moyens différents, on les attaque simultanément par un seul. Il est pourtant des cas où un symptôme unique, comme la douleur, par exemple, peut constituer un élément véritablement indicateur. Sarcone parle d'une épidémie de pleurésie bilieuse dans laquelle la douleur se montrait d'abord très-vive, tandis que l'inflammation ne se développait que trois jours après. Que fit-il? il combattit la douleur (élément indicateur) par l'opium, qui fit avorter une maladie presque toujours mortelle. La douleur était ici le véritable élément initial, primitif, par rapport à l'inflammation. Après le troisième jour de la maladie, quand l'inflammation était bien développée, la douleur n'était plus qu'un simple symptôme de la phlegmasie, et ne cédait plus à l'opium, qui alors était non-seulement inutile, mais encore nuisible. —Quant à la *fluxion,* autre fragment d'élément de Barthez, elle constitue quelquefois aussi un élément: c'est l'élément pléthorique, qui se révèle parfois, dans les fièvres aiguës, par une congestion cérébrale, pulmonaire ou autre. — Pour ce qui regarde *l'irritation phlogistique,* c'est là toujours un élément vrai et plus ou moins indicateur, puisque c'est l'élément, non plus seulement pléthorique, mais inflammatoire. Barthez aurait donc dû s'en tenir à celui-ci et ne pas le subdiviser indéfiniment; car, d'après son principe de subdivision, qu'est-ce qui empêcherait d'admettre encore dans l'élément inflammatoire *l'élément chaleur, l'élément tumeur, l'élément rougeur*, etc.? Ce qui nous conduirait tout droit à l'absurde et au ridicule.

Non-seulement la connaissance des éléments morbides ou des états pathogéniques est nécessaire pour assurer l'exactitude des applications thérapeutiques, mais elle est encore singulièrement utile pour faciliter le diagnostic de toutes les maladies composées ou complexes. L'évidence saisissante de cette proposition nous dispense de tout commentaire.

Un élément peut être simple et unique, et alors ils constitue à lui seul toute la maladie, ou plutôt il n'est plus dès-lors élément indicateur, puisque la maladie toute seule fournit l'indication thérapeutique. Nous avons alors des affections essentielles ou plutôt des maladies simples et synthétiques. La doctrine des éléments ne peut donc être appliquée, s'il n'existe au moins deux éléments indicateurs. Quelquefois on en rencontre trois et très-rarement quatre sur le même sujet.

On comprendra mieux cette doctrine, qui diffère notablement de celle de l'école de Montpellier (en ce sens du moins qu'elle nous paraît beaucoup plus simple et par là même d'une application bien plus facile et plus directe), quand nous aurons donné quelques exemples de son application thérapeutique.

Pour y mettre plus d'ordre et plus de clarté, et pour procéder du simple au composé, nous les choisirons parmi les maladies chroniques. Nous ferons plus encore, nous prendrons même une affection essentielle, une maladie simple, incomposée, sans éléments constitutifs intrinsèques, en un mot, une affection nerveuse essentielle, idiopathique, chez les enfants. Par exemple, dans une affection épileptique ou épileptiforme, convulsive, spasmodique pure et simple *à priori*, il n'y a évidemment qu'un seul élément, ou l'élément spasmodique ou convulsif, et par là même, d'après ce que nous venons de dire tout-à-l'heure, il n'y a point d'élément indicateur particulier qui soit différent de la maladie elle-même. Ainsi donc, la doctrine des éléments, en rigueur de principe, ne trouve point ici son application, parce que la maladie est une et simple. Et cela doit toujours avoir lieu dans le petit nombre de maladies parfaitement simples. Ainsi, dans l'espèce, l'affection épileptique ou convulsive réputée essentielle, tout praticien la traitera par les moyens qu'il croira les plus propres à combattre l'élément nerveux, c'est-à-dire par des remèdes anti-épileptiques, ou anti-convulsifs, ou regardés comme tels.

Pour nous, cependant, guidé par les principes de la doctrine des éléments, nous tiendrons une conduite un peu différente et beaucoup plus sûre;

car, dans les épilepsies, ou dans les affections convulsives épileptoïdes, ou tout autre accident spasmodique arrivant particulièrement chez les jeunes sujets, nous admettons constamment un second élément, ou élément extrinsèque, c'est-à-dire l'élément helmintique; que le malade ait ou non rendu des vers, peu nous importe. Si, suivant la pratique ordinaire dans ces sortes de maladies, vous n'admettez qu'un seul élément, soit convulsif, soit vermineux, vous vous exposez à ne point du tout soulager votre malade, parce que vous avez dirigé votre médication contre l'élément convulsif seul, et les accidents étaient le résultat de la présence des vers; ou, *vice versâ*, vous avez combattu l'élément helmintique qui n'était pas la cause de la maladie, soit parce qu'il n'existait réellement pas, ou parce qu'il n'existait pas comme cause, mais comme pure coïncidence, ce qui est à la rigueur possible. Quoi qu'il en soit, vous échouez pour n'avoir fait qu'une seule médication, et le malade non soulagé vous échappe. Faites donc comme nous, même dans les cas les plus simples en apparence : admettez les deux éléments à la fois; attaquez-les par leurs médications respectives, et vous obtiendrez un résultat certain. Nous administrons toujours, dans ces cas, la belladone associée aux vermifuges, et un prompt soulagement en est l'effet ordinaire, pour ne pas dire constant. Il faut donc toujours satisfaire simultanément aux indications fournies par les éléments morbides, quand ces indications et les médications qu'elles réclament ne sont pas incompatibles ou ne s'excluent pas.(Voir dans notre *Thérapeutique appliquée*, 3e édition, les heureux effets de la belladone employée contre l'épilepsie, l'hystérie et toutes les maladies convulsives. Cette admirable solanée, la plus précieuse de toutes les plantes indigènes de France, est pour nous le plus puissant anticonvulsif de la matière médicale.)

Autre exemple : un individu est atteint d'une *gastro-atonie* compliquée d'une douleur vive de l'estomac, qui n'augmente point à la pression manuelle. On reconnaît aisément cette faiblesse ou atonie gastrique, et on la distingue aussi facilement de toute irritation phlegmasique ou lésion organique de l'estomac, à l'aide de la méthode exploratrice indiquée dans notre *Thérapeutique appliquée*. Voilà donc un premier élément bien constaté, l'élément atonique. Un second s'y est joint : c'est l'élément nerveux, ou mieux peut-être névropathique, c'est-à-dire gastralgique ou gastrodynique, suivant que la douleur de l'estomac est nerveuse ou rhumatismale. Ces deux éléments indicateurs réclament deux médications différentes et simultanées, parce qu'encore ici ils ne s'excluent pas : le premier, ou l'atonique, doit être combattu par les toniques doux et l'alimentation animale; le second, ou l'élément *douleur,* par les opiacées, ou autres sédatifs appropriés ou modificateurs de la sensibilité gastrique. — Si, à cette gastro-atonie compliquée de gastralgie ou de gastrodynie, se joignait encore la circonstance de quelques vomituritions ou même de vomissements formels, ce qui constituerait une variété de l'élément atonique, on associerait, aux légers toniques déjà mentionnés, un peu de poudre de colombo, qui est, pour nous, le meilleur agent thérapeutique que l'on puisse opposer aux vomissements atoniques ou nerveux, comme le seraient très-probablement ceux dans le cas présent. — Si ces deux éléments sont bien reconnus, comme il est toujours facile de le faire en se conformant aux principes que nous avons formulés dans notre *Thérapeutique appliquée,* et que les médications soient conçues, combinées et dirigées suivant les règles tracées dans le même ouvrage, vous pouvez à l'avenir annoncer la guérison comme certaine et prochaine.

Combien, sous le règne du physiologisme de triste et funeste mémoire, n'a-t-on pas traité (*in œgrorum perniciem*) ces sortes de maladies par tout l'appareil formidable des antiphlogistiques, c'est-à-dire les sangsues en masse, en quantité indéfinie, l'eau de gomme et la diète?

Et aujourd'hui même, il est encore malheureusement trop de médecins qui n'ont pas quitté les errements du système de l'irritation universelle, et qui vous conduisent très-consciencieusement leurs malades jusqu'au bord du tombeau.

Autre cas : chez une jeune fille d'une douzaine d'années, on constate : chlorose anémique, chorée, battements de cœur avec bruit de souffle aux carotides, anhélation au moindre exercice, petite toux sèche, etc. Que l'on ne s'imagine pas que ce sont là de pures fictions pathologiques ; on les rencontre tous les jours dans la pratique. Pour traiter cette espèce posée avec certitude de succès, il faut nécessairement admettre deux éléments indicateurs, savoir l'élément atonique ou anémique, et l'élément nerveux convulsif. Il faut donc les combattre simultanément par leurs médications respectives, c'est-à-dire l'élément anémique par les ferrugineux et autres toniques appropriés, et l'élément nerveux convulsif par la belladone ou autres moyens appropriés. Nous ne parlons pas ici du traitement hygiénique, du régime qui doit être tonique, restaurant, analeptique, etc.; cela sortirait de notre sujet : nous ne voulons qu'indiquer quelques cas pratiques et non les développer; car notre objet actuel n'est que de faire ressortir la nécessité pratique de la doctrine des éléments. Si donc ici vous ne traitez que la chlorose toute seule, il n'est pas sûr que vous atteigniez la chorée qui peut être essentielle et indépendante de l'affection chlorotique; si, d'un autre côté, vous combattez la chorée exclusivement par les antispasmodiques ordinaires et même par l'anticonvulsif par excellence, la belladone, vous laisserez inévitablement subsister la chlorose anémique. Attaquez donc les deux éléments à la fois, et vous obtiendrez un succès immédiat et certain. Il est important de faire remarquer qu'il ne faut point tenir compte des palpitations cardiaques et de la petite toux sèche : en ce sens que ces sortes d'éléments, si l'on peut leur donner ce nom, n'étant que secondaires et symptômatiques, ne peuvent être des éléments indicateurs positifs et directs; ils n'ont qu'une valeur négative, c'est-à-dire que le médecin ne doit pas se laisser séduire par la pensée d'une médication réfrigérante dirigée contre la chorée. Et en effet les bains froids sont ici formellement contr'indiqués, vu les battements du cœur et la toux : leur emploi, en pareil cas, pourrait fort bien déterminer un *raptus* cardiaque ou pulmonaire, et donner lieu enfin à l'anévrysme ou à la phthisie, et d'autant plus facilement que ces sortes de sujets, par leur état de faiblesse profonde et radicale, et conséquemment par un manque de réaction vitale, offrent plus d'aptitude aux lésions organiques et aux engorgements chroniques. Si néanmoins, contre toute vraisemblance, les palpitations et la toux persistaient après la guérison de la chlorose et de la danse de Saint-Guy, on les attaquerait alors directement.

La méthode des éléments ne s'applique pas avec moins de succès aux maladies aiguës qu'aux affections chroniques. Qui ne connaît le grand rôle que joue l'élément bilieux dans les fièvres et dans les phlegmasies de la poitrine! Il n'y a point de praticien qui n'ait eu l'occasion de constater, dans les maladies aiguës, les plus heureux effets produits par quelque évacuation provoquée à propos, comme nous le verrons souvent dans le cours de cet ouvrage.

Deux éléments peuvent se rencontrer ensemble, de telle sorte que l'un soit cause et l'autre effet, l'un primitif et l'autre secondaire. Ainsi, comme le fait très-bien observer Bérard, de Montpellier, dans une pneumonie gastrique, si les symptômes de la gastricité ont paru les premiers, s'ils sont prédominants, si ceux de la phlegmasie augmentent ou diminuent suivant l'augmentation ou la diminution de ceux de l'élément bilieux initial, on peut établir que la gastricité est l'élément primitif : eh bien! en attaquant celui-ci, on emporte l'autre; c'est un des plus beaux résultats de l'analyse clinique.

Quel est le praticien qui ignore les immenses difficultés que l'on rencontre si souvent dans le traitement des fièvres aiguës? Le médecin, privé du secours de la doctrine analytique des éléments morbides, est, en présence de ces maladies difficiles et complexes, comme un nautonier sans boussole et sans carte marine au milieu des vagues agitées de l'Océan. Il erre à l'aventure au milieu d'un flux et reflux de symptômes, qui se suivent, se succèdent, se combinent, se mêlent, se confondent et offrent l'image d'un indébrouillable cahos ; trop heureux alors s'il peut encore saisir et combattre avec quelque avantage les symptômes et accidents culminants de la maladie générale!

Nous nous sommes surtout appliqué à porter le flambeau de l'analyse dans le dédale presque inextricable des fièvres aiguës, et particulièrement dans le chaos de la fièvre dite typhoïde. Après avoir posé les principes qui nous paraissent les plus propres à fixer la vraie doctrine sur ce genre d'affection pyrétique, nous avons fait, à notre point de vue spécial, un examen approfondi et une appréciation critique de toutes les méthodes thérapeutiques proposées jusqu'à ce jour, appréciation qui aidera puissamment, nous l'espérons, à résoudre la haute et difficile question du traitement des pyrexies en général et de la fièvre typhoïde en particulier; car enfin, il faut le redire et le répéter souvent : dans l'absence presque complète de tout principe certain, le praticien s'engage dans une région de ténèbres (1), marche à tâtons sur un terrain inconnu et inexploré; ne sait d'où il part, ignore où il va, et doute toujours s'il est arrivé, ou si enfin il arrivera. Combien de fois, en effet, n'avons-nous pas entendu dire : « Nous ne savons le plus souvent ce que nous faisons dans le traitement des fièvres aiguës graves, typhoïdes ou autres; nous faisons la médecine des symptômes; nous combattons au hasard, sans règle sûre et sans principe fixe, les accidents ou les symptômes prédominants, ou du moins qui nous paraissent tels, car encore à cet égard l'illusion n'est pas impossible ».

Ces règles sûres, ces principes fixes qui vous manquent, nous croyons, autant que l'état actuel de la science peut le permettre, les avoir posés. S'ils ne sont pas d'une certitude absolue, et rien ne saurait l'être en thérapeutique, ils sont au moins naturels, ou fondés sur la *nature* probable de la maladie; ils sont rationnels, ou fondés sur la *raison* probable d'être de la maladie; ils sont *empiriques,* ou fondés sur l'expérience. Or, si ces trois caractères établissent la plus haute certitude thérapeutique possible, il s'ensuit

---

(1) Il devrait alors s'arrêter, suivant le conseil de Gaubius : *Meliùs est sistere gradum quàm progredi per tenebras.*

qu'une méthode de traitement qui sera appuyée
sur ces trois points fondamentaux, la nature, la
raison et l'expérience, sera assurément aussi la
meilleure possible.

Que le lecteur veuille bien ne pas s'étonner
de nous voir reproduire, en 1849, la doctrine
des fièvres dites essentielles. Il en verra, dans
le cours de cet ouvrage, la raison, l'utilité et
même la nécessité. Cette vérité pratique ressor-
tira évidente et irréfragable, quand nous parlerons de la fièvre typhoïde avec tous les détails
et les aperçus nouveaux que comporte l'état actuel de la science; c'est alors surtout que l'on
pourra apprécier l'utilité ou plutôt la nécessité
de la doctrine analytique des éléments, pour reconnaître et traiter rationnellement la fièvre typhoïde qui fait si souvent aujourd'hui le désespoir des plus habiles médecins. Encore une fois,
que l'on ne s'étonne pas de nous voir jeter un
coup-d'œil rétrospectif sur l'ensemble des maladies aiguës les plus graves et les plus difficiles
à connaître et à guérir, savoir toutes les fièvres
en général, et en particulier l'affection typhoïde;
plus les diverses espèces de pneumonies épidémiques et même sporadiques aiguës, dont la
doctrine et le traitement vrais sont aujourd'hui
généralement peu connus ou même volontaire-
ment méconnus.

D'ailleurs, la méthode analytique a le droit de

tout scruter et de tout réviser, aujourd'hui surtout que l'on constate une tendance très-pro-
noncée vers l'antique doctrine des fièvres primitives ou essentielles, c'est-à-dire des maladies
générales par altération du sang ou vice d'hématose et d'innervation. Et ces maladies, certes, il
faut le proclamer tout haut, reconnaissent d'autres causes que les lésions intestinales dans lesquelles elles ne sauraient trouver leur dernière
raison d'être : ce n'est pas là le dernier mot du
problème. Comme ces maladies générales, résultat d'une altération du sang ou d'une grande
perturbation nerveuse, et le plus souvent de
l'une et de l'autre en même temps (fièvres typhoïdes), ne dépendent point de causes locales,
elles ne peuvent être domptées par un traitement
purement local; il faut leur opposer des médications générales, qui seront le plus souvent
évacuantes soit supérieures, soit inférieures,
comme nous le verrons dans les fièvres typhoïdes, les pneumonies bilieuses, et comme on l'observe même souvent dans la fièvre puerpérale et
autres semblables affections (1) qui repoussent

---

(1) Que l'on ne soit pas étonné de nous entendre dire
que la fièvre puerpérale est souvent une maladie générale.
Oui, elle est très-souvent une affection fébrile spéciale qui
trouble et bouleverse toute l'économie, et qui se fait surtout remarquer par sa terrible et soudaine explosion sur

généralement l'emploi des émissions sanguines. La raison en est fort simple, c'est que, dans ces diverses maladies, l'élément gastrique constitue le fond de l'affection, tandis que l'appareil phlegmasique ou la forme extérieure inflammatoire

---

les organes qui ont acquis un surcroît de stimulation nerveuse et sanguine, c'est-à-dire sur l'utérus, ses annexes et les membranes voisines. Peut-être encore la fièvre puerpérale est-elle le résultat d'une inflammation spécifique d'une grande partie des systèmes veineux et lymphatique. Quoi qu'il en soit, toujours est-il que le plus souvent les saignées et les sangsues sont impuissantes contre ces péritonites puerpérales fausses, bilieuses, gastriques, humorales, putrides, que sais-je? Il faut leur préférer généralement les médications évacuantes, révulsives et peut-être mercurielles (frictions mercurielles et calomel). Il est probable que la fièvre puerpérale dépend d'un état particulier du sang, une sorte d'infection hématique qui détermine si promptement des localisations et des suppurations mortelles. On sait qu'elle est souvent épidémique, surtout dans les hôpitaux. Dans l'Histoire de l'Académie des sciences, il est fait mention d'une épidémie très-meurtrière de fièvre puerpérale, puisque, pendant l'hiver de 1746, à peine sur vingt malades en réchappa-t-il une seule. On sait que Doulcet, à l'Hôtel-Dieu de Paris, a souvent observé de pareilles épidémies, et que son grand et héroïque remède était l'ipécacuanha. Doublet, en 1781 et 1782, a constaté la même épidémie à Vaugirard. Voilà donc des maladies générales et *humorales*. La connaissance de la nature de l'affection générale est donc souvent plus importante que celle de la partie affectée. *Morbi dignotio et curatio pendent ex intellectione affectûs et non partis affectæ.* (GAL.)

n'est ici qu'un élément du second ordre sans caractère indicateur.

Par ces médications évacuantes, on élimine de l'économie toutes les matières nuisibles, on modifie favorablement le mode d'être du système gastro-hépatique ou gastro-intestinal, on en change les fonctions sécrétoires, et on substitue une sécrétion physiologique à une sécrétion pathologique.

Pour en revenir aux fièvres primitives, générales, nous disons que leur *essentialité*, ou leur caractère de maladie générale par viciation des influences nerveuse et sanguine, est maintenant l'opinion la plus avancée de la science, et que c'est vers elle que penchent aujourd'hui tous les bons esprits, c'est-à-dire les esprits les plus judicieux et les plus élevés. C'est une vérité qui sera mieux établie et mieux appréciée quand nous parlerons de la fièvre typhoïde. Mais, avant de passer à l'examen de cette grave et difficile question, l'ordre logique nous a forcé de faire un exposé sommaire des divers typhus. Toutefois, nous serons fort bref sur l'article du typhus d'Europe ou le typhus ordinaire, du typhus d'Amérique ou la fièvre jaune, et du typhus d'Orient ou la peste; mais nous nous arrêterons un peu plus longuement sur le quatrième typhus ou le typhus d'Asie, c'est-à-dire le choléra, puisqu'il faut l'appeler par son nom. Nous donnerons une nouvelle théorie sur l'étiologie du choléra asiatique, en harmonie avec les principes de traitement adoptés par les médecins étrangers et particulièrement par les Anglais, les Allemands et les Russes. Plusieurs praticiens recommandables de Paris et des départements en ont déjà fait aussi une très-heureuse application.

Sans doute, notre tâche est grande et ardue; mais, si nous marchons par des chemins âpres et difficiles, nous marcherons à la lumière resplendissante du vitalisme hippocratique. A l'aide de ces vives clartés, nous soumettrons au creuset de la critique les opinions nouvelles, exclusives et dangereuses par conséquent. Nous révélerons, par l'application sévère de l'analyse thérapeutique, des déviations et des énormités étranges dans quelques-uns de nos auteurs classiques modernes. Nous ferons voir que ces graves erreurs de thérapeutique sont le résultat des innovations et des aberrations systématiques, de l'oubli des bonnes doctrines et du mépris de la pratique séculaire des plus grands maîtres de l'art. Nous n'en citerons qu'un seul pour le moment, ce sera Stoll. Nous prouverons que ceux qui se sont tant élevés contre ce grand praticien, ne l'ont jamais lu ou ne l'ont jamais compris, et qu'ils ne sont, par conséquent, que des échos de quelques esprits exclusifs et systématiques, qui s'imaginent modestement qu'ils ont reçu la mission d'opérer la restauration fondamentale de la science de l'homme et de la médecine pratique. Vanité! déception!

Et, en effet, il n'est pas rare aujourd'hui de rencontrer des hommes qui s'efforcent d'élever leurs idées particulières à ce qu'ils appellent l'état de principe et de certitude médicale. Combien n'a-t-on pas vu, dans nos temps modernes, de ces novateurs audacieux nous présenter leurs conceptions et leurs pensées d'un jour pour des doctrines pérennes et inattaquables, qui, suivant eux, devaient renouveler et fixer l'état de la science? Qu'est devenu Broussais avec tout son fracas? *Periit memoria ejus cum sonitu.* Qui pourrait lire, à l'heure qu'il est, son *Examen des doctrines médicales* sans ennui et sans dégoût? Il nous paraît démontré que les deux fameux dichotomistes, Brown et Broussais, ont fait reculer la thérapeutique de la plupart des maladies de plus d'un siècle. Mais nous laisserons les morts dormir dans le silence de leur sépulcre, pour nous occuper plus particulièrement des vivants; et c'est ce que nous ferons dans le cours de cet ouvrage. La critique, tout le monde le confesse, est devenue aujourd'hui une nécessité de l'époque; c'est l'âme, c'est le principe vital de tous les livres qui ont quelque valeur morale, philosophique ou scientifique.

Sans doute, et nous sommes loin de le prétendre, la méthode analytique des éléments morbides n'est pas une doctrine nouvelle : elle est née avec la médecine pratique. En procédant par voie d'exclusion, bien des médecins l'ont employée, et peut-être sans s'en douter le moins du monde. Nous avons déjà vu que Barthez l'a entrevue le premier. Ce médecin célèbre, la grande gloire de Montpellier, ayant eu à traiter une fièvre bilieuse rebelle, dès qu'il eut admis l'existence d'un élément nerveux-spasmodique fixé sur le système gastro-hépatique, triompha de la fièvre bilieuse en faisant cesser le spasme du foie. Dumas, autre célébrité de Montpellier, qui a fécondé la pensée de Barthez sur la méthode analytique des éléments, ayant à traiter une syphilis constitutionnelle opiniâtre, et ayant, par l'analyse et par la voie d'exclusion, découvert qu'un élément rhumatismal coexistait avec des douleurs ostéocopes très-cruelles, guérit très-bien le malade en traitant en même temps les deux affections ou les deux éléments morbides. Nous en verrons une foule d'autres cas encore plus instructifs. Bérard, de Montpellier, et Batigne, ont encore ajouté à la doctrine des éléments morbides.

Ainsi, chaque jour, dans la pratique on rencontre des maladies très-complexes qu'il faut analyser et réduire à leurs éléments constitutifs indicateurs, afin de leur opposer ensuite leur médication respective. Sans cette méthode analytique, une thérapeutique sage et rationnelle est radicalement impossible. Nous le répétons, cette doctrine, quant au fond, n'est pas nouvelle; elle n'est nouvelle qu'en ce sens qu'elle n'a jamais été clairement formulée, qu'elle n'a pas eu ses lois et ses principes, et surtout en tant qu'elle n'a jamais reçu son application spéciale dans un traité de médecine pratique; c'est-à-dire que, jusqu'à présent, elle n'a point été didactiquement appliquée ni enseignée.

Encore un mot pour terminer. A l'exemple de Sydenham, qui n'aimait pas les observations particulières, nous serons sobre de ces sortes de faits que notre sujet ne demande pas absolument; d'ailleurs, nous n'en manquons pas : la science en est encombrée. Mais ce qui manque, ce sont de bonnes doctrines, des principes de thérapeutique sûrs et des règles de conduite aux praticiens placés en face des malades, c'est-à-dire dans l'exercice le plus direct et le plus décisif de leur haute et formidable mission. Et voilà précisément à quoi doivent tendre tous les livres de thérapeutique et de médecine pratique.

Nous venions de tracer ces lignes quand il nous est tombé sous la main le passage suivant de M. le docteur Dubois (d'Amiens), qui confirme parfaitement ce que nous venons de dire : « Savez-vous pourquoi nous paraissons destinés à nous traîner éternellement dans l'ornière des faits particuliers? c'est parce qu'on ne veut rien de stable, rien de sûr au-delà des faits isolés; c'est parce qu'on répète chaque jour que la science se compose de faits partiels bien constatés; c'est enfin parce que, chose inconcevable, on veut faire de la science sans raisonnement, sans induction » (*Traité de Pathologie générale. Introduction*, p. ix); c'est-à-dire qu'on veut faire de la science sans corollaires, sans dogmes, sans principes, sans théorie, en un mot sans doctrine. De là ces amas énormes d'observations particulières, ce déluge d'écrits qui inondent la France, vrais nécrologes qui souvent ne semblent avoir d'autre objet que de faire briller le talent des auteurs dans la science du diagnostic posthume.

ERRATA.

Page 34, ligne 15, renovateur; *lisez :* novateur.

43, — 15, après le mot SABURRAL, *ajoutez :* de la langue.

61, — 13, organiste; *lisez :* organiciste.

119, — 19, générale; *lisez :* cérébrale.

214, — 6, médecin; *lisez :* médecine.

239, — 10, moyen; *lisez :* moment.

Le lecteur corrigera lui-même facilement les autres fautes typographiques.

ESSAI

ANALYTIQUE ET SYNTHÉTIQUE

SUR

LA DOCTRINE DES ÉLÉMENTS MORBIDES.

I^{RE} PARTIE.

DES ÉLÉMENTS MORBIDES CONSIDÉRÉS DANS LES AFFECTIONS FÉBRILES OU LES FIÈVRES DITES ESSENTIELLES OU PRIMITIVES.

Nous n'admettons qu'une seule espèce de fièvre incontestablement essentielle, primitive ou plu-tôt *solitaire :* c'est la fièvre simple ou élémen-taire, qui existe par elle-même et indépendam-ment de toute lésion, soit organique, soit fonc-tionnelle, en un mot, de toute cause quelconque appréciable. (1)

Cette fièvre élémentaire continue et plus ou moins durable, est caractérisée ordinairement, 1° par la fréquence du pouls, 2° par l'augmen-

---

(1) Il y a environ cinquante ans qu'un modeste et sa-vant praticien de Paris, ancien professeur de la Faculté, M. Fizeau, a fait connaître la fièvre simple. *Cuique suum.*

tation de la chaleur cutanée, 3° par un sentiment de malaise et de faiblesse générale, et 4° par un trouble plus ou moins marqué dans les autres fonctions, qui exclut néanmoins tout symptôme inflammatoire, bilieux, muqueux, catarrhal, adynamique, ataxique, typhique, typhoïde, etc.

Cette fièvre élémentaire, existant à l'état de simplicité primitive et dégagée de toute complication, est fort rare : elle est presque toujours unie à un ou à plusieurs des éléments morbides suivants : l'inflammatoire, le bilieux, le muqueux, le catarrhal, l'adynamique, le putride, le nerveux, l'ataxique, le pernicieux, le typhique, le typhoïde, etc. Examinons donc successivement ces divers éléments combinés avec la fièvre simple ou élémentaire.

CHAPITRE PREMIER.

FIÈVRE DITE INFLAMMATOIRE.

Cette fièvre n'est autre chose que la combinaison de la fièvre simple avec l'élément inflammatoire ou pléthorique sanguin. Voici les principaux caractères, symptômes, prédispositions et circonstances auxquels on reconnaîtra l'élément inflammatoire, phlogistique ou pléthorique : Jeunesse, âge mûr, tempérament sanguin ; saisons et climats froids, printemps ; nourriture abondante et succulente; suppression d'hémorrhagies habituelles; rougeur de la face et des conjonctives, yeux vifs, animés, brillants; légère teinte rose de toute l'habitude du corps, intumescence sanguine générale; céphalalgie, somnolence, vertiges, tintement d'oreilles, bouffées de chaleur; force des battements du cœur et des artères, pouls plein, grand, et toujours dur, bien que serré quelquefois; veines trèsprononcées; sentiment de pesanteur, douleurs gravatives, lassitudes spontanées; oppression, peau chaude et halitueuse; hémorrhagies nasales; rêves de sang et de feu; vue fantastique d'objets sanglants, enflammés ou rouges; urines rouges avec sédiment briqueté, etc., etc.; absence de tous les autres éléments précités.

Réunissons maintenant la fièvre simple, élémentaire, ou l'élément fébrile, à l'élément inflammatoire ou pléthorique, et nous aurons la fièvre dite inflammatoire; ou, si l'on veut, l'inflammation générale, par opposition à l'inflammation locale ou l'inflammation proprement dite, que l'on peut considérer aussi comme une fièvre locale. Dès lors la base ou les règles du traitement découleront naturellement de la connaissance exacte de ces deux éléments.

Le premier ou l'élément fébrile, contenu dans de justes limites, ne devant point être regardé comme un élément indicateur, puisque, par lui-même et abstractivement considéré, il ne réclame que l'emploi de la diète et des boissons aqueuses; il ne doit donc être question ici que de l'élément inflammatoire ou phlogistique, qui est seul véritablement indicateur : et à ce titre il commande, outre l'emploi de la diète et des boissons aqueuses, la médication antiphlogistique, c'est-à-dire généralement, dans l'espèce, la médecine expectante et vigilante, sauf toutefois les cas de localisations plus ou moins graves. On ne doit pas confondre la médecine expectante, que l'on peut appeler l'expectation rationnelle, ou celle qui s'abstient pour des raisons ou des motifs prévus et pesés, c'est-à-dire avec connaissance de cause, avec la médecine timide et ignorante, qui s'abstient parce qu'elle ne sait pas agir.

En fait de médecine expectante, rien ne s'applique mieux au traitement des fièvres inflammatoires que le passage suivant tiré d'un des plus sages praticiens du 18e siècle : « Il y a des maladies où on peut prendre pour règle que, pourvu qu'on ne permette pas aux forces vitales de pécher par excès ou par défaut, et qu'on prescrive un régime convenable, la matière morbifique subit une élaboration spontanée, et est ensuite éliminée par une crise naturelle. Telles sont toutes les maladies inflammatoires vraies qui de nos jours, comme du temps d'Hippocrate, sont soumises à cet ordre régulier, comme peut l'observer tout homme qui, pénétré des maximes du père de la médecine sur la nature et le traitement de ces maladies, n'agit point avec témérité et à contre-temps, ne propose aucune évacuation, mais emploie les délayants les plus doux sous toutes les formes, et se borne à faire précéder la saignée, si cela est nécessaire, ce qui est très-rare. Il ne cherchera point à débarrasser le cerveau, les poumons et les autres viscères, d'un prétendu sang inflammatoire, par l'émétique, les purgatifs (1), les diurétiques, les sudorifiques; ni à fondre par des résolutifs âcres les humeurs épaissies par des oscillations trop vives des solides. J'ai toujours vu, avec une admiration mêlée de plaisir, ces changements critiques qui arrivent dans des périodes déterminées, ou qui s'écartent très-peu de l'ordre établi par Hippocrate; mais il est vrai que je ne les ai jamais observés qu'en me livrant à la méthode d'expectation, et c'est celle que j'ai souvent suivie, étant bien persuadé que c'est agir quelquefois en médecin très-habile, que de ne prescrire aucun médicament ». (*Histoire de la fièvre épidémique de Lausane,* par Tissot.)

---

(1) C'est un reproche que mérite Grant d'avoir recommandé, contre les fièvres inflammatoires, l'emploi des émétiques et des purgatifs le plus tôt possible. (*Recherches sur les fièvres les plus communes à Londres, etc.*)

Qu'on ne perde jamais de vue l'élément inflammatoire qu'a présenté, dès le début, une fièvre aiguë quelconque; car c'est cet élément qui, bien que caché ou masqué sous une forme bilieuse, adynamique ou putride, ne perd pas pour cela son caractère propre et son cachet inflammatoire : et c'est cet élément, devenu plus ou moins latent, qui doit dominer tous les autres qui ont surgi subséquemment, et qui ne sont point actuellement indicateurs. C'est ce que l'on voit admirablement dans la fièvre inflammatoire épidémique que Stoll rapporte dans ses Éphémérides du mois de mars 1779. Il l'appelle *putride sanguine de nature inflammatoire, febris putrida sanguinea indolis inflammatoriæ.*

Cette fièvre remarquable se présenta d'abord avec des symptômes inflammatoires, tels que grand mal de tête, stupeur, somnolence, lenteur des sens, délire, etc.; pouls plein, fort, dur, peu fréquent; plus un grand nombre de symptômes saburraux ou bilieux, que les évacuations par haut et par bas ne diminuèrent point. Quelques jours après, survinrent des symptômes dits putrides ou adynamiques, comme sécheresse de la langue, somnolence plus grande, bouche fuligineuse, etc., etc. Les évacuants furent inutiles et les toniques nuisibles. Cependant presque tous les malades guérirent, mais par les seuls antiphlogistiques. *Profuerunt antiphlogistica sola,* dit Stoll. Cette fièvre, du reste, est trop remarquable et trop instructive pour que nous ne rapportions pas ici textuellement la belle et lucide description faite par Stoll lui-même. Voici donc comment s'exprime ce grand observateur, et suivant sa coutume, dans la plus pure latinité. On ne l'accusera pas ici du moins d'accorder trop à la *polycholie.*

« *Post medium mensem* (mars 1779), *febris quædam putrida frequens fuit. Caput omnibus validè ægrotabat, confusum, stupidum. Sensuum tarditas, somnolentia peculiaris, et taciturna tandem, noctu præsertìm, deliria.*

« *Saburralia signa multa adfuére; verum, pharmaco propinato, sive id vomitum, sive alvum cieret, nullum aut perexiguum levamen, idque ipsum non durabile. Post paucos dies lingua exaruit, intensiore, assiduâ, et comatosâ in summum proclivitate. Os fuliginosum non paucis. Inter dormiendum, oculis non rarò, et præter consuetudinem connivebant. Quod si uterque oculus inæqualiter conniveret, ægros magis periclitari judicabam. Et, neque hoc, nec aliis annis, ullum novi sanatum, cui in acutâ febre, licet quædam comparerent non mala, quin etiam salutaria, alter oculus altero major fieret.* (1)

---

(1) Rien de plus juste que cette réflexion de Stoll. Nous

« *Incertis morbi diebus nonnunquàm exanthemeta proruperunt non levantia, sed neque lædentia, petechiala, morbillos exactè referentia magnitudine formáque, lœtè rosea, nisi quod subindè cinerei coloris, subindè modicè sublavescentis essent. Petechiœ morbillosœ appellabantur. Lenticulares fuére rariores.*

« *Pulsus pleni, fortes, duri, naturalibus modicè tantùm celeriores. Durities et vibratio pulsuum aliquoties post venœ sectiones repetitas augeri visa est.*

« *Nares subindè sanguine manabant, sine evidenti levamine....*

« *Urinœ naturalibus magis flavœ, aureœ; nunquam autem flammeœ, aut exiquitè inflammatoriœ.*

« *Febris hœc initio quotidiè et paullulùm remisit, et modicè exarcerbata est prœcedente levi horripilatione; tandem nulla aut remissio aut exacerbatione notabatur : continua tunc fuit.*

« *Varia morbi duratio fuit ad duas tresve septimanas : crises variœ, nullœ tamen evidentiores, aut magnœ, aut cum tumultu, plerœque fatiscere sensim videbantur* akrisimôs.

« *Omnibus plùs minùsve thorax peripneumonicè aut etiam pleuriticè laborabat.*

---

n'avons en effet jamais vu guérir les maladies qui ont offert ce signe sinistre et formidable.

« *Sanabantur plerique, et plurimi.*

« *Profuerunt* antiphlogistica sola; *venæ sectiones nempè iteratæ, et decocta radicis graminis, taraxaci, cum nitro et oximelle.*

« *Profuit quoque omnibus alvus pronior, et crebro enemate sollicitata.*

« *Res maximi momenti fuit ægros lecto eximere et sedili imponere, ut erecti à somno prohiberentur* (1). *Nemo nisi expertus novit quantoperè somnus febrim incendat, vigiliæ verò, et coacta à somno abstinentia eandam restinguat, et mentem à delirio præservet.*

« *Emeses non profuerunt, nec purgationes, nisi subindè, abstersá phlogosi, morbo multùm provecto, et jam non tali, qualis hucusque fuerat, sed converso in febrim putridam saburralem.*

« *Vesicantia, camphora, serpentaria, contraierva, vinum, etc., quibus ægri ante adventum ad nosocomium utebantur, malè cesserunt.*

« *Incisa cadavera latentes alicubi inflammationes exhibuerunt, in thorace potissimùm, nonnunquàm etiam in abdomine.* » (Ratio medendi, pars tertia, p. 56.)

Il est de toute évidence que cette fièvre épidémique était de nature inflammatoire; que l'é-

---

(1) C'est un des grands principes de thérapeutique de Sydenham.

lément phlogistique s'est manifesté dès le début; et qu'il s'est maintenu, quoique masqué, jusqu'à la terminaison de la maladie. On ne devait pas trop s'arrêter à combattre les symptômes saburraux ou bilieux, l'élément bilieux ne se montrant point ordinairement au mois de mars, mais seulement l'été, surtout aux mois de juillet, d'août et de septembre : aussi les évacuants sont demeurés sans effet. Quant aux symptômes dits putrides ou adynamiques, ils ont résisté, sinon augmenté sous l'influence de médications excitantes et toniques. Les antiphlogistiques seuls ont dompté cette fièvre; donc elle était inflammatoire, car c'est la nature du traitement qui révèle la nature de la maladie : *Naturam morborum curationes ostendunt.* (Hipp.)

Voilà la fièvre typhoïde d'un très-grand nombre de médecins de nos jours, que les uns traiteront, suivant leur méthode plus ou moins exclusive, par les purgatifs; les autres, en plus petit nombre, par les toniques; quelques-uns enfin, sans méthode exclusive *à priori,* mais seulement armés de la méthode analytique et synthétique des éléments, la combattront seuls avec succès, parce qu'ils n'ont pas perdu de vue l'élément initial de la maladie, qui était et a dedemeuré seul indicateur.

Mais, dira-t-on peut-être, les fièvres inflammatoires épidémiques sont fort rares. Qu'importe? D'ailleurs, on pourrait, au besoin, en citer d'autres, sans aller les chercher à l'étranger. On doit se rappeler la fièvre inflammatoire épidémique observée en 1802, par Navières, dans les environs de Mantes. Peu importe, noús le répétons, que la fièvre inflammatoire qui revêt une forme étrangère, typhoïde ou autre, soit épidémique ou sporadique : un seul point, mais un point immensément important doit préoccuper le praticien, à savoir la connaissance de l'élément initial de la maladie. C'est de là que découleront les règles de la thérapeutique la plus sûre, parce qu'elle sera la plus vraie. Nous verrons plus loin, en parlant des fièvres dites bilieuses qui dégénèrent en typhoïdes, ou du moins en prennent le masque ou la forme extérieure, nous verrons qu'en remontant à l'élément initial et fondamental qui était bilieux, on sera logiquement conduit à les traiter avec succès par les seuls évacuants, et ainsi des autres affections fébriles dites fièvres primitives ou essentielles.

Voici un autre exemple de fièvre aiguë épidémique qui a résisté aux toniques et aux évacuants, et qui n'a cédé qu'aux seuls antiphlogistiques; c'était donc aussi une fièvre inflammatoire. Il est tiré de Sydenham. En voici les principaux symptômes, outre les caractères qui sont communs à toutes les fièvres en général :

« Les malades étaient ordinairement attaqués

d'une douleur assez violente à la tête et au dos, d'un assoupissement et d'une douleur tensive dans les articulations et les membres, et en même temps dans tout le corps, mais un peu moins grande que dans le rhumatisme. Les premiers jours, la chaleur et le froid se succédaient alternativement, et quelquefois même il y avait de légères sueurs dès le commencement de la maladie. Quand la fièvre était abandonnée à elle-même, la langue n'était ni sèche, ni d'une couleur fort éloignée de la couleur naturelle, seulement elle était un peu blanche, et la soif était médiocre; mais, si on augmentait la chaleur ordinaire de la fièvre en donnant au malade des remèdes échauffants, alors la langue était très-sèche et d'une couleur jaune-noirâtre; la soif augmentait et l'urine, qui autrement conservait presque sa couleur naturelle, devenait fort rouge.

« Quand la fièvre n'avait pas d'autres symptômes, et qu'elle était bien traitée, elle se terminait le quatorzième jour, et au plus tard le vingt-unième.

« Le plus considérable de ses symptômes était une espèce de coma qui jetait le malade dans l'assoupissement et le délire. . . . .

. . . .

« Quand il ne survenait point de délire léthargique, soit naturellement, soit par l'effet des remèdes, la maladie se terminait ordinairement le quatorzième jour. . . . .

. . . .

« Quant à la curation de cette fièvre, ses divers phénomènes, très-différents de ceux qui accompagnaient la fièvre précédente, et d'ailleurs sa résistance aux purgatifs par le moyen desquels j'avais guéri très-heureusement toutes les fièvres de la précédente constitution, me firent connaître, dès qu'elle commença, savoir, au mois de juillet 1673, qu'elle était d'un tout autre genre.

. . . .

« La violente douleur de tête et de côté et la ressemblance du sang avec celui des pleurétiques, m'apprirent bientôt que cette fièvre était accompagnée d'une inflammation considérable, et que néanmoins on ne pouvait pas saigner aussi copieusement qu'il est nécessaire dans la pleurésie; car, après la première ou tout au plus la seconde saignée, il ne paraissait plus de couenne sur le sang; et quand on saignait davantage, le malade n'était point soulagé, à moins que la maladie ne se changeât en pleurésie, comme il arrivait quelquefois après un régime trop échauffant, surtout le premier printemps qu'elle régna, c'est-à-dire en 1674...... Il ne me restait d'autre moyen, pour tempérer la chaleur, que l'usage des lavements fréquemment réitérés et des remèdes rafraîchissants. » (Petite bière à à discrétion.) (*Sydenham*, t. 1, p. 275. *Fièvre continue des années* 1673, 74, 75, trad. de Jault sur la dernière édit. anglaise, c'est-à-dire l'originale.)

Il est évident que dans cette fièvre il n'y avait d'autre élément indicateur que l'élément inflammatoire. C'était donc le seul qu'il fallait combattre sérieusement, et c'est ce qu'a fait avec un grand tact l'Hippocrate anglais. Cette fièvre était donc bien inflammatoire, et par la nature de ses symptômes, et par sa résistance formelle aux médications toniques et évacuantes. On l'a vue, en effet, constamment exaspérée par les stimulants ou les toniques et par les évacuants, et toujours amoindrie et soulagée par les anti-phlogistiques modérés et les rafraîchissants, c'est-à-dire par les seuls moyens qui guérissent les fièvres inflammatoires. *Naturam morborum curationes ostendunt.* C'est le traitement qui fait connaître la nature de la maladie. Mais, dira-t-on peut-être : n'emploie-t-on pas tous les jours aussi avec avantage les antiphlogistiques contre les fièvres nerveuses, malignes, ataxiques avec exaltation, sans en conclure pourtant qu'on a affaire à une fièvre inflammatoire? Oui sans doute; mais, si les antiphlogistiques réussissent alors, c'est parce qu'ils rencontrent un élément phlogistique combiné avec l'élément nerveux ou ataxique, comme cela arrive très-souvent. Car jamais les saignées ne doivent être employées contre l'élément nerveux pur et dégagé de toute complication inflammatoire; ce serait un non-sens thérapeutique ou plutôt une pratique détestable, et homicide. Les maux de nerfs, tant aigus que chroniques, ne demandent jamais par eux-mêmes l'emploi de la saignée; c'est contre leur nature, cela leur est essentiellement antipathique. Le sang, comme on sait, est le conservateur des nerfs. *Sanguis nervorum moderator.* C'est lui qui les bride, qui en modère, en tempère l'activité et en empêche les mouvements désordonnés. Otez au système nerveux cette puissance modératrice, et vous le verrez bientôt livré à la plus complète ataxie et à tous les désordres pathologiques. Les saignées excessives, comme tout le monde sait, affaiblissent singulièrement le système nerveux et ouvrent la porte à toutes les maladies nerveuses. Quand on meurt d'hémorrhagie, c'est dans les convulsions et autres accidents nerveux, parce que le sang ne modère, ne retient plus les nerfs; par contre, le meilleur moyen de les fortifier et de les modérer, outre les secours de l'hygiène, c'est-à-dire l'exercice corporel avec un régime doux, analeptique et restaurant, c'est le quinquina qui est le vrai *fixateur* et *modérateur* du système nerveux.

On doit comprendre maintenant, d'après tout ce qui précède, la diversité ou même l'opposi-

tion qu'offrent les différentes méthodes employées dans le traitement des fièvres dites typhoïdes, dont la forme extérieure peut être à
peu près identique dans toutes. Et cependant
ces fièvres typhoïdes, semblables souvent quant
à l'apparence ou à la forme extérieure, diffèrent
essentiellement de nature et de génie, et demandent par conséquent des méthodes de traitement
appropriées à cette nature ou à ce génie pathogénique spécial. Or, ce qui revèle cette nature
intime, ce génie spécial, c'est une exacte appréciation de l'élément morbide initial, pourvu qu'il
soit dominant et indicateur. (1)

---

(1) Ce qu'on appelle génie d'une épidémie n'est autre
chose, pour nous, qu'un élément morbide interne, latent,
non encore traduit à l'extérieur par des symptômes ou des
signes sensibles, et qui n'attend pour se produire au dehors que le concours de quelques circonstances particulières, comme la saison, quelque constitution athmosphérique spéciale, etc. — On a vu des épidémies de varioles
se présenter sous des formes identiques et qu'on a traitées
et guéries par des méthodes contraires : les unes par les
antiphlogistiques, et les autres par les toniques. Dans les
premières, le génie ou l'élément latent était inflammatoire;
dans les secondes, au contraire, il était adynamique ou
putride.

Ces éléments internes se révèlent aisément à un observateur exercé, qui tient compte de la saison de l'année,
des constitutions médicales ou épidémiques antécédentes,
de l'effet positif ou négatif des médications antérieures, etc.

Malheur donc aux praticiens qui traitent toutes les fièvres typhoïdes par la même méthode; malheur donc à ceux qui n'opposent à toutes que les antiphlogistiques comme les saignées répétées; malheur à ceux qui n'opposent à toutes que les purgatifs; malheur enfin à ceux qui n'opposent à toutes que les toniques et les stimulants!!! Ils auront nécessairement de nombreux et douloureux revers.

On comprend assez sans doute que nous ne devons point entrer ici dans des détails de pathologie et de thérapeutique que nos lecteurs ne peuvent ignorer. Notre sujet ne comporte pas ces sortes de développements; il se renferme tout simplement dans l'exposition de la doctrine des éléments morbides et dans l'appréciation de leur importance pratique, c'est-à-dire en tant qu'ils sont à la fois et la base et la clef de la thérapeutique.

Ainsi, d'après cela, nous n'avons point à nous occuper, dans ce travail, de l'exposition détaillée de la fièvre inflammatoire, ni des autres affections fébriles, phlegmasiques, organiques, etc.

On les découvre aussi facilement par des médications exploratrices.

CHAPITRE II.

FIÈVRE DITE BILIEUSE.

§ I.

C'est la combinaison de la fièvre simple avec l'élément bilieux. Circonstances et caractères principaux de l'élément bilieux : âge adulte, tempérament bilieux; saisons et climats chauds; face pâle et jaunâtre; ailes du nez et pourtour de la bouche également jaunâtres; perte d'appétit, dégoût, bouche amère, enduit jaunâtre de la langue, nausées, efforts de vomissements et vomissements de matière jaunâtres ou verdâtres; pesanteur épigastrique; constipation ou dévoiement; selles jaunes et liquides; urines jaunâtres; céphalalgie frontale, lassitudes spontanées, sentiment de brisement des membres; peau sèche, chaleur âcre et mordicante au toucher, etc. Ce qu'on appelle *embarras gastrique* n'est que le premier degré de l'élément bilieux : c'est l'élément bilieux léger.

Le choléra-morbus indigène, ordinaire *(cholera nostras)*, qu'on a coutume de mettre au rang des affections bilieuses, en diffère pourtant essentiellement, puisque le choléra sporadique doit être regardé comme l'effet d'une perturbation nerveuse du système spino-ganglionnaire. Aussi l'opium en est le meilleur remède.

Le choléra sporadique n'est, à nos yeux, que l'imitation, l'image, ou la forme du choléra asiatique ou du typhus d'Asie : il est, à l'égard de ce typhus d'Asie ce que la fièvre typhoïde est à l'égard du typhus d'Europe. On pourrait donc aussi l'appeler *choléraïde*. Nous parlerons du choléra asiatique au chapitre des typhus.

C'est l'élément bilieux, uni ou combiné avec l'élément fébrile élémentaire ou la fièvre simple, que tous les pathologistes, jusqu'à Broussais, ont appelé *fièvre bilieuse* ou *fièvre gastrique*. On sait que, d'après la doctrine du Val-de-Grâce, cette fièvre était connue sous le nom de *gastro-entérite*. Quel que soit du reste le nom qu'on lui donne, cette maladie ou cette fièvre reste toujours ce qu'elle a été depuis Hippocrate jusqu'à nous. Le nom des maladies change avec les systèmes, et les maladies demeurent foncièrement immuables avec la nature et l'organisme humain.

Ce que nous avons dit au sujet de l'élément inflammatoire doit s'appliquer à l'élément bilieux (et à tous les autres éléments qui suivront), c'est-à-dire qu'on ne doit jamais perdre de vue celui-ci toutes les fois qu'il se montre au début des fièvres aiguës graves. On appréciera plus bas la valeur et la portée de cette assertion.

Si l'élément bilieux, ou, si l'on veut, la fièvre bilieuse est simple et légère, il suffira pour la guérir de lui opposer la diète avec des boissons délayantes et acidules; si elle est plus intense, plus grave, mais sans complication, on ne doit point hésiter à administrer un vomitif, sans se laisser préoccuper de l'idée de phlegmasie ou de gastro-entérite. L'expérience universelle et séculaire, c'est-à-dire l'empirisme rationnel, a prouvé que ces sortes d'évacuations sont toujours salutaires. C'est la nature elle-même qui en a été l'indicatrice : les vomissements spontanés amènent toujours un soulagement très-marqué et un bien-être général sensible. Quelquefois même les évacuations spontanées ou provoquées à propos enlèvent toute la maladie. « En examinant avec soin, dit Sydenham, la matière que les malades avaient rendue par le vomissement, et voyant qu'elle n'était ni en fort grande quantité, ni de fort mauvaise qualité, j'ai souvent été surpris de tant de soulagement qu'ils recevaient de cette évacuation. En effet, dès qu'ils avaient vomi, on voyait diminuer et même cesser les symptômes cruels qui les tourmentaient et qui épouvantaient les assistants, comme les nausées, les inquiétudes, les agitations, la difficulté de respirer, la noirceur de la langue, etc. Et le reste de la maladie se passait doucement. » (*Traduction* de Jault sur la dernière édition anglaise.)

Mais, si maintenant il y a réellement gastro-entérite, comme l'ont affirmé Broussais et des milliers de médecins après et d'après lui, voire même MM. Trousseau et Pidoux, peut-on encore, en bonne conscience médicale, donner un vomitif ou le tartre stibié? Et pourquoi pas, si votre gastro-entérite n'est qu'une simple gastro-entérite bilieuse, comme on voit de simples pneumonies bilieuses que l'on guérit fort bien par les seuls évacuants? Que fait-on, après tout, en administrant des vomitifs dans la fièvre bilieuse ou la gastro-entérite bilieuse? On évacue d'abord, ce qui soulage déjà; puis, on modifie l'irritation gastrique ou gastro-intestinale, on en change la nature par la méthode *substitutive* dite *homœopathique : Similia similibus curantur, vomitus vomitu curatur,* ce qui souffre pourtant de nombreuses exceptions. Broussais lui-même admet que dans l'espèce les vomitifs agissent par révulsion immédiate : il reconnaît donc l'utilité des vomitifs dans les gastro-entérites.

Par le changement du mode d'être de la muqueuse gastro-intestinale opéré par l'action des vomitifs, on change aussi nécessairement la nature de la sécrétion de cette membrane des voies digestives, c'est-à-dire que l'on substitue une sécrétion physiologique à une sécrétion pathologique. On obtient donc un résultat précieux, immense.

Voici ce que dit, au sujet des saburres gastro-intestinales, un observateur exact et judicieux : « Les saburres déterminent par elles-mêmes une action topique qui irrite ou au moins qui stimule d'une manière anomale la muqueuse des voies digestives, puisqu'elles ont des propriétés telles que, la vie à peine terminée, elles suffisent quelquefois pour ramollir et dissoudre la tunique muqueuse. Elles entretiennent, par leur contact sur la surface intestinale, un état général de souffrance qui brise les forces, provoque la céphalagie et des vertiges, comme le font les matières chymeuses imparfaitement élaborées dans les simples indigestions. Mieux vaut, dans les cas de dyspepsie nidoreuse intense, s'exposer à irriter légèrement le tube intestinal par des médicaments évacuants que de le laisser en contact avec de semblables topiques. L'expérience clinique apprend d'ailleurs que l'irritation, ainsi produite par des agents externes administrés avec circonspection, n'est pas ordinairement durable. Les émétiques et les purgatifs, mais surtout les émétiques, sont loin d'avoir en réalité une action aussi irritante sur les voies digestives qu'on l'admet en théorie.

« Les émétiques agissent sur l'appareil gastro-intestinal en expulsant par la bouche les matières contenues dans l'estomac et dans le duodénum; ils impriment aux mouvements péristaltiques du tube digestif, en les intervertissant d'abord et en les accélérant ensuite, une activité qui empêche la stase des produits de la sécrétion intra-intestinale; ils modifient brusquement les sécrétions gastro-intestinales hépatiques et pancréatiques, comme on le voit dans les excrétions séro-muqueuses et bilieuses qu'ils occasionnent. Tous ces effets sont éminemment propres à débarrasser les premières voies et à modifier l'état pathologique dont elles sont le siége. Nous administrons avec hardiesse les émétiques et les éméto-cathartiques toutes les fois que les symptômes d'embarras gastro-intestinal sont très-prononcés; nous n'avons presque jamais eu occasion de nous en repentir, et nous avons souvent regretté d'avoir négligé de le faire et d'avoir attribué trop d'importance à quelques symptômes d'irritation gastrique qui s'exaspèrent bien rarement sous l'influence de ces médicaments. » (*Traité philosophique de la médecine pratique,* par M. Gendrin, médecin de l'hôpital de la Pitié, de Paris, t. 3, p. 191, 1841.)

On a souvent observé dans les épidémies bilieuses une foule d'anomalies ou d'accidents d'apparence nerveuse les plus variés, qui ne reconnaissaient d'autre cause directe que celle de la maladie régnante, et qui cédaient aux médications dirigées contre elle, c'est-à-dire aux évacuants en général, tant supérieurs qu'inférieurs.

Nous ne citerons point à l'appui de cette assertion les observations de Stoll; on crierait à l'exagération systématique et à la polycholie : nous nous contenterons de rapporter un passage remarquable d'un auteur à qui l'on ne pourra adresser un semblable reproche : « L'accumulation des saburres dans le tube digestif, dit Curt. Sprengel, agit tellement sur le système nerveux, qu'elle brise ses forces ou l'excite d'une manière anomale. C'est ainsi qu'il est démontré que surviennent les défaillances, les résolutions nerveuses, les vertiges, les dérangements de la vision et même l'amaurose, la surdité, la perte de la parole. Les écrits des observateurs rapportent des exemples d'apoplexies, d'états soporeux, de catalepsies, de spasmes variés, d'épilepsies, d'affections hystériques, de palpitations de cœur, de rétentions des menstrues, par la seule turgescence saburrale. On a aussi rapporté aux mêmes causes des douleurs tormineuses, rhumatismales arthritiques, et enfin des dérangements des facultés intellectuelles, comme la mélancolie, l'anamnésie, et même la fureur maniaque. » (Curt. Sprengel, *Inst. médic.*, *citation* de M. Gendrin.)

Ne pouvant entrer dans le détail du traitement des fièvres bilieuses, car tel n'est pas notre objet, nous devons nous borner à dire et à affirmer que, d'une part, dans toutes les épidémies des maladies véritablement bilieuses, les vomitifs d'abord, et plus tard les purgatifs ou du moins les laxatifs, ont toujours été les meilleurs moyens et les agents les plus directs et les plus positifs de la thérapeutique; et que, d'un autre côté, les saignées ont presque toujours été nuisibles. Ce double résultat a été constaté particulièrement dans l'épidémie de Spa, en 1629, rapportée par Henricus ab Heers. La saignée dans cette fièvre fut suivie du délire, des convulsions et de la mort.

En 1661, à Pise, les saignées et les purgatifs furent également mortels. Il est probable que les purgatifs furent administrés au commencement de l'épidémie qui pouvait recéler un génie d'adynamie radicale.

En 1666, Malpéghi avait déjà aussi constaté le bon effet des évacuants des premières voies et surtout des vomitifs.

Même observation sur les affections bilieuses signalées par Sydenham en 1685.

En 1702, à Rome, Baglivi eut beaucoup à se louer des évacuants légers.

De 1711 à 1723, régna à Turin une épidémie bilieuse à laquelle Bianchi opposa les boissons délayantes et les laxatifs; la saignée et les fébrifuges provoquaient le délire et la suffocation, qui étaient bientôt suivis de la mort.

En 1719, dans l'épidémie de fièvres bilieuses observée en Hollande, en Zélande et en Belgique par Kocker, la saignée fut généralement nuisible; les boissons délayantes et acidulées et les vomitifs (l'ipécacuanha) furent très-utiles.

Dans l'épidémie de Lausanne, en 1755, si bien décrite par Tissot, la saignée fut aussi nuisible; les vomitifs et les éméto-cathartiques eurent le plus grand succès.

En 1761, fièvre gastrique dans les États vénitiens. La saignée, les ventouses scarifiées, le quinquina et les alexipharmaques (stimulants) hâtèrent la mort, tandis que les boissons abondantes nitrées ou acidulées produisaient d'heureux résultats.

En 1763, il se déclara à Cambon, en Normandie, une maladie épidémique désastreuse (probablement une fièvre bilieuse grave), éludant toutes les ressources de la médecine. Tous les malades qui furent saignés ou purgés périrent; l'émétique plus ou moins répété, la limonade végétale et minérale, le tamarin, la casse, l'eau d'orge nitrée, etc., employés dès le début, obtinrent un succès complet.

Dans l'épidémie bilieuse de Sienne, en 1766, décrite par Ottavio Nerucci, la saignée échouait complètement; les doux évacuants furent seuls utiles.

Une épidémie bilieuse régna en Angleterre, en 1766. Les malades ne durent leur salut qu'à l'émétique, au nitre, aux évacuants.

A Moscou, une épidémie se déclara en 1768. On employa avec succès les vomitifs, l'ipéca-cuanha, le tartre stibié, les laxatifs et les boissons délayantes et acidules. L'expérience apprit à être réservé sur la saignée.

Sur la fin de l'été de 1772, un bourg du Dauphiné fut attaqué d'une épidémie de fièvre bilieuse grave, qui enleva bien des malades, et qui fut indomptable tant que les saignées furent pratiquées. Dès qu'on les eut remplacées par l'émétique et les boissons délayantes et acidulées, la mortalité commença à diminuer d'une manière sensible.

En 1772, une épidémie de fièvre bilieuse régna à Anvers. Van Elsaker traita presque tous ses malades par des émétiques ou des éméto-cathartiques. La saignée n'était employée que chez les sujets pléthoriques exposés aux affections inflammatoires.

Tout le monde connaît les grands succès obtenus par Stoll, par les vomitifs, dans les épidémies bilieuses de 1777, 78 et 79.

Clark, de 1777 à 1779, traita, dans le dispensaire de Londres, deux cent trois individus atteints de fièvres continues graves ou légères, et probablement il y avait dans cette multitude de fièvres aiguës bien des fièvres bilieuses : sur ce nombre de deux cent trois, il ne perdit que six malades. Aucun ne fut saigné, excepté deux qui offraient une complication phlegmasique.

Le comté de Tecklembourg fut, en 1779, le théâtre d'une fièvre bilieuse ou gastrique, à laquelle Finke opposa, avec le plus grand succès, les vomitifs et les laxatifs. La saignée fut généralement pernicieuse.

De 1783 à 1784, douze villages de l'électorat de Hesse furent en proie à une épidémie de fièvre bilieuse grave. On donnait le tartre stibié en lavage, et, si les symptômes augmentaient, on l'employait comme vomitif, ou bien on prescrivait l'ipécacuanha ou l'*eau bénite* de Ruland (vomitif). On administra aussi les purgatifs réitérés, les boissons acidules froides. Sur mille cent quatre-vingt-dix-sept malades, il en mourut soixante-seize; ce qui fait à peu près un sur quinze.

Même effet des évacuants dans l'épidémie de Schmidtmann, en 1787.

Dans une épidémie de fièvre bilieuse, observée à Vienne en Autriche, en 1789, par Caréno, la saignée prolongeait la maladie ou lui était funeste.

En 1791, une épidémie bilieuse éclata à Florence. Agostino Olmi, médecin de Florence, rapporte que les émétiques, les purgatifs doux, les boissons acidulées, etc., furent administrés avec succès.

Pinel parle d'une fièvre gastrique qu'il observa à Bicêtre, en 1795, et qu'il guérit par l'émétique et les boissons délayantes et acidules.

En 1806, à Ferrières (Loiret), on employa également avec un grand succès, contre une épidémie bilieuse, les vomitifs et les boissons délayantes et acidulées.

En 1808, une épidémie de fièvre gastrique fut combattue avec le plus grand succès par les vomitifs et les boissons délayantes. Tous les malades qui avaient été saignés en furent victimes.

Même effet des évacuants dans l'épidémie de Castelletto, dont Méli a écrit l'histoire en 1819.

M. le docteur Voisin a observé, en 1833, à Limoges, une épidémie de fièvre bilieuse à laquelle on a également opposé avec un grand avantage les émétiques ou les éméto-catharti-. ques.

En 1838, deux épidémies de fièvres bilieuses se sont montrées à Paris, l'une dans les mois de février et de mars, et l'autre dans le courant de juillet. Le médecin qui les a observées à l'hôpital de la Charité, et qui en a publié la relation dans le Journal des *connaissances médico-chirurgicales,* s'exprime ainsi à leur sujet : « Nous avons été frappé de l'apparition d'une constitution bilieuse qui régna épidémiquement pendant les mois de février et de mars 1838, au moment où le froid était le plus intense; de plus, nous avons été étonné de l'analogie qui existait entre cette épidémie et celles que Stoll a si bien décrites, et qui paraissaient être si communes à l'époque où vivait ce grand praticien. Les faits nombreux qui se sont passés sous nos yeux nous ont semblé si frappants; les résultats obtenus par la méthode évacuante, si préconisés par le médecin de Vienne, nous ont paru si merveilleux, que nous n'avons pu taire plus long-temps le fruit de nos observations ».

Voici seulement le résumé et les conclusions de cet intéressant mémoire :

« 1° Deux épidémies d'embarras et de fièvres gastriques se sont montrées à Paris, l'une dans les mois de février et de mars, l'autre dans le courant de juillet.

2° Dans l'une et dans l'autre de ces constitutions bilieuses, le tartre stibié, soit seul, soit uni à un sel cathartique amer, fut employé avec beaucoup de succès, et put être regardé comme moyen héroïque.

3° L'emploi des vomitifs associé à la méthode antiphlogistique, n'eut, pour tout résultat, que de prolonger indéfiniment la maladie et d'amener une longue convalescence.

4° La méthode antiphlogistique, mise seule en usage, eut, dans un seul cas par nous appréciable, le triste avantage de procurer une guérison qui se fit attendre pendant quarante-six jours et qui fut suivie d'une convalescence très-longue.

5° De là le précepte, pour nous, de déployer,

dans des cas analogues à ceux que nous avons observés, la méthode évacuante seule, et de rejeter la méthode antiphlogistique, soit seule, soit unie aux vomitifs.

6° Il est cependant quelques cas exceptionnels et très-rares dans lesquels une petite saignée peut être fort utile; mais il faut en général être très-sobre de ce moyen, et ne pas négliger pour cela la méthode évacuante.

7° Ces deux épidémies frappèrent plus particulièrement sur de jeunes sujets.

8° Les femmes nous parurent affectées en plus grande proportion que les hommes; mais chez elles les symptômes acquirent moins d'intensité.

9° Les complications les plus ordinaires de ces affections furent la bronchite et la laryngite. » (*Journal des connaissances médico-chirurgicales*. Janvier 1839.)

Voici un passage remarquable de l'ouvrage de M. le professeur Andral, sur l'emploi des émétiques dans le traitement des fièvres bilieuses.

« Vers la fin de l'été dernier, dans lequel a singulièrement prédominé la constitution froide et humide (année 1829), nous avons trouvé de fréquentes occasions d'administrer l'émétique avec le plus grand avantage... Nous nous bornerons à citer en particulier les deux cas suivants, qui ressemblent d'ailleurs à d'autres que nous avons déjà cités dans ce volume.

« Une femme de moyen âge est reçue à l'hôpital Cochin dans le cours du mois de septembre 1829. Elle se plaint d'une forte céphalalgie, de douleurs dans les articulations et en divers points des parois thoraciques. La face exprime l'abattement, et la couleur rouge des pommettes contraste avec la teinte jaune du pourtour des yeux, des ailes du nez et des lèvres. Un enduit jaune épais couvre la langue; des nausées continuelles tourmentent la malade; l'épigastre est indolent, les selles sont rares; le pouls est fréquent, la peau chaude. Cet état persiste pendant quatre jours; la malade s'affaisse, il y a tendance à l'adynamie; au bout de ce temps, deux grains d'émétique sont administrés; plusieurs vomissements ont eu lieu. Le lendemain, nous trouvons pour la première fois la malade sans fièvre; les nausées n'existent plus; les douleurs ne se font plus sentir; la langue reste encore un peu chargée. Les jours suivants, elle est très-bien.

« Un maître-d'hôtel se présente à nous avec tous les symptômes de la fièvre dite bilieuse : céphalalgie sus-orbitaire des plus pénibles; douleurs contuses dans les articulations et vers les lombes; continuelles envies de vomir, et de temps en temps quelques vomissements peu abondants; langue très-blanche, large, sans aucune rougeur; saveur d'amertume insupportable dans la bouche; sensation de gêne à l'épigastre; constipation; pouls fréquent et dur; peau chaude et, chaque soir, violent redoublement fébrile, pendant lequel la céphalalgie augmente d'une manière atroce; ce redoublement se termine chaque matin par une sueur très-abondante. Nous faisons pratiquer une saignée du bras; aucun amendement n'a lieu. Une application de sangsues à l'anus n'est pas suivie de plus d'avantage. Six jours se passent ainsi, et l'état du malade ne s'est point amélioré; le mouvement fébrile est toujours des plus intenses.

« Cependant le malade nous raconte qu'il y a quelques années, il a eu une affection semblable, et qu'il n'en a été guéri qu'après qu'on l'a fait vomir; il nous demande avec instance d'avoir recours au même moyen, nous lui donnons en effet deux grains d'émétique; il vomit une très-grande quantité de bile verte. Dans le reste de la journée, il n'a plus de nausées; le soir, le redoublement fébrile manque; le lendemain matin, nous le trouvons sans fièvre, et le surlendemain il est convalescent.

« L'observation ne nous permet donc pas de douter que dans certains états morbides, avec ou sans fièvre, reconnaissables à des symptômes bien tranchés, les émétiques, donnés à dose vomitive, ne puissent être d'une utilité réelle. Leur efficacité dans ces cas nous semble être un des plus forts arguments contre la doctrine qui explique tout désordre fonctionnel de l'estomac par une irritation gastrique, et toute fièvre continue par une gastro-entérite. » (*Clinique médicale*, t. 1, p. 684 à 686, 3ᵉ édit.)

Enfin, en 1839, M. le docteur Gendrin a aussi observé une épidémie de fièvre bilieuse à Paris, dans laquelle la médication évacuante, comme dans toutes les autres épidémies, a été la seule véritablement utile.

Voilà l'imposant résultat de la pratique séculaire des hommes les plus instruits, les plus recommandables et les plus consciencieux de tous les pays. Est-il possible de renverser cette colonne inébranlable de la vérité médicale? Que sont devenues les téméraires et audacieux rénovateurs qui ont osé attaquer des dogmes consacrés par plus de deux mille ans d'observation universelle? Qu'est devenu le Brownisme? Qu'est devenu le Broussaisisme, le physiologisme? Ils sont rentrés dans le domaine de l'oubli. Après avoir brillé un instant sur l'horizon médical comme des météores errants, ils ont disparu pour toujours : ils ont été, *fuérunt*.

Nous pourrions confirmer tout ce que nous venons d'exposer par notre propre expérience, s'il était permis de nous citer et de nous placer à la suite de cette nombreuse et savante compagnie. Nous pourrions dire que, depuis près de quarante ans, nous avons toujours vu les vomitifs et les laxatifs produire les meilleurs effets dans les épidémies bilieuses, soit fébriles, soit phlegmasiques (pneumonies bilieuses), et même dans une infinité de cas sporadiques.

Comme les fièvres bilieuses sont très-fréquentes et plus fréquentes que toutes les autres ensemble, on ne doit pas être étonné de ce qu'a dit quelque part la *Revue médicale,* savoir que, tout bien considéré et à n'en juger que par les cent trente-quatre observations rapportées dans l'ouvrage de M. Andral, le traitement qui a le mieux réussi dans les *fièvres* est le traitement par l'émétique. Cela nous rappelle les paroles de Dumoulin, citées par Bordeu. Dumoulin disait, après soixante ans de pratique : Je me suis souvent repenti de n'avoir pas donné l'émétique; de l'avoir donné, presque jamais.

Encore quelques mots sur les vomitifs. Invoquons le témoignage imposant de Sydenham; car en cette matière nous ne voulons pas nous prévaloir de l'autorité de Stoll qui pourrait paraître suspecte. Voici ce que dit le grand Sydenham : « Après la saignée, quand elle me paraît nécessaire, je m'informe soigneusement si le malade n'a point vomi, ou n'a point eu des envies de vomir au commencement de la fièvre. Si je trouve qu'oui, je ne manque pas alors d'ordonner un émétique, à moins que le malade ne soit trop jeune ou trop faible pour cela. Il est tellement nécessaire de donner un émétique, lorsqu'il y a eu d'abord des envies de vomir, que si on n'évacue pas l'humeur qui les cause, elle sera la source de mille accidents fâcheux qui, durant tout le traitement, embarrasseront extrêmement le médecin et mettront le malade en grand danger.

« Un des principaux et des plus ordinaires de ces accidents, c'est la diarrhée qui survient après la fièvre lorsqu'on a manqué de donner à temps les vomitifs....

« Or, pour s'assurer que l'humeur nuisible qui séjourne dans l'estomac, produit cette diarrhée quand on ne l'évacue pas par le vomissement, il n'y aura qu'à examiner ce qui s'est passé, et on trouvera presque toujours que les malades, en qui la diarrhée accompagne la fièvre, ont eu des envies de vomir au commencement de la maladie (l'élément initial bilieux), et qu'on ne leur a point donné de vomitif. On trouvera aussi que, nonobstant que les envies de vomir soient passées depuis long-temps, la diarrhée cessera pour l'ordinaire dès qu'on aura donné un vomitif, pourvu que le malade puisse le soutenir. J'ai souvent observé que quand le cours de ventre a une fois commencé, les astringents internes ou externes ne servent de peu ou de rien du tout pour l'arrêter. » (*Médecine pratique* de Sydenham, traduite par Jault, t. i, pag. 28 et 29.)

A la page 52 du même volume, Sydenham ajoute encore ces paroles sur le même sujet : « Si l'on demande en quel temps de la fièvre il faut donner le vomitif, je réponds que, si j'étais le maître, je voudrais le donner tout au commencement, car, par ce moyen, on garantira le malade des symptômes affreux que cause l'amas des humeurs qui séjournent dans l'estomac et dans les endroits voisins ».

Voici encore, sur la question des vomitifs, un extrait des notes qui se trouvent à la fin du premier volume de Sydenham :

« L'émétique, contre l'administration duquel quelques praticiens sont prévenus, passe, aux yeux de tous les autres, comme le remède le plus important dans le plus grand nombre des fièvres, même de celles qui n'intéressent que plus ou moins faiblement les premières voies et le système mésentérique. M. Fouquet a dit avec vérité, d'après la théorie la plus rationnelle, que les émétiques donnés dans la première période de la maladie, non-seulement enlèvent les matières putrides et les miasmes contagieux que contiennent les premières voies, mais qu'ils font encore cesser, du moins en très-grande partie, le spasme fébrile qui concentre la chaleur, les humeurs et les forces vers le noyau du corps, amènent ainsi la résolution de la fièvre, et favorisent certaines éruptions critiques dans quelques fièvres exanthémateuses et autres éruptives. Ils préviennent d'ailleurs la diarrhée dangereuse qui survient souvent vers le déclin des maladies putrides, selon la remarque de Sydenham. (*Mém. sur les fièvres,* par Lind, p. 226.) Les vomitifs, dans le commencement de la fièvre appelée maligne par Lieutaud, au rapport de ce praticien, sont indispensables. Les bons effets, ajoute-t-il, que produisent ces remèdes pris dans le temps convenable, se manifestent lorsqu'on a sous les yeux un nombre considérable de malades, dont les uns ont vomi dans le principe de leur maladie, et les autres ont manqué de ce secours. Ceux qui, dans les épidémies, sont à la tête des hôpitaux, doivent l'avoir observé. (*Précis de médecine pratique,* in-8°; Paris, 1777, t. 1, p. 66.) M. Lieutaud ne se borne pas à faire l'éloge des émétiques, placés au commencement de la maladie; il confirme encore par son autorité le conseil que donne Sydenham de le donner le dixième ou le douzième jour de la fièvre, et même plus tard, à ceux qu'on n'avait pas fait vomir dans le temps marqué. Au reste, ce n'est ni dans Boerhaave, ni dans De Haën, qu'il faut chercher la confirmation de ces préceptes : ces deux grands médecins sont du petit nombre de ceux qui paraissent redouter de faire vomir les malades, et ne se servaient en effet que très-rarement de l'émétique. » (P. 421.)

Cependant, nous allons rapporter un fait tiré de la *Clinique médicale* de M. Andral, où les vomitifs n'ont point été employés, quoiqu'ils y fussent, selon nous, éminemment indiqués. On sera étonné des suites de cette incroyable omission des évacuants.

Observation remarquable de fièvre bilieuse, tirée de la *Clinique médicale* de M. Andral, où l'on verra clairement le mauvais effet des saignées employées sans aucune évacuation, ni antécédente, ni subséquente, ni vomitive, ni purgative : « Un manœuvre, âgé de 27 ans, à Paris depuis treize mois, éprouvait depuis quelque temps de la diminution dans son appétit, de la céphalalgie, un sentiment de faiblesse insolite. Un soir, après avoir soupé, il éprouve un frisson : toute la nuit il ressent une chaleur brûlante. Le lendemain, cette chaleur continue, il a un léger mal de gorge et vomit les aliments qu'il a pris la veille. Le surlendemain au soir, il entre à la Charité. Examiné à la visite suivante, commencement du troisième jour de sa maladie, il présente l'état suivant :

« Face jaune avec rougeur des pommettes ; céphalalgie susorbitaire ; injection des yeux, accablement général, mouvements pénibles, douleurs articulaires. Lèvres sèches ; langue couverte d'un enduit jaunâtre épais, d'un rouge cerise sur les bords et à la pointe ; goût d'amertume dans la bouche; peu de soif; déglutition légèrement douloureuse; abdomen souple et indolent dans tous ses points; pas de selles depuis le commencement de la maladie. Un peu de toux, râle muqueux en quelque points. Pouls fréquent et dur, peau sèche et d'une chaleur âcre (*saignée du bras de douze onces, tisane d'orge, lavements ; diète*).

« Le lendemain, quatrième jour, l'état du malade n'a subi aucun changement notable (*deuxième saignée*).

« Délire dans la nuit du quatrième au cinquième jour.

« Les cinquième et sixième jours, la teinte jaune de la face se prononce de plus en plus, les traits s'affaissent; le malade regarde d'un air étonné ceux qui l'entourent; ses réponses sont lentes; l'enduit de la langue est très-épais; l'abdomen n'est pas tendu; la constipation persiste. Dans la matinée du sixième jour, nous sommes frappé de la manière dont s'exécute la respiration; elle est haute, accélérée; nous écoutons la poitrine, et nous trouvons un râle crépitant très-prononcé dans toute l'étendue du lobe inférieur du poumon gauche; dans cette même étendue, il y a une légère diminution de sonoréité des parois thoraciques; l'expectoration est nulle; le pouls a une extrême fréquence. L'existence d'une pneumonie nous semble évidente. Une saignée de douze onces est pratiquée, des sinapismes sont appliqués aux extrémités inférieures. Cette troisième saignée n'offrit pas plus de couenne que les deux précédentes. Dans la nuit, le malade délira.

« Dans la matinée du septième jour, la gêne de la respiration était très-considérable; il n'y avait pas plus d'expectoration que la veille. Dans la partie postérieure et latérale gauche du thorax, le son était mat, et l'on n'y entendait plus ni râle crépitant, ni bruit respiratoire. L'état des voies digestives était le même. On obtenait difficilement des réponses du malade (*deux vésicatoires aux jambes*). Délire la nuit.

« Le huitième jour, même état. Le neuvième, la dyspnée est extrême, le malade peut à peine prononcer quelques mots d'une voix entrecoupée. Mort dans la journée.

OUVERTURE DU CADAVRE.

« L'encéphale et ses annexes offrent une injection générale assez vive, qui paraît liée à l'état d'asphyxie au milieu duquel le malade a succombé.

« Le lobe inférieur du poumon gauche est complètement hépatisé...

« La surface interne de l'estomac ne présente autre chose qu'un certain nombre de veines sous-muqueuses gorgées de sang, qui sont surtout vers le grand cul-de-sac. La muqueuse elle-même est partout pâle et de consistance ordinaire.

« Cette même injection veineuse existe dans les trois cinquièmes inférieurs de l'intestin grêle. Dans l'étendue de deux pieds au-dessus de la valvule iléo-cœcale, existent cinq grandes plaques d'un gris rougeâtre, ovalaires, occupant le bord libre de l'intestin, faisant une saillie légère au-dessus du niveau du reste de la muqueuse. Ces plaques résultent évidemment d'une tuméfaction hypérémique des follicules agminés de l'intestin...... Entre les plaques, la membrane muqueuse est pâle. La surface interne du gros intestin est blanche dans toute son étendue... »

Nous allons maintenant analyser cette observation au point de vue de notre doctrine, et nous verrons qu'elle nous fournira de graves et utiles enseignements pratiques. Je demande au savant professeur la permission de faire quelques réflexions critiques sur ses observations; ce sera pour mon instruction particulière, et peut-être pour celle des personnes qui voudront bien lire mon petit travail. Je prie M. Andral de croire que je n'y mettrai aucune espèce d'amertume. Si je m'exprime avec une franchise un peu abrupte, qu'on veuille bien le pardonner en faveur du motif de l'intérêt de la science que personne ne sert et ne représente mieux que M. le professeur Andral. Cela dit, nous établissons que l'auteur, dans son analyse à lui, commence par dire : « *Cette observation fournit un exemple bien tranché de dothinentérite à son premier degré....* » Pour nous, cette maladie n'est autre chose qu'un composé de l'élément bilieux et de la fièvre simple, c'est-à-dire la fièvre bilieuse des nosographes, et c'est ce que l'auteur lui-même nous apprendra plus bas. (Nous passons quelques circonstances étrangères à notre objet et sans aucune valeur dans l'espèce.) « *Partout l'abdomen avait conservé sa souplesse et son indolence normale; il n'y avait pas de diarrhée, mais seulement on observait un état* SABURRAL *avec rougeur de sa périphérie, qui coïncidait avec une* TEINTE BILIEUSE *de la face. Joignez à cela l'état de la peau et du pouls, et il en résultera la maladie décrite par les nosographes sous le nom de* FIÈVRE BILIEUSE. » Si la maladie que nous disséquons en ce moment était la fièvre bilieuse des nosographes, pourquoi ne l'a-t-on pas traitée comme tous les nosographes, tous les épidémistes, en un mot comme l'ont traitée tous les grands médecins depuis Hippocrate, c'est-à-dire par les évacuants ou les vomitifs, etc. ? Il est probable que le malade n'eût pas succombé, si, au lieu d'employer la saignée, on avait eu recours aux médications évacuantes ou aux vomitifs dès le début, ou dans les premiers jours de la maladie. On a vu la première saignée complètement inutile et la seconde suivie de délire : cela devait être, puisque l'élément inflammatoire n'était point en cause, il n'était point l'élément dominant et initial; on peut même avancer qu'il n'existait pas pratiquement, vu qu'il n'était pas indicateur. On a dû remarquer que les saignées ont toujours été funestes dans les épidémies bilieuses que nous avons rapportées et où l'élément bilieux était dominant et indicateur.

L'auteur se demande ce qu'apprend ici l'ouverture du cadavre? Il répond : « *Elle nous révèle un état morbide des follicules intestinaux.... qui ont été au moins le point de départ des symptômes* ». Nous nous demandons aussi comment quelques plaques non ulcérées, ou la tuméfaction de quelques follicules agminés, ont pu donner lieu à tout cet appareil fébrile et à l'agitation générale, surtout si l'on considère qu'il n'y avait *pas de diarrhée, et que l'abdomen était souple et indolent dans tous ses points.* — L'auteur demande encore « *à quelle époque précise l'exanthéme* (c'est-à-dire les quelques plaques intestinales) *a commencé : fut-ce seulement le jour où se manifesta le frisson et d'où nous avons fait dater le commencement de la maladie? Mais alors nous demanderons quelle était la lésion qui, avant ce jour, avait produit de l'anorexie, de la céphalalgie, du malaise. Si la lésion intestinale survint en même temps que le premier dérangement de la santé, fut-ce en devenant tout à coup intense, ou en changeant de nature, qu'elle produisit la fièvre?* » Mais à quoi bon tant tergiverser et faire des suppositions qui n'ont aucun caractère de vraisemblance? Dites plutôt franchement et entièrement, comme vous êtes forcé de l'insinuer en demandant d'où pouvaient venir l'anorexie, la céphalalgie et le malaise, dites plutôt que le léger gonflement des follicules agminés est le résultat de l'irritation générale, du mouvement ou du raptus fébrile qui produit, dans l'espèce, une injection veineuse dans l'estomac, dans l'intestin grêle, la tuméfaction de quelques follicules agminés ou quelques glandules de Peyer ou de Brunner, une injection dans le cerveau et ses annexes, etc., en un mot quelques traces du trouble violent de la circulation, traces dont les formes, qui peuvent aller jusqu'à l'ulcération, varient et se modifient suivant la nature des tissus organiques. Il est d'ailleurs certain que ces simples injections veineuses et ces plaques superficielles ne peuvent jamais par elles-mêmes donner la raison de la mort. L'injection cérébrale ne peut ici expliquer le délire qu'on a observé; pas plus que l'injection veineuse de la

muqueuse de l'estomac n'explique les vomissements et tous les autres symptômes gastriques;
pas plus enfin que l'état fébrile général ne
trouve sa raison d'être dans un léger gonflement
de quelques glandules intestinales, qui peuvent
être aussi, en partie, le résultat du séjour dans
l'iléon de matières intestinales. Qu'on se souvienne qu'il y avait constipation dès le commencement de la maladie.

L'auteur de cette grave et complexe observation avoue que « *l'état de la langue ne fut
expliqué par aucun état morbide de l'estomac* » (1). Le rouge cerise de ses bords et de sa
pointe n'était donc pas le signe ou l'expression
d'une irritation gastrique qui dût repousser l'emploi d'un vomitif. On ajoute : « *Dans ce dernier
organe* (l'estomac), *il n'y avait pas plus de sa-
bure que d'irritation; et son examen, après la
mort, n'aurait pas plus justifié l'administration
d'un vomitif que l'application de sangsues à
l'épigastre* ». Pardonnez-moi, M. le professeur,
l'état parfaitement inoffensif de l'estomac, comme
vous en convenez, aurait complètement justifié
l'administration d'un vomitif, aurait pu très-bien
couper court à tout, et soustraire net la ma-

----

(1) M. Andral dit ailleurs dans le même volume « qu'aucun rapport constant ne saurait être établi entre l'état de
la langue et celui de l'estomac ».

tière à tous ces débats par défaut de pièces du procès. Nous vous accordons d'ailleurs volontiers la seconde partie de votre proposition, à savoir que l'état de l'estomac n'aurait pas justifié l'application de sangsues à l'épigastre, pas plus que l'état général ou la fièvre dite bilieuse ne justifiait les deux premières saignées. Passons maintenant à l'examen de la pneumonie.

L'auteur ajoute : « *Les émissions sanguines furent impuissantes pour enrayer la marche de la maladie ; chaque jour et malgré elles, nous vîmes la maladie s'aggraver ; le délire, qui revenait chaque nuit, l'aspect de la face, l'embarras de l'intelligence et de la parole, la difficulté de plus en plus grande des mouvements, devaient faire craindre la transformation de la maladie en une fièvre adynamique proprement dite, lorsque se déclara la pneumonie qui entraîna prématurément le malade au tombeau. Cette pneumonie fut remarquable par la rapidité avec laquelle elle passa du premier au second degré ; aucune douleur pleurétique ne l'accompagna, aucune expectoration caractéristique n'en signala l'existence* ». Quelles sont ici les causes de cette tendance de la fièvre bilieuse à l'adynamie, si ce ne sont les deux saignées faites mal à propos et l'omission des évacuants ou des vomitifs ?—Quant à la pneumonie, on peut, ce nous semble, avancer sans trop de témérité que la saignée ne paraissait guère indi-quée dans une pneumonie survenant dans une maladie aiguë, dans une pneumonie fausse, bâtarde (*notha*), bilieuse-consécutive (1), sans douleur de côté, sans crachement de sang, sans expectoration, sans toux, avec un pouls d'une *extrême fréquence* et probablement déjà fort petit, dans un engorgement pneumonique enfin arrivé au sixième jour d'une fièvre bilieuse grave et intense, dont on *craignait la transformation en fièvre adynamique proprement dite,* et à laquelle on avait déjà opposé inutilement deux saignées générales. Ne fallait-il pas plutôt admi-nistrer la potion stibiée à commencer par trente centigrammes d'émétique, laquelle, outre qu'elle aurait probablement encore provoqué quelques vomissements bilieux, eût agi contre la pneu-monie, qui ne pouvait plus être domptée par les saignées? C'était certes le cas de la méthode ra-sorienne ou jamais. (*Clinique médicale,* par M. Andral, prof. à la Faculté de médecine de Paris, t. 1, p. 10 et suiv., 3e édit.)

Par contre, voici maintenant un autre fait de M. Andral où un léger vomitif administré comme

---

(1) C'est la fausse pneumonie de Sydenham, de Boer-haave, de Stoll et de Cullen, ou la pneumonie bilieuse de Stoll, de Lepecq de la Cloture et d'un grand nombre d'autres.

par hasard a fait cesser presque subitement tous les accidents.

« Un cordonnier, âgé de 23 ans, récemment traité à l'Hôtel-Dieu d'une pleuro-pneumonie droite, alla aux guinguettes célébrer sa convalescence. Des douleurs abdominales, une diarrhée abondante, furent la suite des excès de table auxquels il se livra. Il allait douze à quinze fois à la selle en vingt-quatre heures. Entré à la Charité le 27 octobre, le septième jour de sa diarrhée, il paraissait accablé; sa langue était blanche, sa bouche mauvaise; il avait beaucoup de fièvre : on ne lui donna d'autre médicament que la tisane d'orge gommée. Les deux jours suivants, son état resta le même. Le 30, le dévoiement augmenta beaucoup (trente selles en vingt-quatre heures), le pouls était très-fréquent, la langue était humide et blanchâtre (*orge gommée, potion gommeuse, lavement de guimauve*). Le 31, les symptômes ne s'étaient point amendés; une émission sanguine paraissait ici indiquée. Cependant M. Lerminier voulut expérimenter quel effet serait produit par un vomitif. Six grains d'ipécacuanha furent prescrits. Le malade vomit abondamment, et *n'alla pas à la selle dans les vingt-quatre heures suivantes*, tandis que la veille encore il y avait été plus de vingt-cinq fois. Le 1er novembre, il était sans fièvre, la langue était blanche et le ventre indolent; un peu de dévoiement reparut dans la journée.

« Le 2 novembre, le malade demandait avec instance à manger. Les deux ou trois jours suivants, il alla, en vingt-quatre heures, deux ou trois fois à la selle, puis la diarrhée s'arrêta entièrement, et le malade sortit le 8 novembre bien portant.

.... « La fièvre cessa dès le lendemain du jour où on le fit vomir; la diarrhée fut d'abord suspendue, puis elle reparut assez modérée, et bientôt elle cessa tout à fait. » (*Même ouvrage* de M. le prof. Andral, t. 1, p. 351.)

Cette maladie fut cette fois bien traitée, grâce à une heureuse expérience que voulut faire M. Lerminier, avant d'entreprendre sans doute le traitement officiel commandé par les *progrès* de la science. Ce traitement apparemment consistait dans l'emploi des émissions sanguines, puisqu'on disait : « *Une émission sanguine paraissait ici indiquée* ». Comment! une saignée est ici indiquée! chez un homme qui était convalescent d'une pleuro-pneumonie, au onzième jour d'une rechute avec une diarrhée qui allait jusqu'à *trente selles* en vingt-quatre heures, et un pouls *très-fréquent!* C'est là une de ces énormités dont on se rend difficilement compte. Qu'on n'eût point eu recours au vomitif, soit; puisque les médications vomitives étant alors anathématisées, on n'y pensait plus; on aurait pu du moins administrer les boissons féculentes, les potions gommeuses laudanisées, avec les lavements amylacés également laudanisés. Ç'eût été peut-être insuffisant, mais du moins c'eût été rationnel. Mais une saignée dans un tel sujet et un tel pouls très-fréquent (il fallait en donner le chiffre) et probablement aussi très-petit! Encore une fois, cela ne se comprend pas, parce que cela ne se motive pas.

Maintenant, par compensation, nous allons citer un fait où l'emploi de la saignée a été *suivi* d'un heureux résultat. Il est tiré du même ouvrage de M. Andral.

« Un maçon, âgé de 18 ans, tempérament lymphatique, à Paris depuis sept mois, fut pris, quatorze jours avant son entrée à la Charité, d'un très-grand dévoiement (plus de trente selles en vingt-quatre heures) qui persiste depuis ce temps. Lorsque le malade fut reçu à l'hôpital, il paraissait faible; ses traits étaient abattus, sa face pâle, ses yeux appesantis; le ventre était douloureux, le pouls fréquent et faible, la langue blanche à son centre, rouge sur ses bords.

« Malgré cet état de faiblesse apparente, une saignée de quatre palettes fut pratiquée *(fomentations de guimauve sur l'abdomen, tisane d'orge gommée)*.

« Le lendemain, 21 septembre, le dévoiement

était notablement diminué (dix selles), les traits étaient relevés, la langue présentait un aspect à peu près naturel, le pouls était faible et fréquent, la peau sans chaleur.

« Le 22, le malade accusait une vive douleur à l'épigastre. Douze sangsues furent appliquées sur cette région : elles enlevèrent la douleur.

« A dater de ce jour, le pouls perdit sa fréquence, mais le dévoiement persista. Le malade avait, dans chaque vingt-quatre heures, huit à dix évacuations alvines (*décoction blanche, eau de riz gommée, acidulée avec l'eau de Rabel; lait de poule, bouillons pour toute nourriture*). Lorsque ce régime avait été rigoureusement observé pendant quelques jours de suite, le nombre des selles était réduit à trois ou quatre; mais dès que le malade essayait de manger un peu, la diarrhée reparaissait aussi abondante. Il sortit enfin guéri le 13 octobre.

« Chez cet individu, un amendement notable suivit et l'ouverture de la veine et l'application des sangsues à l'épigastre. Cela est d'autant plus remarquable que cette double émission sanguine fut pratiquée chez un malade qui paraissait profondément affaibli. Mais cet affaiblissement n'avait pas précédé la maladie; il était le résultat de l'irritation intestinale et il devait diminuer avec elle. Telle est la distinction qu'il ne faut jamais perdre de vue dans la pratique. Dans ce cas d'ailleurs, les saignées ne firent que diminuer les symptômes. L'amendement qu'elles procurèrent permirent à la nature de travailler à la guérison, et ce ne fut que peu à peu qu'on vit disparaître la fièvre d'abord, puis le dévoiement. » (*Clinique médicale*, t. 1, p. 386 et 387).

Quelques réflexions critiques sur cette observation. — Bien qu'un amendement notable ait eu lieu le lendemain du jour de la saignée, nous ne croyons pas pouvoir attribuer ce résultat heureux à l'émission sanguine, qui nous paraît ici formellement contr'indiquée. Nous pensons que ce mieux sensible, survenu du jour au lendemain, est le pur effet du changement des conditions hygiéniques et diététiques du malade. Et en effet, ces jeunes ouvriers maçons, nouvellement arrivés à Paris, sont bien misérables dès qu'ils tombent malades : tout leur manque, logement convenable, vêtements, aliments, air, etc. (1) Jugez donc des besoins urgents d'un

---

(1) Voici ce que dit, au sujet des maçons de Paris, M. le docteur Matthieu, qui a exercé pendant huit ans dans un quartier situé entre les halles et l'hôtel-de-ville :

« Il y a, autour de la Grève, une innombrable quantité de mauvais garnis pour les maçons, et il faut avoir vu ces repaires occupés pour croire qu'ils servent sérieusement d'habitation à des hommes. Ces garnis sont dans des rues où le soleil ne pénètre jamais. Dans les grandes chaleurs, ces rues, ou, pour mieux dire, ces ruelles ne sont

homme épuisé depuis quatorze jours par une diarrhée qui donne plus de trente selles par jour. Placez ce malade dans de bonnes conditions hy-

---

jamais sèches, et, dans une chambre basse et humide, mal aérée, pouvant au besoin servir de cave, il y a huit à dix lits. Ce que j'avance est parfaitement exact. Indépendamment de l'encombrement d'hommes, il n'est pas rare de voir se surajouter l'encombrement d'animaux, toujours dans la même chambrée. D'énormes chiens, et très-souvent des lapins en boîte, partagent le domicile de leurs maîtres. » Voilà le vrai foyer des fièvres typhoïdes et du choléra de Paris. Vous vous en étonnez peut-être ; c'est peu de chose pourtant. L'auteur ajoute, quelques lignes plus bas : « Savez-vous ce que c'est que l'habitation d'un marchand de peaux de lapins? C'est le Montfaucon le plus pestilentiel qui puisse se trouver au centre de la ville. Dans les impasses les plus étroits, dans une chambre éclairée souvent par un seul soupirail, et où il faut constamment de la chandelle huit mois de l'année, vous trouvez hommes, femmes, enfants, animaux domestiques, tous entassés les uns sur les autres. Mais, si vous pouvez rester dans ce charnier, levez les yeux, je vous prie, et vous verrez, suspendus au-dessus de la tête de ces malheureux, des peaux de lapins dépouillés, exhalant l'odeur repoussante d'une putréfaction souvent avancée ». (*Journal des connaissances médico-chirurg.* Septembre 1842.)

Il est dans Paris bien d'autres industriels que l'on pourrait citer, comme entr'autres les chiffonniers, les ramoneurs, les décrotteurs, les porteurs-d'eau, etc., etc., qui habitent les brillants quartiers du faubourg Saint-Marceau, de la rue Mouffetard, etc.

giéniques, couchez-le dans un bon lit, donnez-lui des boissons féculentes, appliquez-lui des fomentations émollientes sur le ventre, et au bout de vingt-quatre heures vous obtiendrez nécessairement une amélioration sensible, une diminution notable des selles diarrhéiques : et c'est ce qui a dû arriver indépendamment de la saignée.

Nous demandons ici si une forte, une énorme saignée (quatre palettes = 5oo grammes) devait être pratiquée *illicò* chez un sujet *lymphatique* épuisé par un *dévoiement à plus de trente selles par jour et qui dure depuis quatorze jours;* chez un sujet enfin qui, comme dit l'auteur, paraissait *profondément affaibli,* dont les *traits sont abattus, la face pâle, le pouls fréquent et faible,* etc.

Malgré cet état de faiblesse *apparente,* dit l'observateur, une saignée fut pratiquée. Et pourquoi cette faiblesse n'est-elle qu'*apparente?* Tout, au contraire, semble prouver qu'elle est réelle et positive. Le mieux qui a suivi la saignée ne prouve pas que la faiblesse ne fût qu'apparente : l'amélioration, suivant toutes les règles de la thérapeutique, doit être considérée, dans l'espèce, comme l'effet du traitement hygiénique et adoucissant et non comme le résultat immédiat de la saignée, c'est-à-dire en un mot que l'amendement s'est opéré malgré la saignée. Le succès ne peut ici justifier le moyen : si l'esprit du praticien est satisfait du résultat, la logique du thérapeutiste ne l'est pas, ni ne peut l'être. C'est un succès de *post hoc, etc.,* qui ne peut être que dangereux pour les jeunes médecins qui prendront peut-être pour règle de thérapeutique ce qui nous paraît contre toutes les règles de la thérapeutique ou de la logique médicale.

Nous pensons que, si le malade avait été traité seulement par le régime féculent et de bons bouillons, par des décoctions de riz ou d'orge légèrement acidulées ou vinées, avec des potions gommeuses et laudanisées, sans saignées (passe encore pour les sangsues à l'épigastre, bien qu'une potion gommeuse laudanisée eût probablement aussi enlevé la douleur), nous pensons que le malade aurait été plus tôt guéri et qu'il n'a dû son salut qu'à une grande mesure de force radicale ou de résistance vitale.

Mais laissons là la polémique et surtout le traitement général et direct de la fièvre bilieuse que personne n'ignore, et rentrons dans notre sujet en reprenant la thèse des éléments morbides.

L'importance pratique semblerait nous autoriser à placer ici la série des diverses complications ou des changements graves que subit si souvent la fièvre bilieuse : ces transformations nouvelles, qui deviennent autant d'éléments po-

sitifs et indicateurs, seraient surtout l'adynamique, l'ataxique et le thyphoïde. Par exemple,
pour ne mentionner que ce dernier, nous aurions
sous les yeux une fièvre typhoïde primitivement
bilieuse, c'est-à-dire une fièvre bilieuse masquée
sous l'*apparence* typhoïde. Quel serait alors le
traitement le plus rationnel à lui opposer? serait-ce le traitement antiphlogistique, les saignées *coup sur coup* pour combattre la réaction
fébrile, une certaine dureté ou raideur fictive
du pouls, une chaleur plus ou moins vive et âcre,
la coloration des pommettes, la rougeur des
yeux, effet passager d'une stupeur plus apparente que réelle? Nullement. Serait-ce le traite-
tement tonique pour combattre la faiblesse musculaire, l'adynamie, la fuliginosité, etc....? Pas
davantage. Ce traitement, le dernier des trois
les plus en vogue aujourd'hui, celui enfin qui
conviendrait seul, dans l'espèce, parce qu'il est
seul directement approprié à l'élément principal
et initial de la maladie qui est l'élément bilieux;
ce traitement opportun serait la méthode évacuante, c'est-à-dire les laxatifs salins, comme
l'eau sedlitz, etc. Nous ne pouvons adopter, dans
ce paragraphe, ce mode d'exposition des éléments, parce que ce n'est pas l'ordre logique,
ni celui de la succession didactique des éléments
indicateurs. Nous ne les exposerons qu'au fur et
à mesure que nous les décrirons successivement.

Ainsi, d'après cet ordre qui nous paraît le plus rationnel, nous ne pouvons parler, dans ce paragraphe, que de la combinaison de l'élément bilieux avec l'élément inflammatoire, puisque nous n'avons vu jusqu'ici que ces deux éléments. Si nous avons cité l'épidémie de la fièvre *inflammatoire putride* rapportée par Stoll en 1779, avant d'avoir exposé l'élément putride ou adynamique, c'est par une anticipation en quelque sorte épisodique, et pour donner tout d'abord un exemple de la portée pratique de la doctrine des éléments morbides.

§ II.

Si l'élément bilieux se trouve réuni à l'élément inflammatoire, et que cette complication présente un appareil de symptômes graves ou une imminente localisation, soit à la tête, soit à la poitrine, etc., il sera nécessaire de combattre en *premier lieu* l'élément inflammatoire par les émissions sanguines générales, semi-générales (sangsues à l'anus) ou locales, en vertu du principe suivant : savoir que, lorsque l'élément inflammatoire est en présence d'un ou de plusieurs autres éléments également indicateurs, il faut toujours commencer par l'attaquer le premier, si toutefois l'état des forces du malade le permet, sans craindre le *passage de la bile dans le sang* (1). Cela fait, on combat directement l'élément bilieux par les vomitifs, s'il est nécessaire, et même par les délayants seuls, si l'élément bilieux est léger. On conçoit assez sans doute tout l'inconvénient ou plutôt tout le danger d'une pratique contraire. Et, en effet, n'y aurait-il pas grandement lieu de craindre qu'un vomitif, administré au milieu d'une grande turgescence sanguine avec imminence de phlegmasie, ne déterminât un *raptus* cérébral ou pulmonaire mortel? (Apoplexie cérébrale ou pulmonaire.)

Si la complication est légère, ou que les deux éléments offrent peu d'intensité, on se contente de boissons délayantes et acidules, et tout au plus d'une application de quelques sangsues au siége que l'on peut considérer ici comme une saignée semi-générale faite dans un but de prophylaxie révulsive.

Soit dit ici une fois pour toutes : les saignées, sauf les cas de complications ci-dessus mentionnées, sont toujours inutiles et souvent dangereuses dans les fièvres bilieuses pures, soit épidémiques, soit sporadiques. Elles ne font que hâter

---

(1) On saigne dans la fièvre inflammatoire-bilieuse ou dans la combinaison des éléments inflammatoire et bilieux, dans le but de prévenir une inflammation du système hépatique ou gastro-hépatique.

le développement des symptômes adynamiques ou même ataxiques. Finke déclare que, pour un cas où la saignée avait été utile, il en a vu dix où elle avait été nuisible. Il dit qu'il vit périr, après avoir été saignées, quatre personnes dans la même maison, tandis que la cinquième, qui ne le fut pas, fut guérie, quoiqu'elle fût traitée, comme les autres, d'une manière très-irrégulière. Il est un fait certain, c'est que de vieux médecins, fort peu versés dans la connaissance des auteurs, guérissent tous les jours dans les campagnes, pendant l'été et l'automne, par force vomitifs et purgatifs, des malades affectés de fièvres bilieuses, que nos jeunes savants de la capitale exposent souvent aux plus grands dangers par des saignées prescrites sous la préoccupation de phlegmasies imaginaires ou d'inflammations typhoïdes (1). Les premiers, armés de leur expérience et de la tradition pratique des siècles, guérissent promptement et sûrement; les autres, au contraire, jeunes médecins trop souvent enflés d'une science erronée et faussée par les doc-

____

(1) Il faut que l'on sache que la rougeur de la face et l'injection des vaisseaux de la conjonctive ne sont pas, dans les fièvres bilieuses, des signes de phlegmasie ou de pléthore suffisants pour autoriser l'emploi de la saignée. La dureté du pouls peut n'être aussi qu'apparente ou fausse. On a vu assez souvent ces anomalies bilieuses disparaître sous l'influence de la médication évacuante.

trines et les enseignements de l'école, viennent faire l'essai, dans leur localité, des divers systèmes souvent contradictoires qu'ils ont reçus de leur bonne et alme mère, la Faculté de Paris; et en attendant le résultat ils laissent mourir ou languir leurs malades. Les premiers, les vieux médecins, qui ont le tort de guérir les malades que leurs jeunes confrères ne peuvent souvent soulager, sont, dira-t-on peut-être, d'ignorants empiriques : soit. Mais cet empirisme, raisonné par le bon sens pratique, vaut mille fois mieux que le brillant rationalisme médical de nos jeunes érudits, de nos médecins organistes, anatomo-pathologistes, éclectiques, numéristes, microscopistes, élèves en un mot de la médecine *exacte*, mathématique et géométrique. Revenons.

Mais que faire maintenant si les deux éléments sanguin et bilieux sont portés au plus haut degré d'intensité, avec une chaleur extrême, une soif dévorante, inextinguible, langue sèche et brûlée, ardeur interne, douleurs épigastriques et divers symptômes de gastro-entérite ou de gastro-hépatite? (Et alors probablement cette fièvre doit avoir quelque ressemblance avec la fièvre jaune.) Or, cette maladie n'est autre chose que la fièvre ardente, le *causus* des anciens, signalé déjà par Hippocrate, Arétée de Cappadoce, Aétius, Alexandre de Tralles. Elle est très-rare dans nos climats tempérés, où, dans sa solitude, elle reconnaît pour principales causes l'abus des alcooliques, un travail excessif à l'ardeur vive du soleil, ou à celle d'un feu considérable, comme dans les forges, les verreries, etc. Elle ne règne guère que dans les pays chauds. Hoffmann, parmi les modernes, est un de ceux qui ont le mieux décrit cette fièvre. D'après ce praticien célèbre, elle se termine vers le septième jour après un frisson critique suivi de sueur, ou par un frisson symptômatique suivi de l'inflammation de l'estomac, de la gangrène et de la mort. On assure que les saignées sont nuisibles. Cette assertion nous paraît trop absolue; car qu'est-ce qui peut empêcher qu'on ne saigne si l'élément inflammatoire ou phlogistique est dominant, et qu'il y ait imminence de phlegmasie locale, soit céphalique, soit pectorale ou abdominale, hépaque ou gastrique avec un pouls plein, grand et dur? En tout cas, et sous l'empire du doute, on peut toujours, sans courir grand risque, faire une forte application de sangsues à l'épigastre, et donner des boissons froides frappées de glace, ou même la glace pure, en substance, à dose légère et très-souvent répétée. En même temps, au lieu de vomitifs directs dont l'administration pourrait être intempestive ou même fâcheuse, on donnera des boissons délayantes acidules, légèrement laxatives, comme petit-lait, eau de pruneaux, de tamarins, etc. --- Vers la fin du premier septenaire, si l'on observe quelque mouvement critique, une réaction fébrile annoncée par le frisson *critique* dont on a parlé plus haut, on administrera des boissons chaudes et diaphorétiques, etc. (1)

---

(1) M. le professeur Andral s'élève contre la doctrine des crises admise par les anciens et surtout au sujet de la diarrhée que Huxham, Pringle et Grant regardaient, dans certaines circonstances, comme une évacuation critique et salutaire (*). « Le plus fort argument qu'ils croyaient pouvoir donner en faveur de leur théorie, dit-il, c'est qu'en cherchant à arrêter le cours de ventre, et en l'arrêtant en effet, on faisait beaucoup de mal. Je le crois bien, car pour cela ils employaient des substances irritantes qui ne supprimaient les selles qu'en aggravant singulièrement la lésion gastro-intestinale. Ce n'était donc point la suppression de la crise, comme ils disaient, qui était alors nuisible, c'était l'accroissement d'irritation qu'ils produisaient dans les voies digestives. C'est là sans doute un exemple bien remarquable de la différence des inductions théoriques auxquelles on peut arriver en partant d'un même fait bien réel et bien observé. » *(Clinique médicale,* tom. 1, p. 561, 3ᵉ édit.)

Ce qu'il y a ici le plus *remarquable,* c'est la manière dont M. Andral explique la suppression de la diarrhée. Quelques lignes plus haut, il avait dit : « Pour nous, cette diarrhée est le résultat tout naturel de la lésion intesti-

(*) Huxham assurait même n'avoir jamais vu aucune fièvre grave parfaitement jugée avant qu'il ne se fût manifesté une sueur plus ou moins abondante. La première des observations particulières de Rœderer et de Wagler ne cessa, le quatorzième jour, que lorsqu'un flux de ventre se déclara. C'est M. Andral lui-même qui fait cette remarque.

CHAPITRE III.

FIÈVRE DITE MUQUEUSE.

§ I.

C'est la réunion de l'élément fébrile ou de la fièvre simple avec l'élément muqueux. Circonstances et caractères principaux de l'élément mu-

---

nale ». Si la diarrhée est le résultat d'une lésion intestinale, c'est-à-dire d'une irritation phlegmasique, comment peut-elle cesser quand on augmente cette lésion ou cette cause par des substances irritantes? Autant vaudrait dire qu'un effet cesse quand sa cause augmente. Nous pourrions d'abord nier qu'en supprimant la diarrhée avec des substances irritantes on fît beaucoup de mal, puisqu'en ce cas on ferait au contraire beaucoup de bien, en détruisant, s'il était possible, la cause de la diarrhée, c'est-à-dire en changeant le mode d'irritation de la lésion intestinale par le moyen des stimulants spéciaux, comme on le fait tous les jours pour les lésions chirurgicales ou externes. Et d'ailleurs n'a-t-on pas obtenu de bons effets des lavements avec le nitrate d'argent dans les ulcérations du gros intestin, comme nous le verrons dans le traitement de la fièvre typhoïde?

Si l'on dit que l'on arrête une diarrhée avec des astringents, qui sont des moyens irritants, nous répondrons qu'alors il n'existe pas d'ulcérations intestinales, car on n'arrête pas avec des astringents des diarrhées entretenues par des ulcérations intestinales. Et, s'il n'existe pas de lésion intestinale organique, comment les moyens irritants peuvent-ils l'augmenter?

queux : saison et habitation froides et humides ;
tempérament lymphatique; sexe féminin, en-
fance, vieillesse; pâleur et flaccidité générales;
perte de l'appétit, bouche pâteuse sans amertume,
langue blanchâtre; quelquefois nausées, vomissements de matières muqueuses, glaireuses ou
pituiteuses; souvent aphtes à la bouche; coliques
légères, mais fatigantes, flatuosités, diarrhée
muqueuse, glaireuse, ou constipation, vers, borborygmes; urines rendues avec douleur et difficulté; pouls petit et faible; toux catarrhale;
sueurs d'une odeur acide; céphalalgie obtuse,
douleurs articulaires aux membres et aux reins
surtout; somnolence, morosité, abattement moral, etc., etc. Ce qu'on appelle *embarras intestinal* n'est que le premier degré de l'élément
muqueux : c'est l'élément muqueux léger.

La fièvre muqueuse simple, modérée, bénigne,
tend à se terminer d'elle-même d'une manière
favorable. Les évacuations spontanées ou provoquées à propos sont toujours très-utiles. Ainsi,
on fait vomir dès le début et de préférence avec
l'ipécacuanha, qui est censé imprimer à la muqueuse des organes digestifs un certain degré de
tonicité et de force organique; ou plutôt les vomitifs opèrent, comme dans la fièvre bilieuse,
ils changent le mode d'irritation du système digestif; ils impriment une secousse vive à tout
le système muqueux et excitent et rétablissent

plus ou moins la transpiration cutanée. (Voir la page 21). Rœderer et Wagler, Sarcone, Baglivi, Grimaud, M. Bulloz, tous les praticiens sont unanimes sur l'emploi de l'ipécacuanha dans la fièvre muqueuse. Tous veulent qu'on en répète plusieurs fois l'usage. Helvetius en donnait trois ou quatre grains dans un verre de tisane, toutes les trois heures, et cela pendant tout le cours de la fièvre muqueuse.

Il arrive souvent qu'après l'action du vomitif la fièvre muqueuse se juge ou se termine par des sueurs, ou du moins qu'elle se modifie favorablement. Si l'on néglige l'emploi des vomitifs, la fièvre dure ordinairement plus long-temps et se complique aisément avec d'autres éléments plus graves. Sarcone rapporte que l'omission de la médication vomitive, dans les fièvres muqueuses de Naples, de l'année 1764, faisait souvent changer des maladies bénignes en des affections très-graves. Tissot et Sydenham avaient déjà fait la même remarque pour les fièvres bilieuses.

Après avoir administré les vomitifs, on donne des boissons délayantes et adoucissantes, suivant le goût du malade. Plus tard, on administrera de légers toniques amers et laxatifs comme la rhubarbe, quelque infusion amère, etc. Mais nous ne devons pas nous occuper ici du détail du traitement. Voyons donc les complications de la fièvre muqueuse avec les deux éléments dont nous avons déjà parlé, c'est-à-dire avec l'inflammatoire et le bilieux. Les autres seront appréciés en temps et lieu suivant l'ordre de leur exposition.

§ II.

La combinaison de l'élément muqueux avec l'élément inflammatoire est très-rare, si tant est qu'elle existe jamais complètement; car ces éléments sont antipathiques et se combattent mutuellement. Si cette complication se manifeste, c'est au commencement de la maladie, et elle n'est jamais bien grave. On n'en trouve guère d'exemple dans les auteurs, si ce n'est peut-être dans l'épidémie de la fièvre muqueuse observée à Gœttingue, par Rœderer et Wagler, en 1760. Dans le petit nombre de cas de fièvre muqueuse inflammatoire que l'on rapporte, nous ne voyons que des combinaisons de l'affection muqueuse avec une inflammation locale. C'est ainsi que, dans l'épidémie de Gœttingue, on a constaté chez des personnes pléthoriques des douleurs de côté pongitives, que la toux augmentait, de la dyspnée, de l'anxiété précordiale et autres symptômes de pleurésie ou de pneumonie. Chez d'autres malades, on remarquait beaucoup d'agitation, de la somnolence, du délire, etc.

On trouve encore cette combinaison des deux

éléments qui nous occupent dans l'épidémie décrite par Hoffmann. La *Clinique* de Pinel en
offre aussi un exemple. Cette complication se
rencontre également dans Sydenham : *In novo
febris ingressu.*

D'après tout ce que nous avons dit jusqu'à
présent, rien de plus facile que de combattre
avec avantage cette complication binaire. Il faut,
suivant le principe déjà précédemment formulé,
attaquer d'abord l'élément inflammatoire, c'est-
à dire les localisations pléthoriques ou phlegmasiques, par des saignées locales, à l'aide de sangsues ou de ventouses scarifiées; ou par les saignées générales s'il y a turgescence sanguine générale, ce qui est rare. L'élément pléthorique
ou phlegmasique détruit, on attaque directement l'élément muqueux par les vomitifs comme
on l'a dit plus haut.

§ III.

La combinaison de l'élément muqueux avec
l'élément bilieux est très-fréquente, mais elle
n'est pas très-fâcheuse et ne fait guère changer la
marche et le traitement de la maladie complexe.
Seulement, on fera bien d'insister davantage sur
l'emploi de l'ipécacuanha, et de rendre les laxatifs, si on y a recours, un peu plus amers et toniques : une infusion de rhubarbe, par exemple,

pour remplir cette indication fournie spécialement par l'élément muqueux.

CHAPITRE IV.

FIÈVRE DITE ADYNAMIQUE OU PUTRIDE.

§ I.

C'est la combinaison de la fièvre simple ou
élémentaire avec l'élément adynamique ou putride; c'est la fièvre typhoïde d'un très-grand
nombre de médecins. Nous en parlerons plus bas
avec tout le détail que comporte l'importance
de la matière. Mais cette fièvre, dite adynamique ou putride, peut-elle exister primitivement
et indépendamment de toute phlegmasie abdominale? ou est-elle l'effet ou la cause d'une phlegmasie gastro-intestinale, d'une entérite folliculeuse? ou enfin n'est-elle quelquefois que le résultat d'un traitement incendiaire? Tous ces cas
sans doute peuvent à la rigueur se rencontrer,
même le premier; car, dans l'épidémie de fièvre
putride ou adynamique de l'an 4 de la république, rapportée par Pinel, il est difficile de croire
que l'élément putride ne fût pas primitif et in-
dépendant.

Quoi qu'il en soit, ce qu'il y a de certain, c'est
que les ouvertures cadavériques prouvent que les

altérations anatomiques dans *toutes* les fièvres aiguës sont à peu près identiques, que ces fièvres soient primitivement inflammatoires, bilieuses, muqueuses, putrides ou adynamiques, ataxiques ou malignes, typhiques, typhoïdes, etc. M. Andral estime ces altérations dans la proportion de 89 sur 100. Mais le même praticien avoue qu'il n'y a point de rapport entre ces altérations et la forme extérieure ou l'expression séméïotique par laquelle chaque espèce de fièvre se traduit à l'extérieur. A n'en juger que par l'inspection cadavérique, on croirait, en effet, que les fièvres inflammatoire, bilieuse, muqueuse, pituiteuse ou catarrhale, adynamique ou putride, ataxique ou maligne, typhique, typhoïde, etc., on croirait que toutes ces fièvres constituent une seule et même maladie; mais, si l'on consulte leur forme extérieure, on ne peut s'empêcher de voir qu'il y a des éléments différents dans cette forme extérieure, et que ces éléments différents sont si notables et si importants qu'ils fournissent des indications thérapeutiques, également très-différentes, dont chacune est appropriée à son élément respectif.

Après avoir démontré, par de nombreuses observations, que la langue ne conserve aucune relation avec l'état du système digestif, M. Andral regarde les signes fournis par cet organe comme bien supérieurs à la valeur des lésions anatomiques. Ainsi, dit-il, quoiqu'une langue rouge n'annonce pas une irritation intestinale, elle indique l'emploi des antiphlogistiques; une langue large, jaune ou blanche, bien qu'elle se lie quelquefois à une irritation de l'estomac, annonce le besoin des vomitifs; une langue sèche et noire, quel que soit d'ailleurs l'état du tube digestif, montre un état particulier de l'économie où les débilitants de toute espèce deviennent nuisibles. Et, en effet, il cite un assez grand nombre d'observations où les saignées ont évidemment hâté la mort des malades. Ailleurs, le même auteur dit qu'on a observé assez souvent des langues rouges et sèches dans des cas qui ont été mortels, et qui n'ont offert à l'ouverture aucune trace de lésion dans l'estomac et dans les intestins. Il ajoute dans un autre endroit : Chez plusieurs malades, la rougeur de la langue a diminué après l'administration d'un vomitif.

Dans les maladies générales, ou de toute la substance, *totius substantiæ*, dans les fièvres dites primitives ou essentielles, les localisations phlegmasiques, qui ne sont le plus souvent que la suite ou le résultat des réactions, des mouvements et des perturbations fébriles, ne sont pas le dernier mot du problême (1). Il y a autre chose qu'une simple inflammation viscérale ou membraneuse, glandulaire ou folliculeuse, pour

______

(1) Nous reviendrons plus loin sur ce point important.

donner la raison de la mort. Or, cette autre chose, cet invisible, ce *quid divinum* d'Hippocrate, c'est la lésion profonde des fonctions nerveuses, c'est la perversion ou le défaut d'innervation vitale, résultat inévitable d'une lente intoxication de la masse du sang. Voyez ce qui passe dans un subit empoisonnement par un virus animal, comme celui par exemple fourni par la morsure des crotales et même de la vipère commune. Quelle sidération nerveuse ne produit pas le contact du sang avec quelques atômes de ces virus léthifères? On connaît les scènes lamentables des hydrophobes rabiques.

Ce ne sont donc pas les lésions locales qui doivent principalement occuper et guider le praticien, mais bien plutôt l'état général de l'économie et surtout l'état particulier du système nerveux. Or, ces états sont toujours plus ou moins traduits par les divers éléments qui nous occupent, et dont la connaissance analytique et synthétique est la plus sûre boussole du thérapeutiste. Mais revenons à la fièvre adynamique ou du moins à l'élément adynamique.

Caractère de l'élément adynamique ou putride. — Ce qu'on appelle élément putride ou adynamique, ou, si l'on veut, fièvre putride ou adynamique, se reconnaît, au premier aspect, aux symptômes suivants : supination ou décubitus dorsal, collapsus, affaissement et prostration des forces, stupeur, face pâle et terreuse; enduit fuligineux brunâtre ou noirâtre des lèvres, des dents et surtout de la langue; pouls petit et faible. Voici du reste le tableau général des principaux symptômes de l'élément adynamique ou putride, symptômes initiaux : appétit entièrement perdu, aversion pour les substances animales, désir très-vif des boissons acides; couleur fuligineuse des lèvres et des dents; la langue est couverte d'un enduit sale, visqueux, brun ou noirâtre, ou elle est sèche, d'un rouge brun, rude, âpre, gercée; l'haleine est fétide comme tout ce qui s'exhale du malade; le ventre est élevé, balloné; dévoiement fétide, déjections grisâtres, brunâtres, noirâtres et très-variables, mais toujours infectes. Le pouls est généralement petit et faible, du reste assez régulier dans les cas ordinaires, et communément il est peu fréquent; la faiblesse est son caractère dominant. La figure est pâle, jaunâtre - paille, terreuse comme plombée ou livide, les traits affaissés, les pommettes souvent sont un peu rouges; les yeux abattus, ternes, souvent rougeâtres, larmoyants, chassieux, presque toujours à demi - ouverts, quelquefois inégalement ouverts (ce qui est un très-mauvais signe et presque toujours mortel, comme nous l'avons vu ailleurs.) La peau est sèche, aride, sale; la chaleur est peu intense, mais âcre et mordicante au toucher. Souvent il survient des pétéchies rouges, brunes, livides, violettes, semblables à des morsures de puces, sauf le point central de ces dernières. Quelquefois on observe des sueurs partielles, locales, épaisses, fétides sans aucun soulagement. Les fonctions intellectuelles conservent quelquefois toute leur intégrité jusqu'au dernier moment; mais le plus souvent elles sont troublées et plus ou moins altérées : il y a stupeur, hébétude, torpeur, rêvasserie, délire taciturne, fugace, tranquille, typhomanie, pesanteur de tête, étourdissements, bourdonnements d'oreille, somnolence; tristesse, pressentiments sinistres sur la mort ou sur des objets tristes et effrayants. Abattement, affaissement et faiblesse musculaire considérable : si on lève le bras du malade et qu'on l'abandonne à son propre mouvement, il retombe de tout son poids sur le lit, comme une masse inerte. L'extrême faiblesse du système musculaire et la putrescibilité des humeurs paraissent être le fond de la fièvre adynamique ou putride. On peut croire aussi qu'elle est le résultat d'un défaut d'innervation ou du moins d'un manque d'influence nerveuse suffisante sur la vie nutritive ou organique.

Voilà une esquisse ou un tableau abrégé de l'élément adynamique ou putride, qui, à la rigueur, pourrait suffire à notre objet. Cependant, nous pensons qu'il ne sera pas inutile d'y joindre encore quelques nouveaux traits sous le titre de *formes mortelles,* qui feront connaître la seconde période de l'état putride.

Forme mortelle de la deuxième période de la fièvre adynamique. — Tous les symptômes qu'on vient d'exposer sont augmentés d'intensité. La bouche ne peut plus s'ouvrir, ou elle ne s'ouvre qu'avec beaucoup de peine, ou reste entr'ouverte. Le malade ne peut plus tirer la langue hors de la bouche : à cet effet, il fait de vains efforts, et, s'il y parvient, il oublie de la retirer dans la bouche. Souvent aussi la déglutition est très-difficile, ne se fait qu'avec une peine extrême et avec un bruit particulier, comme produit par la chute d'un liquide dans un tube inerte. Enfin, elle devient tout à fait impossible, et les boissons reviennent par la bouche et par le nez. Les déjections et les urines sont rendues involontairement, ou la vessie se distend énormément et l'urine s'échappe par regorgement ou par trop-plein. La respiration s'embarrasse; le pouls s'affaiblit de plus en plus, devient irrégulier, inégal, tremblotant, etc. Le danger est devenu extrême.

Autre forme mortelle de la deuxième période de la fièvre adynamique ou putride. — Cette seconde forme, bien plus dangereuse encore que la première et pour ainsi dire constamment mortelle, quoi qu'on fasse, est marquée par des hémorrhagies symptômatiques. Un sang noir, comme décomposé, coule goutte à goutte et souvent par plusieurs endroits à la fois; les extrémités se refroidissent peu à peu; la peau devient de plus en plus terreuse, se couvre d'une sueur grasse, visqueuse, souvent froide; quelquefois il survient des taches pourprées, de larges plaques comme scorbutiques, des épanchements de sang, des ecchymoses larges comme la main. On observe alors aussi ordinairement des excoriations gangréneuses au sacrum, ou au bas des reins et sur tous les points habituellement comprimés; les plaies des vésicatoires deviennent noires et insensibles, comme gangréneuses. Il se manifeste des parotides, qui sont un des signes les plus mauvais qu'on puisse rencontrer et presque toujours mortel. Les sens s'affaissent et s'émoussent de plus en plus : la vue et l'ouïe sont presque éteintes. Les fonctions intellectuelles diminuent sensiblement et s'effacent graduellement, moins par une véritable ataxie ou par de grandes perturbations nerveuses, que par l'anéantissement progressif de la vie générale. Le malade perd la connaissance, parce que les sens étant émoussés ferment les voies de communication avec les objets du dehors. De temps en temps cependant, la connaissance semble revenir pour quelques courts moments; et, dans ces instants que l'on croit lucides, le malade dit qu'il ne souffre nullement et qu'il est fort bien. C'est alors le *summum* de l'intensité et le plus haut degré de danger de la maladie. La figure se décompose totalement, la voix se perd, des syncopes arrivent au moindre mouvement : le corps devient une masse extrêmement lourde et pesante, et glisse vers le pied du lit : c'est en vain qu'on le relève vers le chevet et qu'on le hausse sur l'oreiller, il le quitte bientôt et redescend au point le plus déclive de la couche. Ce signe de faiblesse extrême est un des plus fâcheux. *Si pronus ad pedes de lectulo delabatur, formidandum.* (Hipp.) Le malade a les bras et les jambes écartés, les mains, les pieds hors du lit et froids, la poitrine découverte; ces signes d'abandon, d'insensibilité et d'angoisse, annoncent le plus grand danger dans toutes les maladies aiguës, et surtout dans les fièvres adynamiques, ataxiques, typhiques, typhoïdes, etc. *Ubi verò pedes nudos, nequè admodum calidos habére comperietur, et manus, cervicem, et crura inæqualiter disjecta, et nuda, malum. Anxietatem enim indicat.* (Hipp.) On devine aisément le reste ou la péripétie de ce triste drame pathologique.

Il est rare qu'on rencontre la réunion de tous ces symptômes sur le même individu. Quelques malades conservent jusqu'au dernier moment l'exercice libre des fonctions intellectuelles;

d'autres ne présentent point d'excoriations ou d'eschares gangréneuses, ni hémorrhagies passives, ni pétéchies, ni taches pourprées ou scorbutiques; mais chez tous on observe un état d'adynamie profonde, de prostration, d'affaissement et de collapsus général; un état de stupeur et de torpeur intellectuelle et sensoriale plus ou moins considérable; une sensibilité obtuse ou émoussée avec des exhalaisons et excrétions plus ou moins fétides et putrides. Chez les vieillards en général, on constate plutôt un état d'adynamie ou de faiblesse radicale profonde qu'un état véritablement putride (1) : ils meurent le plus souvent par l'anéantissement progressif des forces vitales, ou par l'extinction purement sénile, comme certains vieillards décrépits, marasmatiques, squellettiques, qui s'éteignent sans maladie, ou plutôt qui meurent parce qu'ils n'ont plus la force de vivre.

---

(1) On ne doit pas confondre la putridité avec l'adynamie; car l'une peut très-bien exister sans l'autre. On peut aussi considérer l'élément putride indépendamment de la fièvre, puisqu'il existe sans elle dans le scorbut grave et arrivé à un haut degré d'intensité, de même que dans la gangrène et surtout dans le sphacèle. Dans la maladie qu'on nomme *fièvre putride,* assez souvent la fièvre paraît ne pas exister, et alors souvent la putridité n'en fait que plus de progrès : aussi, pour arrêter ces progrès, on s'efforce d'exciter la fièvre par les stimulants diffusibles, les cordiaux et les toniques.

Maintenant, quelle est la nature du traitement de la fièvre putride?

Il y a quarante à cinquante ans, M. Fizeau, dans son excellent Cours de médecine, disait : « Pour peu qu'on réfléchisse sur la nature de cette maladie (fièvre putride), on ne peut s'empêcher de reconnaître : 1° un affaissement extrême des forces vitales, de là l'indication des toniques ; 2° une tendance à la décomposition qui est d'autant plus marquée que les symptômes sont plus intenses, de là encore l'indication des antiseptiques et des toniques; 3° cette maladie tend toujours à se terminer d'une manière funeste, de là aussi la nécessité d'une médecine essentiellement agissante; 4° on voit que, pendant presque toute la durée de la fièvre, la nature n'offre aucune réaction des forces vitales (n'oubliez pas qu'il ne s'agit ici que de la fièvre putride simple et pure), de là donc encore la nécessité d'exciter et de soutenir cette réaction par les toniques et les antiseptiques; 5° enfin, on remarque que les débilitants sont funestes quand la maladie est pafaitement simple. »

Depuis cinquante ans, a-t-on dit quelque chose de plus sage, de plus vrai et de plus pratique? Nous ne le pensons pas. On a écrit de plus belles phrases, on n'a point dit de meilleures choses. Mais on objectera peut-être : il y a inflammation du tube digestif, gastro-entérite ou plutôt entérite folliculeuse, dothinentérite, fièvre entéro-mésentérique, etc., etc. Tout cela peut être et n'être pas. Si cela n'est pas et qu'il n'existe point d'inflammation, les toniques sont évidemment et incontestablement indiqués; s'il y a de l'inflammation, ou plutôt présomption de phlegmasie intestinale, les toniques sont encore indiqués (en principe du moins avec les modifications pratiques convenables), parce que ces sortes d'inflammations de la muqueuse intestinale, pour arriver à une heureuse solution, doivent être plus ou moins modifiées comme les autres muqueuses, telles que la buccale, la gutturale, etc. D'ailleurs, rappelez-vous les principes de M. Andral sur ce point (voir p. 70), souvenez-vous aussi de ce que nous avons dit au sujet des fièvres bilieuses ou des gastro-entérites bilieuses, p. 21.

Sans doute, on n'ira pas donner brutalement des stimulants, des cordiaux, des agents diffusibles ou des remèdes incendiaires; on n'administrera pas les alcooliques, le vin de Malaga, le quinquina, etc., à un sujet adynamique ou putride qui offre un pouls élevé, plein et plus ou moins fort, une chaleur cutanée vive, une langue rouge, brune et sèche, une soif intense, etc., parce qu'alors la réaction est élevée à un degré suffisant et convenable. On se bornera, dans ce cas, aux boissons féculentes et acidulées, aux limonades rafraîchissantes, et même à l'eau plus ou moins rougie. Mais on pourra donner les toniques ci-dessus mentionnés, en tout ou en partie, aux malades qui seront dans une condition opposée, c'est-à-dire qui manquent de réaction, chez qui la circulation est languissante, le pouls petit et faible, la peau froide, la langue humide ou peu sèche, la soif nulle, l'affaissement et la prostration considérables, etc., qu'il y ait ou non irritation intestinale. Car ici l'indication tirée de l'élément général doit l'emporter sur celle de l'élément local, c'est-à-dire que l'indication est vitale. Mais, comme nous l'avons déjà dit plusieurs fois, nous n'avons point à nous occuper du traitement général des maladies.

§ II.

Combinaison de l'élément putride avec l'élément inflammatoire. — Cette complication vraie, qui est assez rare, n'a lieu ordinairement qu'au commencement, et elle est généralement peu intense et facile à reconnaître à quelques symptômes de pléthore générale ou locale, comme quelque dureté ou raideur du pouls, chaleur plus douce, soif, céphalalgie plus intense, figure plus animée et plus rouge, plus vermeille, etc.

Si l'élément adynamique ou putride a été l'élément initial, il suffira de donner des boissons rafraîchissantes, quelque limonade végétale ou minérale, de l'eau vineuse légère, etc. Si au contraire l'élément pléthorique ou inflammatoire s'est déclaré avant l'élément adynamique, il faut que le traitement soit encore plus rafraîchissant et plus antiphlogistique, dût-on même avoir recours à l'application de quelques sangsues ou de quelques ventouses scarifiées à titre de moyen dérivatif ou révulsif, et comme saignée locale dans le cas où la congestion ou la fluxion sanguine serait complètement fixée et arrivée à son état ou à son *summum*. Au reste, voyez la fièvre inflammatoire-putride de Stoll, p. 6. Nous n'avons point à insister sur un point aussi facile.

§ III.

La combinaison de l'élément putride avec l'élément bilieux est beaucoup plus fréquente : il en résulte alors ce qu'on appelait autrefois fièvre putride-bilieuse ou bilieuse-putride, suivant la prédominence des symptômes. Si l'élément putride ou adynamique a précédé l'élément bilieux, ce qui est rare, on doit être très-réservé sur l'emploi des évacuants soit supérieurs, soit inférieurs, parce qu'alors on ne doit jamais perdre de vue l'élément initial, qui est le putride, vu que c'est ce dernier qui est le principal indicateur. Si cependant l'on croit devoir combattre l'élément bilieux, que ce ne soit que par des laxatifs à la fois végétaux et toniques, comme, par exemple, une infusion de rhubarbe pure ou édulcorée avec du sirop de quinquina, ou même mêlée à une décoction de quinquina gris qui est réputé un peu laxatif. Il est extrêmement rare qu'il faille, dans l'espèce, combattre l'élément bilieux par le vomitif. On ne doit même avoir recours aux médications directement purgatives qu'avec beaucoup de prudence et de ménagement. Voici à ce sujet une histoire tristement remarquable arrivée à M. le docteur Gendrin et qu'il raconte avec une admirable candeur :

« Parmi les contr'indications des émétiques, et plus encore des purgatifs, il n'en est pas de plus puissante que celle qui résulte d'une grande prostration des forces provoquée soit par l'intensité de la maladie, soit par une médication évacuante et surtout par une médication anti-phlogistique portée trop loin. Nous avons fait la triste expérience de la valeur de cette contr'indication dans plusieurs cas, dont un surtout a été tellement prononcé, que nous regardons comme un devoir de conscience de le rapporter ici.

« Un ouvrier tanneur, âgé de quarante-neuf ans, fut amené à l'hôpital Cochin, au mois de septembre 1834, dans l'état suivant. Il entrait dans le dixième jour de sa maladie; il était dans un état de prostration de forces marqué par une dépressibilité extrême du pouls qui était fréquent et donnait 120 pulsations par minute; la peau était sèche et chaude au toucher; la face et les conjonctives surtout étaient faiblement ictériques; la langue était saburrale au plus haut degré; l'anorexie était complète et portait même sur les boissons; l'anxiété était très-vive, et cet homme se plaignait d'une grande courbature avec des douleurs arthritiques aussi vives que des douleurs rhumatismales; il n'y avait cependant aucune tuméfaction, ni aucune douleur à la pression aux articulations des genoux où la douleur spontanée était des plus vives; les selles étaient liquides et au nombre de deux ou trois par jour; le ventre était mou et indolent; la fièvre redoublait par des frissons peu marqués qui revenaient plusieurs fois par jour sans régularité; des furoncles s'étaient reproduits plusieurs fois et en grand nombre depuis cinq à six semaines; il en existait même huit ou dix sur les membres abdominaux et deux à la face : ces furoncles étaient peu volumineux. Les symptômes dyspepsiques (bilieux) étaient très-évidents et nous semblaient indiquer l'administration des évacuants; nous crûmes que ce moyen pourrait relever les forces; nous prescrivîmes un émétocathartique composé de 10 centigrammes de tartre stibié, et de 8 grammes de sulfate de soude dans un demi-litre de bouillon aux herbes, à prendre en trois prises d'heure en heure. L'effet immédiat de ce moyen fut de déterminer cinq vomissements bilieux assez abondants et deux selles liquides. Le lendemain, nous trouvâmes ce malade dans l'état de faiblesse le plus grand; le pouls se sentait à peine, le facies était décomposé, l'ictère persistait; la langue était blafarde mais encore saburrale; la soif était nulle, le ventre indolent, les extrémites froides et même visqueuses au toucher; le ventre était affaissé vers la colonne vertébrale, mais indolent; les urines étaient supprimées. Nous prescrivîmes des vésicatoires aux cuisses et des sinapismes sur les extrémités, et nous conseillâmes l'administration d'une potion éthérée. La mort arriva dans la soirée. A l'ouverture du cadavre, nous ne trouvâmes que deux ou trois marbrures rouges dans le duodénum et le jéjunium; tous les cryptes disséminés de l'iléon étaient développés et pâles, ressemblant exactement à des grains de millet dont la muqueuse serait parsemée; une couche de mucus jaunâtre, d'une viscosité modérée, tapissait toute la muqueuse des intestins. Une petite quantité de matière liquide, colorée par la bile, se trouvait dans les intestins grêles; il n'y avait aucune apparence de lésion ni dans le foie, ni dans la rate, ni dans les ganglions mésentériques : les viscères thoraciques et encéphaliques étaient parfaitement sains.

« Nous avons la conviction que l'éméto-cathartique a été nuisible à cet homme, et a contribué à la terminaison funeste de sa maladie. Nous n'aurions pas commis cette erreur grave, si nous avions été mieux pénétré des observations de Stoll, exposées dans le passage suivant et justifiées par un fait clinique.

« J'ai vu, dit ce grand praticien, le pouls pe-
« tit, disparaissant quelquefois sous le doigt, et
« fréquent. Alors il fallait rechercher laquelle
« des deux causes capables de produire cet état
« du pouls avait lieu : quelquefois il provenait
« d'une véritable perte des forces, occasionnée
« par des saignées abondantes et répétées, ou
« par un flux de ventre symptômatique et con-
« sidérable : dans ce cas, quand même il aurait
« existé une saburre putride des premières voies,
« les malades n'eussent pu en supporter l'éva-
« cuation. Une jeune fille qui, avant d'entrer à
« l'hôpital, avait été réduite à l'extrémité par
« des saignées, prit un vomitif doux qui lui fit
« rejeter beaucoup de bile épaisse (1); cepen-
« dant, bientôt après, ses extrémités devinrent
« froides comme du marbre, le pouls cessa de se
« faire sentir, et la mort qui, si on ne l'eût pas

______

(1) On a vu plus haut, en pareil cas, la prudence de Sydenham, qui disait : Je fais administrer un vomitif, à moins que le malade ne soit *trop faible.*

« fait vomir, aurait peut-être eu lieu dans quel-
« ques jours seulement, survint en quelques
« heures. » (Stoll, *Med. prat.*, trad. de Mahon,
t. 11, p. 296.)

« Stoll conseille dans ces cas de relever d'a-
bord les forces avec des toniques, comme la décoction de quinquina, le vin, l'infusion de racine
d'arnica. Il a vu des malades qui, après avoir été
relevés de leur extrême faiblesse, ont retiré sur
la fin un grand avantage d'un doux vomitif qui,
administré plus tôt, les aurait certainement tués.
Il nous serait facile de mettre en évidence par
des faits tous les avantages de cette manière d'a-
gir, que nous avons le regret de n'avoir pas
adoptée pour le malade sur lequel nous avons
rapporté l'observation précédente.» (*Traité philosophique de médecine pratique*, t. 3, 1ʳᵉ partie, p. 232.)

Si cette citation est un peu longue, au moins
elle a le mérite de fournir un grand et utile enseignement pratique. Nous ne voulons pas criti-
quer un aussi savant praticien que M. Gendrin;
mais nous nous demandons si, dans une fièvre
très-grave déjà arrivée au dixième jour, et en
supposant l'opportunité ou l'indication de la médication évacuante que nous n'admettons pas
plus, dans l'espèce, que l'auteur lui-même, nous
nous demandons si, au lieu d'administrer 10 centigrammes d'émétique avec 8 grammes de sulfate

de soude, il n'aurait pas mieux valu donner 3o,
4o à 5o centigrammes d'ipécacuanha comme vomitif; ou plutôt, comme laxatif, une infusion légère de rhubarbe pure ou mêlée à une décoction
de quinquina gris, comme nous l'avons ci-dessus
indiqué p. 85? En général, quand dans les fièvres
aiguës un peu avancées, il y a indication vomitive, il faut toujours préférer l'ipécacuanha au
tartre stibié. Celui-ci ne se donne guère qu'au
commencement des affections bilieuses pures.

Maintenant, si l'élément bilieux a précédé l'é-
lément putride, ce qui est très fréquent et même
ordinaire, on insiste davantage sur les évacuants,
surtout si au commencement on en avait négligé
l'emploi. Mais, comme cette complication arrive
ordinairement à une période déjà avancée de la
maladie , on ne peut guère avoir recours aux
vomitifs, mais aux seuls laxatifs, même salins,
comme par exemple l'eau de Sedlitz, etc. « Dans
cette complication (*traitement de la fièvre gastrique adynamique*), l'emploi des évacuants est
indiqué dès le commencement de la maladie : ce
sont spécialement les émétiques qu'il faut mettre
en usage; et c'est bien judicieusement que Glass,
dans ses commentaires sur la fièvre, donne la
préférence aux vomitifs sur les purgatifs. L'expérience prouve que c'est presque toujours parce
qu'on a négligé cette médication, que l'état adynamique augmente et met le malade en danger. »

(*Grand Diction. des sciences méd.*, t. 15, *art. fièvres*, par Fournier et Vaidy.)

Un médecin distingué de Montpellier, Batigne, parle dans le même sens : « Lorsque les symptômes de l'embarras stomacal se déclarent en même temps que ceux de l'état putride, les vomitifs sont indiqués; car ces remèdes ont le double avantage de détruire l'embarras gastrique et de combattre l'état putride. S'il existe des signes de prostration ou de sidération des forces, ces médicaments sont utiles, soit parce qu'ils relèvent ces dernières, portent les mouvements du dedans au dehors (1) et régularisent ainsi la maladie, soit parce qu'ils déterminent une perturbation qui est indubitablement favorable si rien ne contr'indique l'action excitante des vomitifs. » (*Médecine pratique*, t. 2, p. 226.)

Voici à quels symptômes ou à quels changements on reconnaît l'apparition de l'élément adynamique : la langue, qui était jaunâtre, limoneuse, devient brunâtre; les lèvres, les gencives et les dents se couvrent d'un enduit semblable; la figure et les yeux présentent un rouge foncé, souvent mêlé d'un peu de jaune; le malade a un air abattu comme hébété, il reste presque

---

(1) Grand principe de médecine pratique : décentraliser et porter les mouvements pathologiques du haut en bas et du dedans en dehors.

toujours en supination ; le pouls devient faible, mou ; le ventre commence à s'élever un peu, à se météoriser. Quelquefois même il survient un peu de délire et quelques légers symptômes ataxiques. Ce changement, qui se fait ordinairement du septième au neuvième ou au onzième jour de la fièvre bilieuse, a lieu communément dans l'espace de deux ou trois jours, quelquefois du matin au soir ou du soir au lendemain.

Nous verrons plus bas que, dans les fièvres dites typhoïdes, c'est l'élément bilieux initial qui motivera et justifiera principalement la méthode évacuante, comme l'élément inflammatoire initial sera la raison de la méthode antiphlogistique, et l'élément adynamique ou putride initial de la méthode tonique, etc. — En général, dans l'emploi des évacuants un peu actifs, soit supérieurs, soit inférieurs, qu'on se rappelle toujours les graves observations de M. Gendrin et de Stoll ; et que l'on soit extrêmement réservé sur leur emploi ou plutôt qu'on s'en abstienne absolument si l'on rencontre, surtout à une période déjà avancée, un pouls très-petit, très-faible, très-fréquent avec un grand affaissement et une grande prostration des forces. (Voyez l'observation du tanneur de M. Gendrin et celle de la jeune fille de Stoll, p. 83 et 86.)

§ IV.

*Combinaison de l'élément putride ou adyna-
mique avec l'élément muqueux.* — L'élément
putride ne se manifeste ordinairement que du
neuvième au quatorzième jour de la fièvre muqueuse. Le plus souvent il se développe plus
lentement que dans la fièvre bilieuse, et toujours
lorsque l'élément muqueux est arrivé à son plus
haut degré d'intensité. On remarque alors un
état de prostration très-prononcé; le malade se
couche en supination; la langue se couvre d'un
enduit noirâtre qui s'étend aussi aux lèvres et
aux dents; le ventre se météorise; il survient des
pétéchies; diarrhée de mauvaise nature ou constipation opiniâtre. De plus, on observe alors
ordinairement quelques symptômes ataxiques,
comme du délire, de l'assoupissement, des soubresauts des tendons , anomalie dans la chaleur, etc. Assez souvent, dans cette complication, les symptômes muqueux prennent de l'intensité, les coliques augmentent, la dysurie s'accroît à proportion, les aphtes grandissent, etc.,
et les malades succombent souvent du septième
au quatorzième jour à compter du moment de la
complication. Dans la combinaison de l'élément
bilieux avec l'élément putride, on voit souvent
que les symptômes bilieux se cachent ou se mas-

quent sous le manteau de l'élément putride ou adynamique, et reparaissent quand celui-ci est dissipé, soit par la nature ou par l'art. — Dans l'épidémie de Rœderer et de Wagler (*De morbo mucoso,* ouvrage excellent), on a vu l'élément adynamique se manifester vers le sixième jour. Alors on observait quelques traces de délire, sueurs abondantes acritiques ou sans soulagement, pétéchies aux bras, au cou, à la poitrine. Céphalalgie gravative, voix faible et plaintive, prostration des forces croissante, diarrhée, dents couvertes d'un enduit sale et noirâtre, etc., etc.

Si l'élément adynamique, ordinairement ou plutôt constamment consécutif à l'élément muqueux, n'est pas encore très-prononcé, et que la fièvre muqueuse soit encore à peu près à son début, un vomitif (ipéca.) peut être utile. Mais, si déjà la prostration des forces est considérable, le pouls faible, petit, fréquent, on devra renoncer à toute médication évacuante même inférieure, et recourir, sans différer, à l'emploi des toniques, du quinquina; et même des cordiaux, des stimulants diffusibles, si les extrémités offrent une tendance au refroidissement et que la prostration des forces va toujours croissant. On ne doit plus, dans l'espèce, se préoccuper de l'effet des toniques sur le système digestif, ni se laisser arrêter par la crainte d'irriter le tube intestinal : l'indication est devenue vitale et géné-

rale, et il faut, par conséquent, la remplir à tout
prix et quand même.... Nous examinerons ailleurs ce point de pratique important. On doit
généralement moins évacuer et plus tonifier dans
les complications muqueuses et adynamiques,
que dans les complications bilieuses et adynamiques, parce que dans les premières il y a ordinairement plus de faiblesse dans les sujets et
plus de langueur dans les réactions vitales.

Nous ne parlerons pas de l'élément muqueux
qui serait secondaire ou postérieur à l'élément
adynamique, parce que nous sommes persuadé
que cette complication n'a jamais lieu, à moins
qu'il n'existât une épidémie de fièvre muqueuse.
Alors on conçoit aisément que quelques symptômes muqueux pourront se mêler à l'élément
adynamique. Mais il faut faire observer que l'é-
lément muqueux, qui serait subséquent à l'état
putride, ne pourrait jamais être assez prononcé
pour fournir une indication grave et sérieuse;
ce serait donc un élément non indicateur et par
conséquent sans aucune valeur thérapeutique.

Si nous avons parlé précédemment de l'antériorité de l'élément putride ou adynamique sur
l'élément bilieux, bien que cette priorité soit
fort rare, c'est que nous avons voulu faire voir
combien serait dangereuse la méthode évacuante
dans le traitement des fièvres graves ou typhoïdes très-avancées, qui n'auraient pas débuté par

l'élément bilieux. Et, soit dit ici par anticipation, la méthode évacuante, dans les fièvres typhoïdes, sera toujours dangereuse si elles ont commencé par l'élément adynamique ou putride. De là donc l'extrême importance de bien savoir *à priori* quel a été l'élément initial dans presque toutes les fièvres graves.

CHAPITRE V.

FIÈVRE DITE ATAXIQUE OU MALIGNE.

C'est la réunion de la fièvre simple ou élémentaire avec l'élément ataxique. Le caractère principal et fondamental de cet élément, c'est le désordre, le défaut d'harmonie, surtout dans les fonctions de la vie de relation. Aussi on observe d'étranges perturbations dans les sens, l'entendement, les mouvements musculaires, etc. Cette fièvre paraît être le résultat, non d'un défaut d'innervation comme la fièvre adynamique, mais de la perversion d'innervation ou de l'influence nerveuse.

Voici la forme *normale* de l'élément ataxique, si toutefois il peut y avoir quelque chose de normal et de régulier dans un état dont le désordre est l'essence, le fond, la forme et jusqu'au nom :

le mot *ataxie* (1), comme on sait, veut dire désordre; voici, disons-nous, la physionomie et l'aspect le plus ordinaire de l'élément ataxique.

Les sens, comme tout le reste, sont dans une grande ataxie, un désordre complet. Les yeux surtout présentent de grandes anomalies et les symptômes les plus variés et les plus désordonnés. Ils paraissent souvent vifs, animés, rouges, étincelants, d'autres fois languissants, tristes,

----

(1) « L'état ataxique fébrile doit être envisagé sous le point de vue de la résistance ou de l'énergie vitale, et non pas seulement sous celui de la vivacité, de la lenteur ou du désordre des phénomènes qui l'accompagnent, c'est-à-dire que dans l'ataxie fébrile il faut considérer :

« 1° La tendance locale ou générale à l'extinction prochaine de la vie, tendance qui dure jusqu'à la cessation du *dernier phénomène* de l'ataxie, quelque peu important qu'il paraisse;

« 2° La variété des formes des phénomènes, tantôt avec turbulence, tantôt avec collapsus, et tantôt enfin avec une apparente modération, sans que le danger réel pour la vie soit moindre dans un cas que dans l'autre.

« Lors donc que la résistance est menacée prochainement, sans affection locale, évidente et primitive, à laquelle on puisse attribuer les accidents, je dis qu'il y a *ataxie*. » (Récamier. *Recherches sur le traitement du cancer.*)

Selon nous, l'harmonie et le consensus pathologiques, la conservation des synergies, sont les attributs de la force médicatrice. Leur absence est la malignité et l'ataxie.

abattus, ternes, larmoyants ; souvent ils sont très-sensibles à la moindre clarté, et quelquefois au contraire la plus vive lumière ne les affecte nullement ; les pupilles sont resserrées ou dilatées ; souvent les yeux sont agités de mouvements comme convulsifs ou de rotation ou d'oscillation ; d'autre fois ils sont fixes, immobiles, largement ouverts, égarés, divergents, louches, tournés en haut, en bas, en dedans, en dehors : souvent aussi ils sont inégalement ouverts ou entr'ouverts de manière à laisser voir le blanc, ce qui est un très-mauvais signe et presque toujours mortel, comme nous l'avons déjà fait remarquer ailleurs. La vue est souvent affaiblie ou pervertie, troublée ; elle s'exerce sur des objets fantastiques : de là une foule d'aberrations et d'hallucinations optiques. Les altérations de l'ouïe sont beaucoup moins variées. Il est des malades qui n'entendent presque pas, tandis que d'autres ont l'ouïe très-fine et très-exaltée. En général, la surdité qui survient au commencement d'une fièvre aiguë grave est un très-mauvais signe : elle est favorable, au contraire, lorsqu'elle se manifeste à la fin. Les autres sens ne méritent pas de fixer ici notre attention.

Les fonctions intellectuelles sont aussi plus ou moins troublées. Le malade ne peut lier ses idées ni suivre l'ordre et le cours d'une conversation : il déraisonne, divague, méconnaît ses proches ;

tantôt il est gai et jovial, rit, chante; tantôt il est sombre, farouche et furieux. Quelquefois il est dans un état de torpeur, de stupeur, de somnolence, ou tombe dans une affection comateuse qui dure pendant tout le cours de la maladie; d'autres fois il est plongé dans une tristesse profonde, abandonné à la terreur, au désespoir; il gémit, pleure malgré lui; son esprit est tourmenté par des pressentiments sinistres, ou épouvanté par des rêves effrayants. Dans certains cas, les malades sont excessivement craintifs, pusillanimes, frémissent quand on va les toucher comme les hydrophobes; d'autres sont audacieux, menaçants, impérieux, etc. Il en est qui récitent des vers, des morceaux d'éloquence avec chaleur et enthousiasme, s'arrêtent sur les passages les plus beaux, ont un air d'inspiré. Quelquefois on voit des personnes très-bien élevées, très-délicates et pieuses, proférer des obscénités et des blasphêmes. Très-souvent la mémoire se perd. Le malade demande à boire et demeure immobile avec le verre à la main; il demande l'urinoir, le prend dans la main et en reste là; il tire la langue et oublie de la retirer. Ses réponses sont brusques et dures, souvent il reste court au milieu d'une phrase. La voix est très-souvent plaintive : de temps en temps le malade pousse de profonds soupirs; d'autres fois il crie, vocifère, s'emporte, bat les assistants;

7

quelquefois il y a perte complète de la voix et de la parole. Très-souvent on entend le malade se plaindre de douleurs locales excessives, soit au cou, soit ailleurs : en un mot, on peut trouver dans la fièvre ataxique tous les symptômes et toutes les anomalies de toutes les maladies nerveuses.

Quant au système musculaire, il est aussi livré à la plus grande perturbation. Les muscles n'obéissent plus à la volonté, ils se contractent irrégulièrement; le tronc, le cou, l'épine dorsale, les membres se raidissent comme dans le tétanos, en même temps qu'il paraît des sueurs partielles, ce qui est une ataxie et une discordance extrêmes. Le plus souvent, la raideur n'est que partielle, locale, n'occupe qu'un membre, et c'est le bras le plus souvent. Quelquefois les muscles du pharynx se contractent spasmodiquement et rendent la déglutition très-difficile ou impossible; le malade se plaint d'un sentiment de strangulation, il avale convulsivement ce qu'on lui présente : même, dans certains cas rares, il y a des symptômes d'hydrophobie passagère ou horreur de tous les liquides. Souvent les muscles de la face sont agités de mouvements irréguliers ou convulsifs, la lèvre inférieure est tremblante; fréquemment il y a des soubresauts des tendons, tremblements des mains et des doigts, carphologie; le malade ramasse ou roule ses couvertures ou ses vêtements pour faire son paquet, comme dit le vulgaire : c'est un signe qui annonce le plus grand danger. Quelquefois le malade se découvre entièrement et indécemment, s'agite, veut sortir de son lit et s'en aller, et alors ordinairement il se recouche mal, prend des attitudes singulières, se blottit quelquefois sous son lit. Quant à la langue, elle est quelquefois comme dans l'état naturel; souvent aussi elle est rougeâtre, alongée, pointue, lancéolée, tremblante; d'autres fois elle est rouge, sèche, rude et brunâtre, surtout à une époque avancée où l'ataxie va se compliquer de l'élément putride ou adynamique.

La respiration présente aussi de nombreuses variations. Elle est généralement spasmodique, lente, suspirieuse, précipitée, haletante, quelquefois comme stertoreuse. Dans certains cas, elle est à peu près comme dans l'état naturel.

Pour ce qui regarde le pouls, il est aussi très-variable et n'offre aucun caractère fixe et constant; il varie à chaque instant et change souvent deux ou trois fois en moins d'une heure; quelquefois même au milieu du plus grand danger, il paraît tout à fait naturel. On remarque les mêmes altérations dans le système capillaire, comme dans la figure, dont la couleur varie aux différentes époques de la maladie et même de la journée; elle devient rouge et pâle alternativement : un côté de la face est rouge et l'autre pâle, l'un froid et l'autre chaud. — Nous ne parlerons pas des altérations des sécrétions; nous mentionnerons seulement les urines qui sont très-variables : elles sont tantôt colorées et troubles, et tantôt limpides et d'autant plus limpides que l'état nerveux est plus prononcé. Quelquefois il y a dysurie ou même ischurie.

Voilà déjà bien assez de symptômes et plus peut-être qu'il n'en faut pour faire reconnaître l'élément ataxique. Ajoutons pourtant encore quelques traits au tableau. A une époque plus avancée, que l'on peut regarder comme la deuxième ou la dernière période de la maladie, ou le prodrôme de la mort, tous les symptômes qu'on vient d'exposer sont portés au plus haut degré d'intensité. Très-souvent alors les malades tombent dans un carus profond avec perte totale des sens et de l'entendement. Il ne reste plus que la respiration et la circulation qui s'éteignent bientôt aussi.

Il est des malades qui meurent dans un tremblement continuel; c'est un des plus mauvais symptômes qui annonce constamment la mort. D'autres succombent dans d'horribles convulsions, ou à la suite des agitations et des vociférations d'un affreux délire. Tout à coup ce délire cesse, fait place à un calme profond, et la mort vient saisir le malade au bout d'une heure ou deux de ce calme perfide. Ordinairement, dans les derniers temps, il se joint à la fièvre ataxique des symptômes d'adynamie ou de putridité, comme supination, prostration extrême des forces, fuliginosité, déjections fétides et colliquatives, pétéchies, etc.

On ne trouve presque jamais tous ces symptômes réunis sur le même malade. Mais, pour reconnaître la maladie, il suffit qu'il s'en présente un certain nombre des principaux, comme agitation considérable, délire persistant, soubresauts des tendons, etc.

Voici maintenant diverses formes mortelles de la fièvre ataxique : quand la fièvre maligne débute avec intensité, un pouls très-fréquent, dur, chaleur brûlante, mordicante, mal de tête très-fort, et que l'ataxie paraît dès le second ou troisième jour avec beaucoup de violence, comme un délire furieux, grande agitation, vocifération, altération subite et profonde des traits de la face, malgré le peu de durée de la maladie, efforts de se découvrir et de sortir du lit, sueurs brûlantes sans aucun soulagement, il est à peu près certain que la mort aura lieu avant le septième jour, et quelquefois au bout de trente-six à quarante-huit heures, à dater du moment de la manifestation des symptômes ataxiques.

Autre forme mortelle : tremblement continuel

de la langue, parole brusque, yeux étincelants, chaleur brûlante, éruption anomale incomplète, pâle et décolorée, vains efforts de crise vers le quatrième jour, comme quelques gouttes de sang par le nez, sueurs générales ou locales sans aucun soulagement, mais plutôt avec un surcroît de faiblesse ou d'agitation, soubresauts des tendons, etc.; mort très-probable avant le septième jour. De même si, dans une fièvre ataxique intense, il y a eu une crise incomplète le onzième jour avec une rémission momentanée, le malade succombera probablement le quatorzième jour. Ces crises incomplètes sont très-souvent mortelles, elles annoncent l'impuissance d'une nature épuisée, qui manque de force pour lutter contre la maladie et pour produire une crise complète et salutaire.

Autre forme mortelle : lorsque, au début, on voit un embarras dans la parole, un bégaiement, une impossibilité d'articuler, il est probable que le malade succombera avant le septième jour. Quelquefois la difficulté de parler seule a été suivie de la mort au bout de deux ou trois jours. De même, s'il survient, au début de la maladie, un mal de tête excessivement violent, persistant toujours malgré toutes les médications, et causant un délire furieux, il est probable que le malade succombera avant le septième jour. Même danger si cette céphalalgie excessive paraît tout à coup, après quelques symptômes gastriques, sans qu'il en ait existé dès le début de la maladie. Un tremblement continuel, une raideur tétanique, avec une sueur et une chaleur brûlantes, sans rémission des symptômes, ce qui arrive presque toujours, annoncent que la mort arrivera probablement au bout de quatre ou cinq jours. De même un état comateux comme apoplectique, la respiration stertoreuse, des sueurs froides et visqueuses à la tête, au cou, sont l'indice d'une mort très-prochaine.

Quant au traitement de la fièvre ataxique, il est, comme on sait, extrêmement difficile, ou plutôt il n'existe point de traitement spécial de la fièvre nerveuse maligne. Il faut que le praticien se conduise d'après l'état général ou l'ensemble des symptômes, c'est-à-dire qu'il doit baser son traitement sur le degré de réaction vitale ou organique de l'économie.

Si la fièvre ataxique ou maligne, abandonnée à elle-même, tend presque toujours à une terminaison funeste, il paraît rationnel de venir au secours d'une nature, sinon absolument défaillante, du moins dévoyée et livrée à toutes sortes de perturbations et de perversions du système nerveux, tant ganglionnaire que cérébro-spinal. Ainsi, si l'élément ataxique existe seul (ce qui est assez rare), sans excès ni défaut de réaction vitale, autant qu'en un tel état ou en matière d'*ataxie*, il est possible de le constater, par l'appréciation de la circulation, de la calorification et de la dynamique générale, on doit se borner aux moyens adoucissants, aux antispasmodiques doux, aux calmants légers, comme les boissons rafraîchissantes, émulsionnées, les infusions théiformes de fleurs de tilleul, de feuilles d'oranger, les potions calmantes avec eau de laitue, de mélisse, de menthe, légèrement éthérées et édulcorées avec du sirop de coquelicot ou un peu de sirop de diacode ou quelques gouttes de laudanum, ou enfin quelque émulsion nitrée et légèrement camphrée, ou les bols de camphre et de nitre tant vantés par les anciens. Ces petits moyens, sagement variés et combinés, s'ils n'arrêtent et ne brident pas la maladie, au moins ils calment ordinairement plus ou moins le système nerveux et soulagent le malade; et c'est quelque chose, c'est beaucoup, c'est immense dans une telle maladie. Si les symptômes nerveux sont plus prononcés, on administre des antispasmodiques ou des modificateurs du système nerveux plus actifs, plus positifs, comme la valériane, le castoréum, et surtout le musc. Il y a plus, on pourrait même employer quelque préparation de quinquina, moins comme tonique, puisque l'élément adynamique est censé absent et hors de cause, que comme *fixateur* et *modérateur* du système nerveux, surtout si l'on observait quelque rémission dans la marche désordonnée des symptômes, et plus encore s'il y avait quelque apparence de périodicité. Le quinquina, dit Sydenham, agit merveilleusement dans les maladies nerveuses où il se manifeste des mouvements convulsifs et spasmodiques, comme dans l'hystérie et dans l'hypochondrie.

§ II.

Combinaison de l'élément ataxique avec l'élément inflammatoire. — Cette complication est assez fréquente au début de la maladie. On la reconnaît aisément aux symptômes suivants : exaltation générale, figure et yeux rouges, animés; pouls fort, chaleur vive; délire, agitation, cris, vociférations, fureur, mouvements nerveux violents, convulsifs, ou un état comateux congestionnel, etc. On sent assez qu'on doit ici recourir sans hésiter à l'emploi de tous les antiphlogistiques, les saignées générales, semi-générales et locales, suivant les cas, l'intensité des symptômes et les degrés des fluxions sanguines; on y joindra avec avantage les applications réfrigérantes à la tête pour réprimer le délire et les congestions cérébrales, etc.

Si l'élément inflammatoire se traduisait par des symptômes plus formidables encore, comme par exemple, les suivants : mal de tête violent, délire furieux, mouvements convulsifs ou tétaniques, raideur de la mâchoire, grincement des dents et les diverses altérations de l'état des yeux, comme leur fixité, leur ouverture inégale, la constriction excessive des pupilles, etc., dans ce cas, où très-probablement on n'a point affaire à une fièvre ataxique, mais à une véritable inflammation du cerveau ou plutôt de ses méninges, il faudrait insister davantage sur les émissions sanguines générales et locales, et sur les réfrigérants céphaliques. On peut y joindre, comme adjuvant fort utile, les préparations mercurielles, le calomel à l'intérieur et l'onguent napolitain en friction à la tête; les révulsifs sur l'intestin et sur les membres inférieurs, etc. Dans les fièvres aiguës graves, avec grande céphalalgie, Sydenham, après les saignées convenables, faisait souvent appliquer un large vésicatoire à la nuque.

Quel qu'ait été ici l'élément initial, il faut toujours commencer par combattre l'élément sanguin. Seulement, si la fièvre avait débuté par l'élément ataxique, on insisterait moins sur l'emploi des antiphlogistiques ou des saignées.

§ III.

Combinaison de l'élément ataxique avec l'élément bilieux. — Cette complication est aussi assez fréquente, surtout au début, quelquefois aussi à une époque plus ou moins avancée. Si l'on observe, au commencement d'une fièvre ataxique, quelques symptômes bilieux, comme langue saburrale, jaunâtre, verdâtre, goût amer, etc., on ne doit pas hésiter à donner sur-le-champ un vomitif; puis on fait continuer l'usage des boissons acidules et légèrement laxatives, comme eau de pruneaux, de tamarin, du petit-lait, pendant quelques jours seulement; car il ne faut pas trop insister sur les purgatifs, vu qu'ici l'élément bilieux n'a point eu l'initiative.

Si l'état bilieux est l'élément initial, c'est-à-dire si des symptômes ataxiques viennent se joindre à la fièvre bilieuse, ce qui est beaucoup plus fréquent, surtout lorsque la fièvre est très-intense, on observe alors le plus souvent une grande agitation, du délire ou de l'assoupissement, un état comateux insolite, et divers autres phénomènes ataxiques moins graves. On se conduit à peu près, dans cette occurrence fâcheuse, comme dans le cas précédent : on donne un vomitif ou un éméto-cathartique, suivant la forme de l'élément gastrique. Mais, à une époque plus avancée, on pourra administrer les purgatifs avec plus d'assurance et plus d'avantage, si toutefois la persistance de l'élément bilieux semble réclamer une médication évacuante. Quelquefois la complication ataxique, pour être tardive, n'en est pas pour cela moins dangereuse et moins funeste. C'est ainsi que Finke rapporte qu'un homme de trente-trois ans était arrivé au neuvième jour de la fièvre bilieuse, lorsqu'il offrit un dérangement dans les facultés intellectuelles; il ne paraissait pas très-gravement malade, puisqu'il se promenait dans sa chambre lorsque ce symptôme ataxique survint; deux jours après, il mourut avec des accidents frénétiques.

« Sur la fin du printemps, dit Stoll, on nous transporta un jeune chirurgien, lié par les quatre membres et dans le délire. On nous dit que depuis long-temps il se livrait à l'étude avec excès, qu'il était plus pâle depuis quelques semaines, et que depuis huit ou neuf jours il avait moins d'appétit; que, la veille au soir, il était tombé sans connaissance; que pendant la nuit il avait poussé de fréquents soupirs et tenu des propos sans liaison ni suite, qu'il n'avait reconnu personne, qu'une saignée ne l'avait point soulagé; et enfin qu'il ne répondait pas aux questions qu'on lui faisait. Ce malade, ajoute Stoll, ayant la langue d'un blanc verdâtre et une fièvre peu intense, je lui donnai sur-le-champ, à prendre par petites doses, un purgatif composé de manne et de sel cathartique amer, et beaucoup d'eau miellée. Comme il commençait à vomir, avant d'aller à la selle, je changeai la médication, et, laissant ce qui restait du purgatif, je prescrivis un vomitif qui fit rendre, à plusieurs reprises, beaucoup de matières vertes et pituiteuses. La connaissance revint aussitôt après le vomissement. Il restait une pesanteur de tête, qui céda en peu de temps à des remèdes salins qui lâchaient doucement le ventre, et enfin aux amers. »

On doit remarquer que la saignée, dans l'observation de Stoll, n'a apporté aucun soulagement ; et cela devait être, puisqu'il n'existait point d'élément sanguin, mais seulement les éléments bilieux et ataxique. Or, nous avons vu que les émissions sanguines, dirigées contre l'élément bilieux en tant qu'affection bilieuse, sont toujours inutiles et même souvent dangereuses; et que d'un autre côté les saignées sont toujours fâcheuses dans les maladies nerveuses, et par conséquent quand on les emploie contre les accidents ataxiques en tant qu'élément ataxique. *Les saignées affaiblissent les nerfs,* dit le vulgaire; rien n'est plus vrai que ce dicton populaire; nous l'avons déjà dit, c'est parce que le sang est le conservateur ou le protecteur des nerfs. *Sanguis nervorum moderator.* La conduite de Stoll dans le fait du jeune chirurgien, est un modèle de sagesse, de sagacité et de tact pratique à imiter. Il faut se rappeler que la saignée n'a pas été prescrite par le grand praticien de Vienne.

Nous allons encore rapporter deux observations très-intéressantes de fièvre bilieuse ataxique, où les vomitifs ont produit les plus beaux effets. Elles sont empruntées à un praticien distingué, à M. Gendrin. L'intérêt de ces deux faits de haute pratique fera aisément pardonner les longs détails de leur historique.

« Une domestique âgée de dix-neuf ans, forte et habituellement bien portante, entra à l'hôpital le 6 avril. Il y avait huit jours qu'elle avait été prise d'une céphalalgie sus-orbitaire peu intense, avec une douleur épigastrique légère, jointe à une amertume extrême à la bouche, et à de fréquentes nausées. Deux jours auparavant, dans la nuit, elle avait vomi deux fois, et encore deux autres fois la veille de son entrée à l'hôpital. Le 7 août, la langue était blanchâtre, saburrale à la base et rosée à la pointe; la bouche était fort amère. La malade, qui n'avait point eu de fièvre jusqu'alors, avait un frisson peu intense, porté cependant jusqu'à provoquer le tremblement qui indiquait le début de l'état fébrile; la face était pâle, le pouls serré et d'une fréquence modérée. Elle avait des nausées et était à chaque instant sur le point de vomir. Une tisane simple fut prescrite. Le 8 août, la malade avait été agitée toute la journée de la veille et pendant la nuit; la fièvre était vive, les pommettes fort injectées; la langue jaunâtre, saburrale sur toute sa surface; l'haleine était fétide, la soif intense; le pouls était mou, facilement dépressible, battant quatre-vingt-dix-huit fois par minute; la peau très-chaude et sèche; la céphalalgie était vive à la région sus-orbitaire, l'épigastre était douloureux à la pression et même dans les mouvements de la respiration; deux selles demi-liquides avaient été rendues sans douleur dans la nuit précédente. Dans la soirée, cette fille adressa la parole à la malade du lit voisin et exprima des idées déraisonnables; bientôt après elle tomba dans une sorte d'assoupissement semi-comateux, duquel on la faisait cependant sortir en l'appelant et en fixant fortement son attention. On pratiqua, dans la nuit, une saignée de huit onces (1), et l'on appliqua des sinapismes aux pieds. Le 9 août, le même état persistait; en appelant la malade et en l'agitant, on la faisait sortir pour un instant de l'état comateux où elle était : mais elle répondait à peine aux questions qu'on lui adressait; elle ne paraissait pas les comprendre et retombait immédiatement dans l'état soporeux. La fièvre était toujours vive, les pommettes étaient plaquées

---

(1) On voit encore ici une saignée inutile, sans soulagement appréciable, faite la nuit par l'interne de garde probablement. La circonstance de la nuit laisse supposer que c'était une saignée d'urgence, et cependant on ne mentionne aucun changement opéré par la médication antiphlogistique.

d'un rouge violâtre, la langue large et fortement saburrale, le ventre à demi tendu et comme météorisé vers les flancs. Nous fîmes immédiatement administrer dans une cuillerée d'eau un grain de tartre stibié, et nous prescrivîmes d'administrer la même dose du même médicament toutes les heures jusqu'à ce qu'on eût provoqué cinq ou six vomissements. La malade vomit deux fois après l'administration du deuxième grain d'émétique, et sortit presque aussitôt de l'état comateux dans lequel elle était depuis la veille. On administra jusqu'à quatre grains; il y eut huit vomissements et six selles très-abondantes. Dans la nuit suivante, il se manifesta une sueur considérable. Le 10 août, il n'y avait plus de fièvre, la langue était encore saburrale; la malade se sentait la tête pesante et éprouvait une courbature générale : de la limonade simple fut prescrite. Le soir, le pouls était légèrement fébrile; il se manifesta deux selles liquides dans la nuit. Le 11, point de fièvre; la langue restait saburrale, la bouche amère; la malade n'avait pas d'appétit; elle avait pris, la veille, un léger potage qu'elle n'avait digéré qu'avec beaucoup de difficulté. Un apozème purgatif, avec le séné et le sulfate de soude, fut prescrit; il en résulta des selles bilieuses abondantes. Le 13, on réitéra l'apozème; la dyspepsie fut alors terminée, et cette fille entra en convalescence.

« Les symptômes ataxiques ont consisté ici en un état de collapsus des fonctions cérébrales, qui a été jusqu'au coma le plus prononcé. Cet accident grave ne s'est manifesté que le deuxième jour de la fièvre dyspepsique (1), sans qu'aucun symptôme anomal dans ces maladies ait pu le faire prévoir ; il a du reste cédé sous l'influence d'un émétique, avec les symptômes pyrétiques eux-mêmes, tout comme le délire violent du malade observé par Stoll ; de ce moment le déclin de la maladie a été évident, et sa terminaison a été promptement obtenue.

« Voici un des exemples les plus marqués de fièvre dyspepsique ataxique, que nous ayons recueillis. La fièvre était rémittente, et les accidents ataxiques consistaient dans un délire aigu intense.

« Un dessinateur en papier peint, âgé de quarante-un ans, d'une forte constitution, mais irritable et habitué à des excès de vin, avait depuis cinq jours un sentiment général de courbature, de la céphalalgie, de l'amertume à la bouche, et un sentiment de constriction douloureuse à l'épigastre. Ces accidents s'étaient manifestés après un excès de table. Il fut pris, le 11 juin, d'un accès de fièvre, qui débuta par un sentiment général d'horripilation peu intense, mais très-prolongé, pendant la durée duquel il vomit deux

---

(1) C'est-à-dire bilieuse, une fois pour toutes.

fois des matières liquides très-amères. La fièvre qui succéda fut assez vive et se termina, après avoir duré toute la nuit, par une sueur peu considérable. La journée du 12 se passa dans un état de courbature avec de la céphalalgie, des douleurs comme de crampes dans les jarrets, une anorexie extrême. La nuit suivante, la céphalalgie augmenta, et la fièvre revint mais sans frisson; elle alla en augmentant pendant le reste de la nuit et toute la journée du lendemain. Le malade vomit deux ou trois fois, une heure après l'ingestion du bouillon gras qu'il n'avait pris qu'avec répugnance. Le soir, il eut un redoublement de fièvre très-prononcé, qui commença par un frisson très-court. Dans la nuit, après s'être plaint de céphalalgie intense, il se mit à délirer au point que sa femme en fut effrayée; il voulait se lever et sortir pour aller à son travail. Il s'agitait violemment dans son lit. Appelé le 14 au matin, quatrième jour de la fièvre, nous trouvâmes cet homme dans un état d'agitation extrême; il tenait des propos sans suite, et s'occupait sans cesse de gens qui seraient venus le frapper la nuit précédente dans son lit. Les yeux étaient brillants et hagards; la face était animée et d'un rouge comme violâtre, plaqué sur les pommettes; les ailes du nez, le pourtour des lèvres et les conjonctives étaient légèrement ictériques. L'épigastre était si sensible que la plus légère pression qu'on y exerçait faisait tressaillir le malade; le ventre était légèrement tendu. La langue présentait une couche saburrale jaunâtre, épaisse sur toute sa surface; la peau était chaude, sèche et le pouls fréquent, large et facile à déprimer. Comme on nous dit que les accidents diminuaient depuis le lever du soleil, nous ne prescrivîmes qu'une tisane acidule. Le soir, le malade était calme, mais il ne cessait de rêvasser; cependant, quand on fixait son attention, il répondait avec justesse aux questions. Il se plaignait de céphalalgie et de nausées, il avait un dégoût extrême pour les boissons; le pouls, beaucoup moins fréquent que le matin, battait quatre-vingt-seize fois par minute; la peau était toujours sèche et chaude, les boissons délayantes furent continuées. La nuit suivante fut moins agitée, néanmoins le malade ne cessa de délirer; le cinquième jour au matin, nous le trouvâmes très-abattu, couché en supination, avec un aspect de stupeur sur la face aussi marqué que dans un typhus. Tous les symptômes dyspepsiques et fébriles persistaient, la teinte ictérique de la peau et des conjonctives se prononçait de plus en plus. Il y avait eu deux ou trois selles liquides bilieuses, rendues dans le lit pendant la nuit précédente; les urines étaient diaphanes, d'une teinte safranée. Nous prescrivîmes l'administration de vingt-quatre grains d'ipécacuanha avec deux grains de tartre stibié; il en résulta des évacuations bilieuses très-abondantes et nombreuses, par le vomissement et les selles. Le soir, plus de calme, moins d'abattement; dans la nuit, il y eut encore de l'agitation et un redoublement marqué par un léger frisson, mais la céphalalgie fut peu intense, et le malade put reposer quelques heures. Le sixième jour, le malade avait toutes ses facultés intellectuelles; la céphalalgie avait cessé, l'ictère avait beaucoup diminué, la langue était encore saburrale; le ventre était indolent sur toute sa surface; le malade avait de la soif, sa courbature était encore très-grande; on lui administra une once de sulfate de soude; il fut fort abondamment purgé. Le jour suivant, l'état saburral restait seul sans retour de la fièvre; on tint le malade aux boissons délayantes pour tout remède. En quatre à cinq jours, tous les accidents dyspepsiques avaient cessé, et cet homme était ainsi tout à fait rétabli.

« L'intensité des accidents chez ce malade, le délire qui se joignit aux symptômes fébriles dès qu'ils eurent atteint un certain degré de violence, l'état d'abattement porté presque jusqu'au coma vigil, imprimaient à la maladie une forme tout à fait anomale, qui lui donnait quelque similitude avec la fièvre typhoïde (1). Tous ces acci-

----

(1) Il faut entendre *typhus*.

dents, malgré leur violence, étaient évidemment liés à la lésion dyspepsique dominante. On peut remarquer, en effet, que les symptômes ordinaires des fièvres dyspepsiques ont été évidents avant les phénomènes cérébraux, et même après qu'ils eurent cessé et que les phénomènes dyspepsiques proprement dits ont constitué seuls les premiers accidents de la maladie, et sont restés très-prononcés pendant toute sa durée jusqu'à sa terminaison. » (*Op. cit.*, t. 2, p. 558 et suiv.)

Nous pensons que ces deux faits pratiques seront d'une grande instruction pour un grand nombre de médecins émétophobes, qui ne voient dans presque toutes les fièvres aiguës que des *typhoïdes :* c'est le mot sacramentel.

§ IV.

Combinaison de l'élément ataxique avec l'élément muqueux. — Cette complication, particulièrement signalée dans l'épidémie de Gœttingue par Wagler, se manifeste ordinairement à l'époque où la fièvre muqueuse est arrivée à son plus haut degré d'intensité, ou du neuvième au quatorzième jour. Alors on voit survenir un peu de délire, quelques légers mouvements spasmodiques, de l'assoupissement, quelques soubresauts des tendons, etc. Il est rare qu'il ne s'y joigne pas quelques symptômes adynamiques, comme de la prostration, langue sèche, brunâtre, noirâtre, etc. L'élément muqueux est presque toujours initial ; le contraire ne s'observe guère que dans les fièvres ataxiques qui se développeraient au milieu d'une épidémie de fièvre muqueuse. On conçoit qu'alors quelques symptômes muqueux pourront se montrer ; mais, comme ils ne pourront pas former un élément indicateur en présence du formidable élément ataxique, on ne devra pas en tenir compte. Cette réflexion peut s'appliquer à l'élément muqueux qui surviendrait dans le cours d'une fièvre adynamique.

L'indication que présente, dans l'espèce, l'élément muqueux, c'est de passer quelque légère dose d'ipécacuanha au début de la maladie, et plus tard, à une époque plus ou moins avancée, quelque léger laxatif, surtout s'il y a constipation, comme une décoction de tamarins, ou mieux encore une infusion de rhubarbe pure ou mêlée à une décoction de quinquina gris, ou tout simplement quelques verres d'eau de Sedlitz pure ou coupée avec une décoction de chicorée sauvage.

§ V.

Combinaison de l'élément ataxique avec l'élément adynamique. — Cette complication est,

comme tout le monde sait, extrèmement fréquente et fâcheuse, et constitue ce qu'on appelle
généralement aujourd'hui *fièvre typhoïde,* parce
qu'elle revêt la forme extérieure du *typhus*.

Comme la matière paraît grave et que la question des fièvres dites typhoïdes mérite d'être examinée avec tout le soin, la maturité et l'étendue
convenables, nous renvoyons ce point important
à la fin de cette première partie, c'est-à-dire après
les typhus. Nous continuerons donc le chapitre
de la fièvre ataxique, et nous exposerons brièvement deux variétés importantes de cette maladie, c'est-à-dire la fièvre cérébrale et la fièvre
lente nerveuse.

§ VI.

FIÈVRE DITE CÉRÉBRALE.

Ce n'est qu'une modification de la fièvre ataxique ou maligne. Elle n'en diffère que parce
qu'elle a toujours pour caractère principal une
congestion générale très-forte. Cette variété de
la fièvre ataxique a beaucoup d'analogie avec
l'apoplexie et avec les inflammations du cerveau
et de ses membranes. De très-bonne heure, la
congestion au cerveau se révèle par la stupeur,
un assoupissement continuel, la figure rouge,
pourpre, violacée. Au bout de quelques jours, le
coma se change en carus profond dans lequel le

malade succombe. Très-souvent on observe, dans cette variété de la fièvre ataxique et plus constamment que dans la fièvre maligne proprement dite, des raideurs ou des contractions tétaniques dans les membres, et quelquefois même une véritable paralysie, comme dans l'apoplexie. Le pouls offre ordinairement un caractère particulier qui est l'effet immédiat de la congestion cérébrale : il est rare, lent, fort, dur; c'est, comme on sait, le pouls cérébral des vieillards. Respiration stertoreuse, sueurs visqueuses, soubresauts des tendons, déglutition impossible, quelquefois frémissements convulsifs de tout le corps, et, ordinairement après, convulsions générales et la mort. Les malades succombent presque toujours à la fièvre cérébrale bien caractérisée. La mort a lieu ordinairement vers le septième, le neuvième ou le onzième jour.

On doit admettre deux éléments dans cette affection cérébrale : d'abord l'élément sanguin, qui est le principal, et l'élément ataxique. On doit donc recourir aux antiphlogistiques puissants, aux saignées générales, semi-générales et locales, suivant la forme et l'intensité de l'élément inflammatoire. Cela fait, on combattra l'élément ataxique ou nerveux par les antispasmodiques et les calmants doux et légers, appropriés à la fièvre ataxique ordinaire. Voyez le traitement de cette fièvre.

Il est une autre fièvre cérébrale qui attaque spécialement les enfants. Sa marche est très-rapide et presque foudroyante : on y remarque tous les symptômes de la fièvre cérébrale des vieillards, plus un mal de tête violent, fièvre forte, yeux excessivement sensibles, pupilles très-serrées ou très-dilatées, grincement des dents, mouvements convulsifs, etc., et mort presque constante en très-peu de jours et quelquefois en moins de vingt-quatre heures.

Cette fièvre cérébrale a été observée épidémiquement à Genève : on en trouve la description dans le journal de médecine de Corvisart et de Leroux. Elle attaqua d'abord deux enfants qui moururent en vingt-quatre heures. Quelque temps après, cinq autres enfants de la même famille furent pris du même mal et succombèrent au bout de douze à quinze heures. Un jeune homme mourut dans l'espace de douze heures. On regarda cette fièvre comme contagieuse. Elle débutait subitement, quelquefois par un léger mal de tête; puis tout à coup prostration, décomposition des traits de la face; pouls faible, petit, fréquent, quelquefois dur, élevé; céphalalgie bientôt violente, surtout au front; nausées, vomissements verts, porracés; raideur dans l'épine dorsale, convulsions, perte de connaissance et mort. Cette fièvre cérébrale foudroyante allait rarement jusqu'au quatrième jour. Dans certains cas, elle prit un type rémittent et ressemblait à une fièvre rémittente pernicieuse. On a trouvé quelquefois une congestion sanguine dans le cerveau, ou des traces de méningite; d'autres fois *rien du tout.*

Le traitement consistait dans l'administration de l'émétique le plus tôt possible : 3o centigrammes de tartre stibié dans environ 15o grammes d'eau; une cuillerée toutes les dix à quinze minutes. Très-souvent après les vomitifs, on voyait disparaître tous les symptômes. Mais, lorsque le pouls était dur et plein, on faisait précéder l'émétique de la saignée. Quand on appliquait les sangsues, on donnait l'émétique en même temps sans attendre que les sangsues fussent tombées. On donnait quelquefois le quinquina après l'émétique, sans doute quand on avait constaté le caractère rémittent. De là est venue la pratique assez fréquente et assez heureuse d'administrer le sulfate de quinine dans les fièvres cérébrales qui présentent quelque rémission.

On est donc autorisé à admettre, dans cette fièvre cérébrale, un élément bilieux pur ou combiné avec l'élément pléthorique ou inflammatoire, d'après l'axiôme hippocratique : *Naturam morborum ostendunt curationes.* C'est-à-dire que, dans l'espèce, on a eu affaire à des méningites ou affections cérébrales bilieuses ou à des simulacres de phlegmasies cérébrales, par cause gastrique, qu'on a guéries par l'émétique, tout comme on guérit par les seuls vomitifs les pneumonies bilieuses, etc. Comment d'ailleurs expliquer autrement ces guérisons subites par l'émétique? Le tartre stibié n'a pu agir comme révulsif, car on ne révulse pas des phlegmasies si foudroyantes, si aiguës, si terribles, si *féroces*. De plus, s'il y avait eu véritable phlegmasie, les saignées n'auraient-elles pas dû suffire pour composer tout le traitement. Nous ne parlons pas de l'emploi du quinquina : on sait assez que ce n'est pas là un antiphlogistique qu'on oppose aux phleg·masies cérébrales. L'opinion de l'action contro-stimulante ou hyposthénisante de l'émétique est encore moins admissible, puisque l'effet du tartre stibié a été prompt, instantané.

Mais que dirons-nous de la terrible épidémie d'affections cérébrales, qui a éclaté en 1840 et 1841 à Avignon et à Strasbourg? Cette singulière phlegmasie cérébrale, car on l'a appelée à Avignon *cérébro-spinite*, et à Strasbourg *méningite-encéphalo-rachidienne*, a résisté à tous les moyens hormis un seul, l'opium. Les saignées les plus copieuses, les vomitifs, les purgatifs, les dérivatifs, les révulsifs, etc.; rien n'a pu vaincre cette maladie formidable : l'opium seul à haute dose l'a complètement domptée. Il faut donc en conclure que cette affection cérébrale était de nature nerveuse, en un mot qu'elle était une fièvre nerveuse ataxique, cérébrale, qui se terminait par localisation phlegmasique ou par de fausses crises internes encéphaliques, comme les autres fièvres se terminent souvent de la même manière par de fausses crises internes intestinales ou viscérales. C'était donc une maladie générale, et non une phlegmasie locale primitive. Des malades que l'on voit guérir du jour au lendemain avec l'opium, peut-on croire raisonnablement que chez eux le cerveau, la moelle épinière et les méninges étaient dans un état de suppuration, de désorganisation ou de ramollissement? Non sans doute. Mais tout cela aurait pu avoir lieu si la maladie n'avait pas été arrêtée par la puissance de l'opium. Et, en effet, on a constaté ces accidents consécutifs dans l'épidémie d'Avignon où, avant qu'on eût employé l'opium, sur trente malades vingt-neuf sont morts, malgré les émissions sanguines les plus abondantes et les plus répétées.

Cette maladie cérébrale ayant résisté aux saignées, aux évacuants, aux toniques et aux stimulants ordinaires, n'était donc, quant à sa nature vraie, ni inflammatoire, ni bilieuse ou gastrique, ni adynamique ou putride; elle a cédé seulement à l'opium : donc elle était nerveuse. On a quelquefois associé avec avantage le quinquina à l'opium, particulièrement dans les cas où l'on avait constaté un certain caractère de périodi-

cité ou une grande faiblesse. Ceci ne fait encore
que confirmer l'exclusion de l'élément inflammatoire et l'existence de l'élément nerveux. On
peut voir, dans la *Clinique* de M. Cayol, plusieurs observations de fièvres nerveuses guéries
par l'opium, parce que l'élément nerveux y était,
sinon seul, au moins fortement dominant et par
conséquent seul indicateur.

§ VII.

FIÈVRE DITE LENTE NERVEUSE.

Cette fièvre est une autre variété de la fièvre
ataxique; elle n'en diffère que par une marche
plus lente et une bénignité trompeuse dans les
symptômes. Elle se développe lentement et sans
grande agitation ni perturbation notable. Ce
n'est qu'après le premier septenaire, le septième,
huitième ou neuvième jour, qu'elle présente ses
vrais caractères. Alors on constate donc l'état
suivant : taciturnité sombre, tristesse, stupeur,
vertige, pleurs involontaires, somnolence, sentiment d'engourdissement et d'oppression à la
région précordiale ou épigastrique; respiration
suspirieuse, constriction spasmodique dans la
poitrine; raideur tétanique des membres et mouvements convulsifs. Ici l'ataxie est bien dessinée.
Très-souvent les fonctions intellectuelles conser-

vent leur intégrité à peu près normale, ou seulement il y a quelques moments d'absence passagère. Le pouls est extrêmement variable : tantôt il est fréquent, tantôt lent et rare, d'autres fois inégal , intermittent; presque toujours il est faible, c'est là son caractère le plus constant.

La langue n'offre rien de bien particulier : elle est ou humide, ou sèche, rougeâtre ou blanchâtre et couverte de mucosités, surtout au commencement ; alors ordinairement on observe divers symptômes muqueux; car la fièvre lente nerveuse offre quelque analogie, au moins au début, avec la fièvre muqueuse. Du reste , on observe les mêmes anomalies de chaleur et de couleur que dans la fièvre ataxique ordinaire. L'urine est pâle et limpide, en un mot nerveuse. Voilà à peu près pour la première période. — Quant à la seconde, elle est extrêmement grave et presque toujours mortelle ; car la fièvre lente nerveuse est plus dangereuse encore que la fièvre ataxique ordinaire. A cette seconde et dangereuse époque, ou à la fin du deuxième septenaire, vers le quinzième jour, cela varie beaucoup, le malade tombe dans un délire tranquille, taciturne, ou dans un assoupissement plus ou moins profond. On ne voit jamais ici ce délire furieux, cette agitation violente de la fièvre maligne ordinaire. Les yeux sont larmoyants, chassieux; les forces diminuent de plus en plus, les vertiges continuent, des syncopes surviennent à l'occasion de la moindre cause; il y a soubresauts des tendons, des sueurs froides; le pouls est intermittent ou petit, misérable, à peine sensible; la face se décompose; les extrémités se refroidissent; souvent il survient alors un coma profond dans lequel le malade succombe; ou les symptômes paraissent se calmer, se dissiper, on croit le malade sur le point d'entrer en convalescence, et il expire tout à coup. On a vu des cas où le pouls et les urines étaient naturels, et où les malades ont succombé promptement quand on les croyait tout à fait hors de danger; c'est le cas de dire avec Hippocrate : *Pulsus bonus, urina bona, æger moritur.* Dans certains cas, les progrès sont lents et presque insensibles, les malades ne sont pas alités; puis, au bout de huit à dix jours, tout-à coup des symptômes ataxiques formidables paraissent, et les malades meurent souvent en moins de quarante-huit heures.

Le traitement de la fièvre lente nerveuse est au fond celui de la fièvre ataxique ordinaire, puisque l'élément morbide est le même dans les deux cas. Seulement il faudra user de plus de réserve des médications évacuantes, quelles qu'elles puissent être. Huxham et Stoll condamnent formellement les évacuations abondantes et surtout la saignée. Tout le monde sait que c'est à Huxham que l'on doit la meilleure description de la fièvre lente nerveuse; son autorité est donc ici d'un grand poids. Ce grand praticien employait aussi beaucoup les poudres tempérantes composées de camphre, de nitre, etc. Comme le plus souvent il y a dans cette maladie plutôt défaut qu'exaltation des forces ou de réaction nerveuse et vitale, les diverses préparations de quinquina seront généralement opportunes. Lepecq de la Clôture vante aussi le quinquina dans une épidémie de fièvre lente nerveuse qu'il a observée en 1765. Nous l'avons déjà dit, le quinquina est le meilleur tonique du système nerveux; c'est le *modérateur* et le *fixateur* des nerfs : il l'est surtout lorsqu'il existe des désordres nerveux occasionnés par de grandes déplétions ou spoliations sanguines. Car enfin, c'est toujours le sang qui est, par excellence, le modérateur et le fixateur des nerfs : *sanguis nervorum moderator.*

CHAPITRE VI.

FIÈVRES PERNICIEUSES.

§ I.

Ce sont des fièvres intermittentes ou rémittentes (ordinairement tierces ou doubles-tierces) formées par l'élément fébrile et les éléments adynamiques et ataxiques réunis, plus communément un symptôme prédominant, extraordinaire, très-grave, terrible, *féroce*. C'est ce symptôme prédominant et féroce qui, comme on sait, constitue et dénomme les espèces ou les variétés des fièvres pernicieuses; il est aussi ordinairement la marque et l'expression de l'élément pernicieux. Cependant l'élément pernicieux existe indépendamment de ce symptôme féroce, et révèle ordinairement sa présence par l'ensemble des symptômes pernicieux. Or, ces symptômes sont une combinaison ou un mélange de divers symptômes adynamiques et ataxiques très-graves, prostration extrême, faiblesse du pouls, décomposition de la figure, etc.

Ces fièvres, abandonnées à elles-mêmes sont, comme tout le monde sait, ordinairement mortelles au troisième, quatrième, ou au cinquième accès, et quelquefois même au second et au premier; il est rare qu'elles aillent jusqu'au sixième accès.

Quelle que soit, du reste, la forme d'une fièvre pernicieuse, qu'il y ait ou non un symptôme prédominant et terrible, toujours on observe des symptômes très-graves d'adynamie et d'ataxie : et même généralement, dans la pratique, on doit regarder comme maladie qui recèle dans ses flancs l'élément pernicieux, ou, si l'on veut, comme fièvre pernicieuse, toute crise, tout accès de maladie qui offre quelque chose d'insolite, quelque symptôme très-grave, effrayant, alarmant, qui frappe vivement les personnes qui en sont témoins. Il faut de plus que ces attaques ou ces accès, comme le suppose déjà leur qualification d'accès, soient intermittents ou rémittents et affectent une sorte de périodicité ou du moins d'intermittence ou de rémission. Toutes les fois donc que l'on rencontre quelqu'un de ces états graves et alarmants, surtout s'il a déjà été précédé d'un autre accès semblable ou moins intense, on doit regarder le malade comme dans un danger de mort évident, et estimer comme très-probable qu'il succombera dans l'accès prochain, si l'on n'administre pas à temps une très-forte dose de quinquina, c'est-à-dire de sulfate de quinine. Si le remède est donné, le danger est conjuré, l'élément pernicieux est tué, et l'on doit attendre avec une tranquille assurance l'issue de l'accès prochain. Car, s'il n'est pas tout à fait arrêté, sa *férocité* sera tellement domptée qu'il n'existe plus aucun danger pour la vie du malade, si toutefois on continue encore l'usage du sulfate de quinine pendant quelques jours (1),

-----

(1) Dans le traitement des fièvres intermittentes ordinaires, et surtout des quartes, nous avons l'habitude de faire donner aux malades dont on vient de *couper* la fièvre (et après les doses décroissantes), 5 à 10 centigrammes de

tant est grande, dans l'espèce, l'admirable puissance que Dieu a donnée à l'art de guérir. *A Deo omnis medela.* (Eccli.) C'est ici le plus beau triomphe de la médecine.

Afin que l'on soit plus à même de saisir le vrai caractère des fièvres pernicieuses et de mieux se familiariser, en quelque sorte, avec leurs formes ataxiques et leur marche insidieuse, nous allons présenter, d'après Mercatus, Werlhof, Morton, Torti, Selle et Alibert, un aperçu abrégé de leurs principales espèces ou variétés.

§ II.

Fièvre pernicieuse cholérique. — Vomissements et déjections très-abondants, anxiété extrême, ardeur vive à l'épigastre, soif intense, langue sèche; hoquet, crampes, respiration haletante; petitesse du pouls; décomposition de la figure; extrémités froides et livides.

Quelquefois, au lieu de vomissements, ce sont des selles muqueuses, sanguinolentes, avec des

---

sulfate de quinine chaque jour pendant plusieurs semaines, dans le but d'imprégner l'économie des vapeurs ou des émanations du quinquina, et de la rendre par là antipathique au principe de la fièvre, comme on la rend antipathique au principe de la variole par l'imprégnation vaccinale.

épreintes très-douloureuses ; c'est alors la fièvre *pernicieuse dysentérique.*

Fièvre pernicieuse cardialgique. — Cardialgie très-forte (douleur vive vers l'orifice supérieur de l'estomac), nausées, vomissements, défaillances fréquentes, pouls presque insensible, prostration des forces, décomposition de la face, etc. Dans tous ces courts énoncés, nous ne mentionnons point l'invasion des fièvres pernicieuses, ou les trois stades de froid, de chaud et de sueur, qui constituent un accès de fièvre proprement dit ; cela est toujours présupposé et censé suffisamment connu.

La fièvre pernicieuse diaphorétique. — Elle est caractérisée par des sueurs excessivement abondantes, qui vont toujours en augmentant, traversent quelquefois le matelas, au point de couler sous le lit du malade. Ces sueurs sont pré- coces, surviennent de très-bonne heure, sem- blent quelquefois critiques et salutaires aux yeux peu exercés ; mais quand on les voit paraître épaisses, visqueuses et souvent même froides, l'illusion n'est plus possible, surtout lorsqu'on constate en même temps la petitesse, la faiblesse et la fréquence du pouls, l'écoulement et la dé- composition de la face, avec une extrême et dé- sespérante prostration.

Fièvre pernicieuse syncopale. — Elle est ca- ractérisée surtout par des défaillances presque

continuelles, sans cardialque ni douleurs d'estomac. Ces syncopes surviennent au moindre
mouvement, quand le malade se tourne dans son
lit, quand il lève les bras, ou à l'occasion de
quelque odeur un peu forte. Il n'existe aucune
douleur, mais une faiblesse générale considérable; pouls petit, déprimé; sueurs abondantes
au front, au cou; yeux caves, face pâle et décomposée, etc.

Fièvre pernicieuse algide. — Elle est annoncée
par un froid excessif, ainsi que son nom l'indique. Le froid dure pendant presque tout l'accès. Il commence ordinairement par les pieds,
et ne va pas au-delà au premier accès; au second,
il s'étend aux jambes jusqu'aux genoux, en commençant toujours par les pieds; au troisième
accès, le froid gagne les cuisses; et enfin, au quatrième, le tronc est envahi et le malade succombe, si on a laissé marcher la maladie jusqu'à
cette époque fatale. Outre le froid extrême, on
observe encore les symptômes suivants : soif
vive, anxiété, plaintes presque continuelles, voix
entrecoupée par l'effet du froid intolérable, langue sèche, pouls petit, aspect effrayant et cada-
véreux, etc.

*La fièvre pernicieuse soporeuse, comateuse ou
apoplectique.* — L'assoupissement excessif est
non-seulement le symptôme dominant, mais constitue lui seul à peu près toute la maladie. Les fonc-

tions intellectuelles sont affectées, ce que nous n'avions point encore observé jusqu'à présent. Il y a altération ou absence complète de la mémoire et diverses autres perturbations mentales ; la prononciation est aussi souvent altérée, le malade bégaie comme s'il avait la langue paralysée. Quelquefois le coma est porté à un tel point, que le malade est insensible aux plus forts stimulants et même à l'action du feu. C'est toujours le degré d'assoupissement qui est la mesure du danger de la maladie ; cela est évident.

La fièvre pernicieuse délirante. — Le symptôme prédominant, cela va sans dire, c'est un délire considérable, qui est quelquefois porté jusqu'à la fureur. Il commence, augmente et diminue avec l'accès ; souvent il y a en même temps des évacuations involontaires, soit des urines, soit des matières fécales, et une foule d'anomalies nerveuses graves ou de symptômes ataxiques les plus formidables.

Voici enfin une fièvre pernicieuse que nous n'avons point trouvée dans les auteurs spéciaux : c'est la *fièvre pernicieuse râlante*. Nous en avons rencontré un cas, il y a trente et quelques années. Le râle était complet comme chez une personne à l'agonie. Il y eut seulement deux accès. Le dernier fut terrible et la malade, qui était une femme dejà âgée, n'en revint qu'avec une peine et une difficulté extrêmes. Elle eût été infailliblement em-

portée par le troisième, si, immédiatement après
le second accès, nous ne lui avions fait administrer une très-forte dose de quinquina.

Les auteurs rapportent encore diverses autres
espèces de fièvres pernicieuses, comme la *périp-
neumonique*, la *pleurétique*, la *néphrétique*, l'*é-
pileptique*, la *céphalalgique*, l'*asthmatique*, la
dyspnéique, etc., suivant que le symptôme dominant simule une péripneumonie, une pleurésie, etc. Une remarque générale à faire relativement aux urines, c'est qu'en général elles sont
rouges, briquetées et boueuses. Ainsi, dans le
doute où l'on serait sur la nature d'une fièvre
équivoque, on pourrait recourir à l'inspection
des urines et en tirer un signe confirmatif ou in-
firmatif.

On sait que les fièvres pernicieuses reconnaissent en général les mêmes causes que celles des
fièvres intermittentes ordinaires, plus un principe très-subtil, inconnu, qui est produit par les
miasmes ou les exhalaisons qui se dégagent des
marais et des eaux stagnantes, ou d'un sol nouvellement défriché ou labouré, comme on l'a
malheureusement si bien constaté en Algérie
dans ces derniers temps.

Nous ne croyons pouvoir mieux faire, pour
donner au lecteur une juste idée de l'influence des
fièvres paludéennes sur les populations, que de
rapporter les lettres intéressantes et éminemment

pratiques qui nous ont été adressées, de Staouëli, en Algérie, par un de nos anciens élèves, actuellement médecin de cet établissement agricole le plus prospère de l'Afrique. On y trouvera aussi les réponses que nous avons faites à ces diverses lettres.

PREMIÈRE LETTRE.

La Trappe de Staouëli, 4 septembre 1844.

Mon cher maître,

Les habitants de Staouëli sont sous l'influence des miasmes pathogéniques, dont la pernicieuse activité n'est pas une vaine et chimérique supposition, mais une triste et funeste réalité. Et en effet, un grand nombre de personnes sont actuellement en proie à une intoxication miasmatique, qui, sans changer de nature, se traduit par les formes fébriles les plus variées, et n'affecte ni type fixe, ni allure, ni marche régulière. Ici, au point de vue thérapeutique, la nature de la fièvre est tout, et son type n'est rien, comme vous le verrez bientôt.

Ne vous étonnez point de l'étrangeté apparente de ce petit préambule : je ne veux pas dire que ce ne soient pas des *maladies à quinquina,* mais des affections dont la phénoménisation nous offre tous les types, tous les modes qu'on a voulu dési-

gner par les mots de fièvres intermittentes pernicieuses, pseudo-continues, larvées, etc. Quelques
mots de réflexions, de clinique et d'études doivent
amener un médecin consciencieux à une conviction qui est celle des sommités médicales d'A-
frique; en sorte qu'avec eux, toutes ces fièvres
des marais ou des pays chauds, je préfère les
appeler affections miasmatiques, ou mieux, intoxication des marais ou paludéenne; dénomination qui n'emporte aucune idée préconçue sur
le mode de manifestation, lequel peut être continu, ou même sans accélération du pouls, etc.
En résumé, voici ce que l'on observe :

En hiver, s'il y a des fièvres, elles sont franchement intermittentes, ordinairement tierces;
mais peu importe le type pour le moment. A
mesure que les chaleurs approchent, vous n'avez
plus que des accès irréguliers pour le type et la
forme; ordinairement la période de froid manque
tout à fait; bientôt la périodicité se perd, l'accès
viendra sans heure fixe, sans égalité dans sa durée. Aux premières fortes chaleurs, il n'y a
presque plus d'apyrexie, et les symptômes gastriques, qui en tout temps ouvrent la marche,
sont désormais plus décidés, au point que, lors
des chaleurs fixes, vous avez abondance de rémittentes bilieuses, de bilieuses continues, puis
des fièvres lentes avec redoublement ou parfaitement continues. C'est alors, tantôt chez des

sujets encore sains, tantôt chez ceux déjà affectés, que surviennent des accès pernicieux, soit chauds, soit algides. Dans les chauds, il y a toujours congestion, le plus souvent au cerveau, et quelquefois encéphalite ; dans les algides, coma avec adynamie. Et, au milieu de toutes ces diverses manifestations de l'intoxication, arrivent les diarrhées, ou, si vous voulez, les colites, les entérocolites, à nature miasmatique, à génie spécial, quelquefois avec engorgement, hypérémie de la rate ; car ces maladies se localisent sur la rate, et plus souvent sur le gros intestin, comme certaines affections des pays non marécageux se localisent sur le poumon (tubercules), comme les fièvres dites typhoïdes se localisent sur les follicules de l'intestin grêle, etc.

Après les chaleurs, ces affections deviennent de plus en plus intermittentes, ou, ce qui revient au même, de plus en plus bénignes ; tandis qu'à l'époque des plus fortes chaleurs, la volatilisation des matières miasmiatiques étant à son *summum* d'activité, l'intoxication est à son comble, et elle se manifeste par des phénomènes de continuité plus grande et par conséquent de gravité : car c'est bien alors que surgissent ces accidents secondaires, ces localisations que le peuple sait bien ici être presque exclusivement la cause de la mort. Une remarque importante sur les types, c'est qu'ici, où ces affections miasmatiques sont plus graves, on ne rencontre presque pas de fièvres quartes, je n'en ai point du tout observé, mais seulement des fièvres tierces en petite quantité, beaucoup de quotidiennes et des quotidiennes doublées ou à deux accès; et, sans me tromper, je mesure la gravité de l'affection, ou, ce qui revient au même, l'intensité de l'intoxication à la fréquence des accès et à leur rapprochement, en sorte que la fièvre continue est plus grave que la quotidienne, et celle-ci que la tierce. Je n'ai point encore vu la diarrhée accompagnée d'accès en tierce, peu d'accès quotidiens; mais avec elle toute intermittente cesse et la fièvre devient continue : alors je ne sais s'il y a beaucoup d'espérance de salut. Au reste, je n'ai pas besoin de faire savoir à un maître aussi savamment hippocratiste, que le mode et la forme des affections, des accès et même des accidents secondaires sont subordonnés à l'âge, au tempérament, au genre de vie du malade et de la saison, etc. ; sous ces divers rapports, c'est ici comme partout ailleurs.

Un auteur fort remarquable (M. Boudin) pour la spécialité qu'il a traitée (*Traité des fièvres intermittentes des pays chauds,* 1842), prouve que les pays où règnent les affections miasmatiques excluent les maladies tuberculeuses du poumon. Il explique comment le séjour d'Hyères est favorable aux phthisiques, tandis que Marseille leur est nuisible, quoique sur la même ligne et au bord de la mer ; comment en Afrique, à Constantine, où les fièvres ne règnent pas, les phthisiques se trouvent mal, tandis qu'à Bone et dans le sahel d'Alger les maladies de poitrine cessent et guérissent. Et ainsi se trouvent expliquées les contradictions dans lesquelles sont tombés les médecins jusqu'aujourd'hui; et je comprends ce que M. Costallat ne savait pas s'expliquer, en demandant un établissement pour les phthisiques en Algérie, et je comprends aussi pourquoi à Staouëli personne ne se plaint jamais de la poitrine.

Maintenant, un mot de thérapeutique. La quinine guérit bien, très-bien les affections miasmatiques, continues, (1) rémittentes et intermittentes, en ayant soin de combattre les éléments

---

(1) « Les mêmes causes qui produisent les fièvres intermittentes, produisent aussi des rémittentes et même des continues, comme cela se voit partout et principalement dans l'Algérie. Or, dans ce cas, le quinquina a également toute son action névrosthénique ou fébrifuge. Les habitants de ces climats ont souvent la cachexie marématique sans la fièvre. La diathèse existe, mais le système nerveux, fortifié par son spécifique, ne se met pas en rapport avec l'état morbide du système nutritif, et ainsi les individus, bien portants en tant que jouissant d'un système nerveux et que vivant par ses actes, sont malades quant aux phénomènes de chimie vivante, par lesquels leur organisation participe à la nature végétale. » (*Traité thérapeutique* de MM. Trousseau et Pidoux, t. 2, p. 392.)

morbides concomitants, et sa puissance est vraiment infaillible dans nos maladies endémiques, et d'autant plus sûre et plus prompte que l'affection est plus aiguë, plus fébrile. Mais est-elle chronique, avec des lésions secondaires, surtout du gros intestin, le médecin n'a plus la même assurance en prescrivant le quinquina; quelquefois même il se dit : Là s'arrête sa puissance, et cette intoxication lente et profonde qui mine le malade, cette diarrhée qui le consume, cette fièvre lente qui le dévore et qui est toujours, ce me semble, l'expression d'une localisation grave ou d'une intoxication poussée au plus haut degré, marchent et font leur ravage, en dépit du médicament dont on varie les formes de son mieux. L'opium viendra bien à son aide; mais la lésion intestinale, en s'aggravant, rendra bientôt son emploi inutile; la masse du sang, en s'altérant (car ici il n'y a plus de doute sur cette altération du sang), rendra impuissant et vain l'usage du quinquina. A cette époque, on constate ordinairement une constitution délabrée, la plasticité du sang anéantie et les infiltrations séreuses; dès-lors, il n'y a plus d'accès, plus la moindre rémittence, en aucun cas; il n'y a plus de réaction, le malade s'éteint sans souffrir et sans s'en apercevoir.

N'y aurait-il donc pas lieu de s'adresser à quelque agent thérapeutique, qui eût plus de puissance sur ce que j'appellerai les accidents secondaires des affections miasmatiques, de même qu'on s'adresse à un autre médicament que le mercure, dans les accidents secondaires ou tertiaires de la syphilis?

Un parallèle à établir, c'était celui des maladies de nos ouvriers militaires avec celles de nos frères : d'un côté, une jeunesse florissante sans cesse stimulée par le vin, les passions et le travail; de l'autre, des hommes de tout âge, en général affaiblis et soustraits à la plupart des stimulants. Eh bien! je l'ai fait. Je me suis rendu aux hôpitaux d'Alger. Les chefs m'en ont facilité tous les moyens avec une rare bienveillance; j'ai suivi leurs visites pendant lesquelles ils ont bien voulu entrer dans des détails sur leurs vues pathologiques et thérapeutiques; ils m'ont communiqué leurs rapports de quinzaine, j'ai assisté à des autopsies, et j'ai acquis une certitude assez bien fondée, que nos ouvriers militaires étaient tout aussi facilement impressionnés que nous par le miasme, mais moins profondément, et qu'ils étaient plus promptement rétablis. Leurs maladies sont plus graves par sthénie; nos affections sont plus graves par asthénie. On observe plutôt chez eux des congestions cérébrales et gastriques, et chez nous plutôt l'adynamie; l'entéro-colite est plus fréquente chez eux, la fièvre lente chez nous.

Mais je dois me borner là; je serai heureux de recevoir de vous une réponse; vous ne l'aurez jamais faite plus à propos. Je ne vous parlerai pas de la secousse que j'ai éprouvée dernièrement et dont je me ressens encore..... Dans le mois d'août seul, j'ai dépensé la quantité énorme de 525 grammes de sulfate de quinine; cependant je l'économise beaucoup. Vous connaissez ma dose ordinaire. Dans les cas les plus graves, je ne dépasse pas 1 gramme en vingt-quatre heures, dose qui me suffit. Lorsque l'estomac ne supporte pas le médicament, je le donne en lavements sans en élever la dose, parce que l'absorption en est tout aussi rapide et aussi entière. J'ai été obligé de l'employer quelquefois chez les religieux ou chez nos officiers par la méthode endermique; alors 2 grammes réduits en pommade m'ont suffi pour les vingt-quatre heures. Je le donne souvent pendant longtemps à la dose de 10 à 15 centigrammes, matin et soir, ou plus souvent, suivant les cas; et dans les diarrhées je l'associe à l'opium, en lavement et à dose minime.

DEUXIÈME LETTRE.

Staouëli, 14 septembre 1844.

Mon cher maître,

Vous avez trouvé notre ciel bizarre à votre visite et il l'est toujours. Jusqu'aujourd'hui le vent du désert (sirocco) n'a soufflé que quatre fois, et pendant quelques heures seulement; il a soufflé quelquefois mêlé au vent d'est qui le mitigeait. Nous avons eu de la pluie, du brouillard et du vent jusqu'au commencement de juin. Ce mois a été souvent couvert, et il y a eu des vents presque continuels. Le mois de juillet, pour être plus chaud, n'a pas été exempt de vents violents. Le mois d'août lui a été semblable, si ce n'est que les vents ont été presque continuels; il y a eu aussi des brouillards fréquents, et, vers la fin, des orages terribles; l'un d'eux nous a donné de la grêle et trois ou quatre jours de froid. Enfin, dans les quatorze jours de septembre qui viennent de s'écouler, nous avons eu cinq jours de pluie, des vents violents et peu de soleil, mais un temps ordinairement chaux et étouffé en l'absence du vent. Nos nuits d'été sont fraîches, souvent froides et toujours humides, ce qui n'empêche pas celles de l'hiver de l'être aussi et d'une manière plus prononcée. Il est vrai que cette année passe pour avoir été moins chaude qu'elles ne sont ordinairement. La localité de Staouëli est à celle d'Alger ce que le Dauphiné est à la basse Provence. En résumé, il n'y a point de lieu dont la température soit plus variable qu'ici; aussi, dans le cas que M. Costallat veuille y faire un établissement pour les phthisiques, il faut bien qu'il trouve une autre raison que sa douce uniformité.

Mais, je le dis hautement, il n'y a rien qui m'effraie dans notre situation : les eaux stagnantes, les terres nouvellement défrichées et notre état provisoire suffisent pour expliquer nos maladies. Une fois logés convenablement, et lorsqu'on aura canalisé toutes les eaux, et jusqu'à celles du vieux bassin de la plaine, travail qui doit être le premier entrepris cet hiver, nous serons dans des conditions hygiéniques bien plus favorables, et qui s'amélioreront chaque année, à mesure que la culture nous fournira plus de plantes et de grands végétaux.

Vous ne sauriez croire combien la clinique en Algérie agrandit les vues pathologiques du médecin : une foule de faits s'y présentent sous un jour différent, sous un nouvel aspect; il me semble que la lecture d'Hippocrate me serait maintenant infiniment plus lucide. Je sais bien que tout le monde se vante de bien l'entendre; mais je ne fais pas un grand effort de modestie en avouant que jusqu'ici j'en ai peu profité. Depuis quelques jours, j'ai à enregistrer dix-neuf cas de fièvre continue, soit récidives de fièvres d'accès, soit des sujets non encore atteints. Ces fièvres continues sont celles que j'appelais en France fièvres bilieuses ou gastriques, et cette dénomination suffisait à ma thérapeutique. Ici je dois les appeler fièvres bilieuses continues miasmatiques. Après un ou trois jours de malaise, d'inappétence, de céphalalgie, l'invasion a lieu par des frissons vifs, sans tremblement, puis fièvre ardente, soif, céphalalgie intense, peau sèche et brûlante, pesanteur à l'épigastre, tension aux hypochondres, quelquefois avec borborygmes, toujours avec la bouche amère, l'haleine puante, les urines rares et très-jaunes, le teint jaune. La fièvre, ayant duré deux ou trois jours souvent avec tous les symptômes du *causus*, fait place à la rémittente.

Dans deux cas, j'ai saigné le deuxième jour; dans tous j'ai administré l'émétique du troisième au quatrième jour après la rémittence bien dessinée, et, une heure après le dernier vomissement, 5o centigrammes de sulfate de quinine. Tous ont guéri de cette manière avant le huitième jour. Chez un malade qui n'a pas eu l'émétique au jour désigné, par oubli de l'infirmier, il s'est déclaré hier soir un accès comateux, qui a cessé heureusement ce soir. Un autre m'a offert un teint si

jaune, une fièvre si ardente avec prostration,
des vomissements et des déjections alvines, que
j'ai cru voir une fièvre jaune; il va bien, car, de
la continuité, la fièvre a passé à l'intermittence,
puis le lendemain il y a eu apyrexie complète le
matin et accès régulier le soir. Ces fièvres se sont
aussi montrées dans les villages voisins, à ce que
l'on m'a dit. J'ai pu l'observer à Chéragas, où
j'ai été obligé d'aller voir deux adultes robustes
et pauvres (le médecin du Sahel est en France).
Chez eux la fièvre a été négligée, méconnue; ils
sont dans un état grave. L'un d'eux est au neuvième jour; depuis avant-hier il s'est déclaré une
grosseur dans l'aine, du volume d'un œuf, très-
douloureuse, un vrai *bubon;* la fièvre était
ardente, la langue pointue, d'un rouge brun et
desséchée, etc. C'était un vrai cas de peste. Il y
avait des borborygmes; l'opportunité d'un émétique me semblait passée; je donnai 60 grammes
de sulfate de soude, et de la quinine après; il y a
eu rémittence dès le lendemain. Il va mieux. Ce
cas m'a fait plaisir; car il corroborait dans mon
esprit l'idée que la peste et la fièvre jaune (dont
du reste j'ai observé deux ou trois cas de similitude en juillet) ne sont que l'exagération de l'intoxication miasmatique des marais, peut-être
avec modification du miasme par son mode de
volatilisation et l'espèce de végétaux qui le fournissent; car, pour les miasmes animaux, ils don-

nent lieu aux typhus, que, d'après ces observations, je ne vois pas moyen de confondre avec la peste ni avec la fièvre jaune. Au reste, je sors ici de mon rôle, et je vous en demande pardon ; que ceci ne soit dit qu'en faveur des faits que j'ai observés et qui ont été le sujet d'un entretien avec plusieurs médecins d'Alger qui en ont observé de pareilles. On me fit lire à ce sujet quelques pages de l'ouvrage de M. Boudin sur les fièvres dans les pays chauds, qui m'ont fait plaisir, et m'ont paru sortir de la plume d'un bon observateur et d'un hippocratiste. — Il y a encore quelques dysentériques qui sont bien bas ; j'ai enfin frappé par des topiques énergiques, tels que les vésicatoires à la région ombilicale, et, si j'ai quelque regret, c'est de ne l'avoir pas fait plus tôt.

Recevez, mon cher maître, mes remerciements et mes très-humbles et respectueuses salutations,

P. M. (1),

Médecin de la Trappe de Staouëli.

Voici, au sujet de cette correspondance, une note de M. Cayol, ancien professeur de clinique médicale de la Faculté de Paris.

« Bien que ces deux lettres du P. Muce aient été écrites tout à fait sans prétention et sans au-

---

(1) Le R. P. Muce, toujours médecin à Staouëli, s'appelle aujourd'hui P. Alexis.

cune pensée de publicité, je n'hésite pas à les proposer comme un parfait modèle de description d'épidémie, et à déclarer que je n'ai rien lu depuis long-temps qui m'ait autant satisfait. Je ne puis m'empêcher de dire toute ma pensée, dût-elle blesser la modestie de l'auteur, si toutefois elle arrive jusqu'à lui; il y a plus de véritable science médicale, plus de bonne et sincère médecine, dans ces quelques pages, que dans la plupart de ces magnifiques in-8° de fraîche date, qui, sous le nom de *Médecine clinique,* ou sous d'autres titres plus ou moins captieux, circulent dans les mains de la jeunesse médicale. En lisant les lettres du P. Muce et les réponses de son digne et vénérable maître, on respire un parfum de médecine antique, de science traditionnelle, d'expérience séculaire, en même temps qu'on voit briller la lumière et toutes les découvertes modernes qui peuvent contribuer au bien-être des populations ou à la guérison des malades. On a sans cesse devant les yeux l'image ou plutôt le type du vrai médecin, *vir bonus medendi peritus,* qui se pose en face de la maladie, *acte vital,* c'est-à-dire en face de la vie en souffrance, et non pas en face d'un cadavre doué de certaines propriétés et susceptibles de certaines altérations, d'un médecin, en un mot, qui, toujours à la hauteur de sa noble mission, étudie l'homme vivant et réagissant dans ses rapports avec le monde extérieur et avec les causes pathogéniques. Cette image ressemble peu, on en conviendra facilement, à celle de ces médecins de l'école matérialiste, qui ont tout fait dans l'épidémie la plus désastreuse, lorsqu'ils ont enregistré avec un soin *consciencieux*, comme ils le disent, tous les morts qu'on a pu ramasser sur le champ de bataille, lorsqu'ils ont dressé une statistique *complète* de toutes les lésions cadavériques, en notant que, sur cinq cents morts, cent cinquante avaient des rougeurs dans le gros intestin, deux cents autres dans l'intestin grêle, cent autres des ulcérations, et enfin les autres rien du tout : statistique admirable qui aura le plus grand succès à l'Académie de médecine et même à l'Institut !

« Pourquoi donc le P. Muce ne voit-il pas la médecine sous ce point de vue ? Ce n'est pas cependant, il faut bien le dire, un *demeurant d'un autre âge;* c'est un homme jeune encore, ou du moins dans la force de l'âge ; il a étudié dans nos écoles, il a connu tout ce qu'on y enseigne. Mais il a puisé ailleurs les principes de sa philosophie, et voilà toute la différence. Puisse-t-il nous faire participer quelquefois aux applications médicales de cette philosophie si large, si féconde, si consolante, en laissant arriver jusqu'à nous la suite de ses observations sur les maladies de l'Algérie ?

CAYOL.

30 décembre 1844.

RÉPONSE

Aux deux fragments de lettres qu'on vient
de lire.

La Grande-Trappe, près Mortagne, 4 octobre 1844.

Je ne vois, mon cher ami, rien d'essentiel à
ajouter à ce que vous m'avez communiqué relativement à la grave maladie contre laquelle vous
luttez, ce me semble, avec un très-grand avantage. Le traitement que vous avez adopté me
paraît sage et approprié au caractère et au génie
spécial de l'endémie régnante. Vous êtes donc à
la hauteur de votre affaire ou de votre grande et
difficile mission. Je ne puis que vous rappeler
fort brièvement ce que je vous dis sur les lieux
mêmes, le printemps dernier, et ce que d'ailleurs vous savez aussi bien que moi.

L'avenir sanitaire, et même tout l'avenir matériel de la fondation, se rattache essentiellement
à un bon système d'hygiène *publique* et *privée.*
Avant tout donc, logements spacieux et commodes, aération et propreté toujours et partout, et
particulièrement une exacte, une sévère précaution contre les vicissitudes atmosphériques ; une
alimentation tonique et fortifiante, et même légèrement excitante, afin de maintenir les organes
digestifs dans un état de force et de tonicité con-

venable, sans jamais les surexciter; assurer à tout le monde un sommeil tranquille et continu durant la nuit, et des siestes réparatrices pendant les fortes chaleurs du jour, etc. Voilà pour l'intérieur. — Au dehors, canalisation et plantation : ce sont, comme vous savez, les deux principales conditions de salubrité de Staouëli. Ainsi, creusez des fossés, faites des canaux pour donner de l'écoulement aux eaux de vos nombreuses sources, qui se répandent incessamment sur les terres et les convertissent en marais fangeux. D'un autre côté, faites faire de grandes plantations. Une végétation toujours ou long-temps verdoyante est un puissant moyen eudioplastique, que la nature emploie pour détruire les influences nuisibles de l'air. Les végétaux, comme vous savez, purifient l'air en absorbant le gaz acide carbonique continuellement produit par la combustion et la respiration de tout ce qui brûle et respire sur le globe. Ils décomposent ce gaz, prennent le carbone qui leur est nécessaire pour leur nutrition, et mettent par là l'oxigène en liberté, dont nous profitons; c'est-à-dire que l'acte de la végétation, dans le vaste laboratoire de la nature, change en gaz délétère et mortel un principe éminemment salutaire et bienfaisant; or, ce principe, c'est l'air vital, c'est l'oxigène. Sans doute, vous savez cela depuis bien long-temps. Mais ce que peut-être vous savez moins bien, ou ce que vous pouvez avoir oublié, c'est que la partie verte des végétaux, d'après les expériences d'Ingenhousz, confirmées par celles de Saussure, verse, à la lumière solaire, du gaz oxigène dans l'atmosphère, et à l'ombre, au contraire, du gaz acide carbonique; il faut donc donner aux plantations une exposition directe au soleil. Il est fort utile aussi de planter, autour des eaux stagnantes, des arbres à grand feuillage qui s'élèvent beaucoup et rapidement, tels que les peupliers de Hollande, les platanes, etc. Ces plantations opposent une espèce de barrière à l'expansion des miasmes qui se dégagent des eaux stagnantes ou des marais qu'elles entourent, et de plus elles les absorbent avec les vapeurs aqueuses de l'air ambiant. Ce sont des forêts qui garantissent Rome des redoutables effluves des marais Pontins.

Quant à la partie pharmaceutique de votre traitement, c'est-à-dire votre thérapeutique proprement dite, je crois qu'elle est, comme je l'ai dit, sage, prudente et rationnelle; d'ailleurs elle a déjà reçu la sanction de l'expérience, puisqu'elle vous réussit. Et certes, c'est, ce me semble, assez beau que de dompter et d'abattre net, c'est-à-dire de *couper*, avec le quinquina, des fièvres *continues* dans toute la force de leur acuité. C'est là, je le répète, un beau, un magnifique résultat. Il ne vous reste plus, pour compléter une aussi belle et puissante thérapeutique, qu'à y ajouter une médication qui puisse prévenir ces terribles et funestes localisations, qui emportent enfin inévitablement vos malades. Or, dans ce but, et dans une intention éliminatrice, préventive, ne pourrait-on pas, dès le principe, combiner la médication fébrifuge avec une médication sudorifique et anti-toxique? Les sudorifiques me paraissent d'autant plus indiqués, que vous dites que la *sueur est très-bienfaisante sous le climat d'Afrique*. A cet effet, ne pourriez-vous pas avoir recours aux sudorifiques diffusibles, réactionnels, et aux excitants cutanés aidés et tempérés par la glace, c'est-à-dire à l'emploi de la méthode qu'on a opposée avec succès à l'intoxication du choléra asiatique? Par là vous auriez toujours pour but de soutenir la réaction périphérique et de préparer la voie aux bonnes et légitimes crises, c'est-à-dire aux crises *externes*, et de prévenir en même temps les *raptus* et les congestions splanchniques, qui préparent et déterminent ces fatales localisations viscérales et intestinales, c'est-à-dire les mauvaises et fausses crises, ou les crises *internes*... Et maintenant, si ces localisations surviennent, qu'en ferez-vous? Ces *dysentériques* si bas comme vous dites, faut-il absolument les abandonner sans remède et sans espérance? Ne pourriez-vous pas leur administrer des toniques positifs, les diverses préparations de quinquina, décoction, sirop, vin, des potions cordiales avec l'extrait de quinquina et les eaux de menthe et de cannelle, les vins de Bordeaux et de Malaga surtout, s'il se peut, purs ou étendus? Je suppose toujours que vous avez affaire à une adynamie profonde et réelle ou à une putridité consommée et véritable. Il est possible que, dans quelques cas, les malades succombent, moins par le fait d'une affection locale que par le défaut de réaction générale; car, après tout, les lésions intestinales ou les ulcérations ne sont pas absolument incurables, elles peuvent guérir et se cicatriser. Et qui sait si pour cela un degré donné de réaction générale n'est pas indispensable? D'ailleurs, on ne doit pas perdre de vue que, dès le principe, on a eu à traiter une maladie générale. Rappelez-vous comment on traite les inflammations gangréneuses, le charbon, la pustule maligne, etc., que l'on ne guérit ordinairement qu'en excitant et en soutenant la réaction générale. Cette réflexion peut s'appliquer, du moins particulièrement aux dysenteries adynamiques ou putrides qui manquent de réaction générale suffisante. Vous pourrez même ajouter aux toniques positifs, ci-dessus mentionnés, des toniques astringents, tels que le cachou, le ratanhia et voire même le monesia. Voyez notre *Thérapeutique appliquée*, p. 296, 5e édit. Voyez aussi Stoll qui propose, comme vous savez, un remède qu'il regarde comme héroïque et quasi-spécifique contre les dysenteries putrides. Or, ce remède, c'est la racine d'arnica. Comme il est possible que vous n'ayez pas actuellement sous la main le livre du grand médecin de Vienne, je vais vous en citer le passage relatif à l'emploi de l'arnica.

« Quantis viribus radix arnicæ in putridissi-
« mis dysenteriis comprimendis polleat, soler-
« tissimi primum Collinii nostri experimenta
« demonstrant, qui genuinum præstantissimi
« hujus remedii usum grati debemus, tum alio-
« rum etiam, meaque.

« Nullum certè medicamentum novi, quod
« specifici antidysenterici compellationem ma-
« jori sibi jure possit vindicare.

« Habebunt in posterum medici, qui exerci-
« tuum sanitati præsunt, quo hanc castrorum
« pestem efficaciùs, quam quâcumque aliâ hu-
« cusquè repertâ methodo, profligent.

« In pernicioso alvino fluxu, qui febres mali-
« gnas non rarò comitatur, et, excussâ licet sa-
« burrâ, ob atoniam intestinorum permanet,
« atque universim in omni omninò diarrhæâ à
« viscerum abdominalium imbecillitate natâ, ra-
« dicem arnicæ cuicumque alteri remedio an-
« teire alibi demonstravi...

« Urgente malo, omni alterâ horâ drachmam
« pulveratæ radicis exhibui, ut intra 24 horas
« uncia una cum dimidiâ fuerit absumpta.

« Quantum emolumenti medicina castrensis
« accipiet, si eximiæ vires medicamenti tanto-
« perè antiseptici magis fuerint vulgatæ! (Stoll,
« *Ratio medendi.*)

Quant à ce que vous appelez ces constitutions *délabrées, déplastiquées* et infiltrées, sans aucune réaction vitale et sans ressource, ne pourrait-on pas encore, dans ces cas, tenter la médication tonique ci-dessus mentionnée, que l'on corroborerait, s'il était nécessaire, par quelques préparations ferrugineuses? Encore un mot sur la glace, si vous pouvez en avoir en Afrique. Ne pourrait-elle pas vous être utile (*per epicrasim*) dans quelques cas de fièvre ardente, de *causus,* de *fièvre jaune* ou de *peste,* c'est-à-dire dans ces cas extraordinaires et excentriques qui revêtent la forme extérieure de la fièvre jaune ou de la peste, sans en avoir le caractère essentiel, intrinsèque, ou le génie malin?

Inutile, sans doute, de vous dire avec quelle parcimonie il faut employer les saignées, soit générales, soit locales, surtout à l'égard des religieux de Staouëli, chez lesquels, comme vous savez, la résistance vitale est faible, parce que leurs forces vives et radicales ne sont pas montées au diapason dynamique des autres hommes.

J'ai oublié de vous dire un mot sur la médication vomitive. Je l'approuve beaucoup. Il ne faut jamais la négliger; et, s'il est possible, faites vomir pendant le prodrôme même de la maladie. Un vomitif est non-seulement un moyen éliminateur, mais c'est encore un bon sudorifique et un excellent agent réactionnel. Lind rapporte que plusieurs personnes, étant allées à la chasse vers l'embouchure de la rivière de Gambie, rencontrèrent un vaste étang, où elles se sentirent toutes incommodées; à l'instant même, elles eurent des nausées, des vomissements et des maux de tête très-considérables. De plus, elles étaient tourmentées d'envies de cracher continuelles, occasionnées par une odeur désagréable qui paraissait attachée à leur gosier et à leur palais. Un vomitif administré sur-le-champ suffit pour dissiper tous ces accidents et prévenir probablement l'invasion d'une maladie grave. Cela me rappelle un fait dont j'ai été témoin. Un élève en médecine, occupé à recueillir l'observation d'un individu atteint d'un typhus contagieux, découvre les jambes du malade pour examiner les nombreuses pétéchies qui les avaient rougies; à l'instant même, il se sent comme asphixié et suffoqué par une bouffée délétère qui s'échappe du lit; il se sauve bien vite de l'hôpital pour aller se promener et prendre l'air, au lieu de prendre de suite un vomitif et un bon sudorifique. Aussi, le soir même, il fut pris du typhus avec délire, suivi bientôt d'une immense quantité de pétéchies.

Je termine, mon cher ami, cette longue lettre, en vous engageant beaucoup à relire deux savants et puissants écrits de médecine hyppocratique, où vous trouverez, avec une très-haute philosophie médicale, la clef de la médecine pratique, surtout pour les maladies aiguës. Or, ces excellents ouvrages sont : l'*Analyse appliquée à la médecine pratique*, par Bérard, de Montpellier (au 2ᵉ volume des *Maladies chroniques*, par Dumas), et la *Clinique médicale* de M. Cayol. Lisez et méditez-les et le jour et la nuit : *Nocturnâ versate manu, versate diurnâ.* Pour le traitement des maladies chroniques, attachez-vous toujours à notre *Thérapeutique appliquée.* Mais cela ne doit pas vous empêcher de consulter les auteurs, et surtout les auteurs spéciaux que vous connaissez.

Adieu, mon cher ami, tout à vous,

DEBREYNE.

CHAPITRE VII.

DES TYPHUS.

Nous entendons par typhus, la combinaison de la fièvre simple, élémentaire, avec les éléments ataxique et adynamique, plus la stupeur et l'éruption pétéchiale à peu près constante.

L'élément fébrile peut manquer, surtout au commencement de l'invasion de la maladie, comme on le voit dans quelques attaques de peste, et dans le choléra asiatique que nous regardons comme un typhus.

Le typhus est donc une fièvre aiguë, très-dangereuse et contagieuse, caractérisée par la réunion d'un nombre plus ou moins considérable de symptômes ataxiques et adynamiques, et souvent, au début, de quelques symptômes des éléments inflammatoire et bilieux et catarrhal.

Le typhus, ordinairement épidémique, est le résultat d'une intoxication virulente, animale, au moins pour le typhus d'Europe. On distingue le typhus en typhus ordinaire ou le typhus d'Europe, en typhus d'Amérique ou la fièvre jaune, et en typhus d'Orient ou la peste; nous y ajoutons le typhus d'Asie ou le choléra exotique.

SECTION Iʳᵉ.

DU TYPHUS D'EUROPE.

§ I.

Le typhus d'Europe est la fièvre épidémique et contagieuse qui se développe dans les camps, les armées, les prisons, les hôpitaux, et partout où se trouve rassemblé, dans un espace étroit, un grand nombre d'hommes ou d'animaux sains ou malades.

La première période est marquée, ordinairement, par des symptômes de congestion cérébrale, le mal de tête, la stupeur, la rougeur des yeux et de la face, les vertiges, la somnolence. Au bout de quelques jours, des pétéchies se joignent très souvent à l'ensemble de ces symptômes pléthoriques ou gastriques, etc. Vers le septième ou huitième jour ou à la deuxième période, la scène change, et l'état nerveux ataxique se développe, le typhus se caractérise complètement et arrive bientôt à son *summum* d'intensité. La stupeur augmente, le délire éclate; il est gai, tranquille ou furieux. Quand il est tranquille, le malade rêve sans dormir, c'est l'état qu'on appelle *typhomanie*. Souvent la stupeur se change en coma, ou il survient des mouvements convulsifs, soubresauts des tendons, tremblements, carphologie; la langue est tremblante, sèche et brunâtre; le pouls devient petit, faible, inégal; les forces baissent notablement, la prostration commence, en un mot l'ataxie et l'adynamie se manifestent, se prononcent pleinement et arrivent à leur complète évolution. L'élément adynamique augmente et domine tout le reste, à proportion que la maladie se prolonge; ou, ce qui est assez rare, il diminue progressivement jusqu'au moment de la convalescence.

Voilà en abrégé les principaux caractères du typhus ordinaire ou du typhus d'Europe. Notre sujet ne demande pas de plus amples développements. D'ailleurs, la description générale du typhus est assez connue.

§ II.

Deux mots sur le traitement. On peut admettre ici quatre éléments principaux ou indicateurs, savoir : le pléthorique, le gastrique, l'ataxique et l'adynamique. A ces quatre éléments, correspondent naturellement quatre indications majeures à remplir.

On commencera donc le traitement par une application de sangsues à la tête, à la base du crâne, dans le but de combattre la congestion cérébrale. On emploiera, en même temps, les réfrigérents à la tête, et surtout au moment du délire. Après la saignée locale, on administrera un vomitif qui, en agissant contre l'élément gastrique, produira en même temps un mouvement général d'expansion et de décentralisation salutaire. *Fac ut, per totum corpus dispergatur morbus,* a dit le père de la médecine ; un vomitif, dit un bon praticien, Nysten, en parlant du typhus, peut porter au dehors le principe de la maladie (*Manuel médical*). C'est conforme à l'observation de Lind. Voy. p. 158. « Ces derniers (les vomitifs), portant avec force les mouvements à l'extérieur, augmentent les flux, facilitent, si je puis parler ainsi, l'excrétion des miasmes qui ont été absorbés, et procurent une perturbation favorable. Quand ils ne sont pas contre indiqués, les vomitifs sont, sans aucun doute, les moyens les plus héroïques que l'on puisse employer, au début des maladies provenant d'un principe délétère. » (Batigne, *Médecine pratique*). — Quant à l'élément ataxique, on le combattra avec les antispasmodiques déjà indiqués à la page 104 contre la fièvre dite ataxique pure. — Reste maintenant à attaquer l'élément le plus formidable et qui, comme nous l'avons vu plus haut, domine tout le reste. Or, cet élément, c'est le putride ou l'adynamique consécutif à l'élément ataxique. Il faudra donc lui opposer les moyens indiqués contre l'élément putride ou adynamique, page 80, et dont voici les principaux : vins généreux, particulièrement celui de Malaga, le quinquina, la serpentaire de Virginie, le camphre, l'acétate d'ammoniaque à haute dose; les vésicatoires volants, les sinapismes; les lotions avec l'oxycrat, etc., etc.

Consultez, pour le typhus contagieux, Pringle qui l'a parfaitement décrit; voyez surtout l'excellent ouvrage d'Hildenbrand. Ce savant professeur de Vienne distingue, dans le typhus, huit époques dont les caractères et les symptômes se résolvent et se résument tous dans le peu que nous en avons rapporté.

SECTION II.

DE LA FIÈVRE JAUNE.

§ I.

C'est un typhus ordinairement accompagné de la coloration de la peau en jaune, comme dans l'ictère.

Cette fièvre, extrêmement dangereuse et souvent très-contagieuse, est un composé de la fièvre simple et des éléments adynamique, ataxique et bilieux, avec la coloration de la peau en jaune. Elle règne particulièrement dans les climats chauds, en Amérique, aux Antilles, à Cayenne, etc. Elle y est endémique, et quelquefois épidémique. On l'a vue, au commencement de ce siècle, se développer et exercer de terribles ravages en Europe, en Espagne, en Italie, etc. Elle est caractérisée ordinairement par une fièvre intense, symptômes bilieux, inflammatoires, nausées, vomissements pénibles et douloureux de matières jaunes, vertes, brunâtres, noirâtres, langue jaunâtre ou rouge et sèche; douleur plus ou moins vive à l'épigastre et vers l'hypochondre droit, ou la région du foie; diarrhée ou constipation; chaleur brûlante, âcre et mordicante; agitation considérable, stupeur, anxiété, délire; figure animée, yeux rouges, céphalalgie sus-orbitaire intense; ictère, ou la peau plus ou moins colorée en jaune. Bientôt tous les symptômes bilieux et inflammatoires dont on vient de parler, diminuent, et les symptômes adynamiques et ataxiques augmentent notablement et arrivent à leur *summum*. Il survient des hémorrhagies passives, des taches gangréneuses, les urines s'arrêtent, la prostration arrive, le coma se déclare, le pouls devient petit, faible et misérable, et bientôt la mort fond sur sa victime. C'est la terminaison la plus ordinaire.

§ II.

Quant au traitement de la fièvre jaune, il paraît que, jusqu'à présent, aucun n'a réussi, et que c'est la nature seule qui opère la guérison. On est donc réduit à combattre les symptômes dominants par les moyens qui paraissent les plus appropriés ou les plus convenables. Les vomitifs et les purgatifs ont paru généralement nuisibles. Tous les adoucissants sont utiles, comme les boissons délayantes, les bains tièdes, les lavements et cataplasmes émollients, etc. Nous n'insisterons pas davantage sur une fièvre qu'on n'a point vue étendre ses ravages au-delà du 43e ou 44e degré de latitude. On doit se rassurer contre l'importation d'une maladie qui ne se développe qu'à la faveur d'une haute température, jointe à une humidité constante, et à un sol marécageux ou très-peu élevé au-dessus du niveau de la mer.

SECTION III.

DE LA PESTE.

§ I.

La peste est le plus redoutable et le plus contagieux des typhus, et en même temps la plus cruelle des maladies qui affligent l'espèce humaine. Ce typhus ne diffère des autres que par les éruptions qui le caractérisent d'une manière spéciale; or, ces éruptions sont particulièrement des bubons et des charbons. Son invasion est ordinairement brusque et violente : fièvre forte comme bilieuse, inflammatoire; céphalalgie vive, vertiges, yeux rouges, stupeur; nausées, vomissements, déjections; langue rouge, sanglante, soif ardente, prostration extrême, et tous les symptômes ataxiques les plus terribles; mouvements convulsifs; respiration difficile, haleine et sueurs fétides. Le malade montre un air d'effroi, a le regard sinistre, l'aspect triste et consterné; il est pâle, quoiqu'il ait les yeux rouges. Presque toujours il éprouve un sentiment de châleur brûlante à l'intérieur, comme dans tous les typhus. Très-souvent il survient des hémorrhagies nasales symptômatiques, très-peu abondantes et sans aucun soulagement. Bientôt après, apparaissent les éruptions caractéristiques, les bubons à l'aine ou à l'aisselle, des tumeurs charbonneuses ou autres exanthèmes qui prennent presque toujours un caractère gangréneux. La fièvre devient violente, et le délire frénétique et mortel.

D'autres fois, les malades ont les yeux fixes, ternes, égarés ou rouges, étincelants, exprimant la terreur et l'épouvante, comme chez les hydrophobes. Chez d'autres on observe : tristesse et consternation profondes et inexprimables, larmes involontaires, désespoir absolu dès l'invasion même; face décomposée, terreuse, cadavéreuse, hippocratique; extrémités froides; soif inextinguible, vomissements énormes, tantôt bilieux, tantôt noirâtres, comme dans la fièvre jaune; langue sèche, rougeâtre, brunâtre, noire, quelquefois naturelle; trouble dans la vue, tintements d'oreilles, surdité; aphonie, parole précipitée, bégaiement, anxiété, oppression, prostration extrême; illusions et hallucinations diverses, vaines terreurs, vue de spectres ou de fantômes effrayants, ce qui est propre à la peste; tremblement des pieds et des mains, symptôme commun à tous les typhus; quelquefois diarrhée; incontinence d'urine; mais surtout, nous le répétons, des éruptions charbonneuses, gangréneuses, pourprées, pétéchiales vers les extrémités, et des bubons ou tumeurs glandulaires ou lymphatiques dans l'aine. Quelquefois même, on n'observe d'autres symptômes que les bubons et tumeurs gangréneuses.

On peut rattacher à la peste, sauf les bubons et les charbons, et seulement quant au caractère pernicieux et meurtrier, une fièvre à génie pestilentiel connue sous le nom de *suette*.

Cette maladie terrible se fait connaître et révèle son caractère féroce par des sueurs excessives, une prostration extrême, et sa terminaison, ordinairement funeste, dans l'espace de quelques heures. La suette véritable parut, pour la première fois en Angleterre, vers la fin du 15e siècle. Voici en deux mots quelle était sa marche : d'abord, sueur partielle, puis bientôt après sueur générale excessive, chaleur brûlante à l'intérieur, comme dans toutes les fièvres aiguës mortelles, soif vive; adynamie et ataxie profondes; prostration excessive; grande agitation; délire loquace, suivi d'un penchant irrésistible au sommeil et d'une mort prompte. — Les cordiaux paraissaient faire diminuer le nombre des morts. On aurait pu peut-être y ajouter une infusion de café, comme tonique et stimulant léger dirigé contre le penchant irrésistible au sommeil. Revenons à la peste.

La peste, comme on sait, est produite par des miasmes (matière virulente animée ; voyez la théorie des virus, à l'article du choléra asiatique) qui se transmettent par le contact. Ces miasmes infectent les vêtements, et peut-être aussi l'atmosphère, à une très-petite distance. Ils s'attachent, de préférence, à tous les corps velus, comme à la laine, aux étoffes qui ainsi infectés trasmettent et propagent la peste. Les miasmes ne s'attachent pas aux corps dépourvus de duvet, comme les corps lisses et polis, les métaux, le verre, les objets recouverts de substances résineuses. Enfin, ces miasmes se détruisent promptement, soit par l'immersion dans l'eau ou mieux dans le vinaigre, par les fumigations chloriques, ou par une exposition prolongée à l'air libre.

C'est de ces connaissances positives que sont déduites les principales règles prophylactiques, les mesures préventives et tous les moyens que l'on emploie pour se préserver de la contagion ou de l'infection pestilentielle.

Avant tout, on évite le contact des pestiférés et des objets susceptibles d'absorber les miasmes pestilentiels, ou du moins on ne les touche qu'après les avoir plongés dans le vinaigre, ou, à défaut de vinaigre, dans l'eau. C'est d'après ce principe que, dans les épidémies pestilentielles, les médecins et autres personnes, obligés par devoir d'assister directement les malades, se revêtent de surtouts de taffetas ou de toile cirée, ou plutôt d'un habillement complet de cette espèce de tissu, depuis les souliers enduits de poix jusqu'au chapeau couvert de toile cirée; qu'ils se tiennent à une certaine distance du lit, à trente-trois à trente-quatre centimètres ou un pied, suivant Merteus, et ne touchent les malades qu'avec des gants de taffetas gommé, ou du moins qu'aussitôt après les avoir touchés, ils trempent les doigts dans le vinaigre ou dans l'eau chlorurée. Enfin, ils ont soin de se faire des frictions huileuses sur toute la surface cutanée, de faire un exercice modéré et de s'armer de courage. Car rien ne dispose tant à la contagion que les influences dépressives de la peur et de l'épouvante. L'intoxication morale est la pire de toutes; elle corrode et brise promptement les ressorts de l'âme. De retour chez soi, on quitte ses vêtements et on en prend d'autres; et surtout on observera un régime tonique, fortifiant, et cependant toujours sobre.

Voilà pour la peste, heureusement fort rare en France. Mais quand on est obligé, ce qui est beaucoup plus commun, de se trouver dans d'autres foyers de contagion, dans les épidémies de typhus ordinaire, au milieu des malades atteints d'affections septiques et putrides, on fera bien de prendre également quelques précautions hygiéniques ou prophylactiques, comme celle entre autres de se laver souvent les mains et la figure avec du fort vinaigre, du vinaigre dit des *quatre voleurs,* ou plutôt avec de l'eau fortement chlorurée, comme la solution faite avec trente ou quarante grammes de chlorure de chaux, fondus dans un litre d'eau de fontaine ou de rivière. C'est là, sans contredit, le meilleur désinfectant, puisqu'il détruit directement les miasmes; tandis que les autres ne font que les masquer. On pourrait même aussi s'en laver la bouche, mais en l'affaiblissant et en l'étendant convenablement dans l'eau commune. On mettrait aussi de l'eau chlorurée non affaiblie dans son mouchoir, afin d'en respirer de temps en temps la vapeur par le nez. On en ferait des aspersions dans les chambres ou même sur les lits des malades, ou sur des objets infectés et contagiés. De plus, on aura soin de ne pas avaler sa salive, toutes les fois qu'on se trouvera dans des lieux infectés, etc.

§ II.

Quant au traitement curatif de la peste, on ne peut guère employer que les divers moyens que l'on oppose au typhus ordinaire, suivant l'intensité et la prédominance des éléments morbides; car la méthode analytique des éléments doit dominer toute la pathologie humaine, même la peste, sinon pour appliquer un bon traitement, du moins pour en chercher un. On a beaucoup vanté les sudorifiques au début dans un but d'élimination miasmatique. A cet effet, les frictions huileuses ont été placées en première ligne. Les frictions à la glace ont été aussi beaucoup préconisées par Samoïlowitz. Sans doute, tout cela paraît un bon moyen, si contre la peste il y avait de bons moyens. Cependant, Diemerbroeck, qui est une grande autorité en matière de peste, finit souvent ses observations par ces paroles : *Copiosè satis sudavit, sed absque levamine, mortuus est.*

Il nous paraît rationnel, ici comme partout, de ne rien admettre et de ne rien rejeter d'une manière exclusive et absolue. L'essentiel, c'est de bien saisir les indications que fournissent les éléments initiaux et culminants. S'il existe, par exemple, un élément inflammatoire bien prononcé, pourquoi n'emploierait-on pas les émissions sanguines, bien que la saignée en général ne convienne pas dans la peste. Sydenham, quoiqu'il en ait abusé, l'a employée avec succès; Samoïlowitz y a eu recours aussi, et quelquefois avec avantage. « Nous avons, ce me semble, dit Fodéré, une règle assez sûre pour pratiquer la saignée; c'est lorsque le sujet est très-vigoureux, quel que soit d'ailleurs son âge; qu'il a la tête pesante, douloureuse, les yeux et le visage rouge, des hémorrhagies nasales actives; que les artères carotides et temporales battent avec force; que le pouls est plein, *dur;* que la respiration est gênée; que la langue est rouge, avec un sentiment d'ardeur et de soif; qu'il y a des évacuations sanguines supprimées; que le malade a été livré au vin et à la bonne chère; et surtout si l'on est au printemps, ou durant le souffle du vent du nord. Refuser de saigner, quand tous ces caractères se présentent, sous prétexte de la septicité de la cause morbifique, c'est refuser du secours à la nature, et la laisser opprimer sans lui tendre une main favorable. Hors de la réunion de toutes ou de la majeure partie de ces circonstances, je me garderais bien de recourir aux émissions sanguines. »

De même, si l'on rencontre un élément bilieux ou gastrique initial et dominant, on le combattra par les vomitifs ou les laxatifs suivant l'indication. C'est ainsi que l'on voit quelquefois, dans la fièvre variolique, une saignée ou un vomitif, employés à propos, soulager beaucoup le malade, et faire sortir complètement l'éruption par le mouvement d'expansion que détermine le vomissement, ou par la détente générale que produit la saignée.

Pour ce qui regarde l'élément ataxique, on lui opposera les divers moyens qui ont été indiqués dans le chapitre de la fièvre ataxique. — Les autres éléments, s'il en existe, ne méritent pas qu'on s'en occupe, parce qu'ils ne sont pas indicateurs.

SECTION IV.

LE CHOLÉRA ASIATIQUE OU EXOTIQUE (TYPHUS D'ASIE).

§ I.

Est-il nécessaire aujourd'hui de faire connaître le choléra? Malheureusement, nous n'avons que trop acquis la connaissance de ce nouveau typhus, qui finira, comme a fait la petite-vérole, par se naturaliser en France, si l'on ne s'y oppose pas. Nous verrons plus bas qu'on pourrait peut-être l'empêcher de pénétrer en Europe, si on le voulait absolument et efficacement. Il est à peine nécessaire de donner ici la description du choléra, tant la connaissance de ce terrible fléau est aujourd'hui répandue et vulgarisée. Nous nous contenterons donc de rappeler à nos lecteurs les principaux traits de son effrayant tableau.

Première période, ou période d'évacuation. — Malaise général, abattement insolite des forces physiques et morales; céphalalgie gravative, vertiges; pâleur comme plombée de la figure, avec un commencement d'altération dans les traits; le regard a quelque chose d'extraordinaire, et les yeux perdent leur éclat et leur vivacité. Désir des boissons acides, sécheresse pâteuse de la bouche, nausées, vomissements de matières blanchâtres, aqueuses, glaireuses, insipides, inodores; borborygmes, coliques, diarrhée, selles très-variables, sanguinolentes, verdâtres, jaunâtres, ou même brunâtres, presque toujours mêlées de mucosités blanches; mais le plus souvent elles sont muqueuses, blanchâtres, liquides, semblables à une décoction de riz un peu épaisse. La diarrhée précède ou accompagne presque toujours les vomissements. Les matières de ces deux genres d'évacuations paraissent identiques. Enfin, surviennent des crampes aux extrémités supérieures et inférieures, avec une grande tendance et même un commencement de refroidissement des extrémités. Les crampes et les vomissements forment le *summum* de la première période et le commencement de la deuxième, dont ils ne sont cependant que les symptômes du second ordre.

Seconde période, ou période algido-cyanique, froide-bleue, ou de concentration. — Ici le choléra-morbus est arrivé à son état, c'est-à-dire au degré de son plein développement. On observe alors : refroidissement de toutes les parties extérieures du corps et surtout des extrémités inférieures; cyanose ou coloration bleue bronzée de la peau; altération profonde des traits de la face qui est livide, bleuâtre; elle est tout à fait décomposée, plus qu'hippocratique, et d'un aspect effrayant ; les joues sont creuses, les yeux caves, enfoncés dans les orbites, éteints, affaissés sur eux-mêmes et entourés d'un cercle cyanique ou noirâtre ; la cornée terne, affaissée, mollasse, a perdu son état luisant et poli, et ressemble à celle d'un cadavre. L'ensemble de ces symptômes qu'offre la figure, forme ce qu'on appelle le *facies cholérique*, qui est unique, *sui generis*, et produit une impression ineffaçable qui empêche de le méconnaître jamais. Tous les symptômes les plus fâcheux de la première période, comme les coliques, les vomissements, les déjections alvines, etc., subsistent ou sont accrus, quelquefois même supprimés ou suspendus, sans que le malade en soit mieux. C'est dans le cours de cette période que les crampes, qui se font sentir dans tous les membres, aux régions lombaire et abdominale, au tronc, aux muscles intercostaux, sont si douloureuses et si violentes qu'elles deviennent un tourment affreux pour le malade. La langue est froide et violacée. La voix est toujours très-faible, ou même éteinte. Défaillance, syncopes fréquentes, anxiété et angoisse extrêmes ; diminution notable de l'action du cœur, de là affaiblissement considérable et même absence complète du pouls, c'est-à-dire extinction presque immédiate, dans quelques cas, des battements des radiales, des temporales et de toutes les artères externes, et bientôt des mouvements du cœur, qui deviennent insensibles long-temps avant la mort. La respiration est fort difficile, courte, accélérée, haletante; l'haleine est froide. Les urines sont entièrement suspendues. Le malade conserve ordinairement toute sa connaissance jusqu'à la mort. Si les crampes cessent de le tourmenter, il paraît calme et sans inquiétude, bien qu'il ait le sentiment de sa fin prochaine. Les vomissements et la diarrhée cessent aussi quelque temps avant la mort. Enfin, tout le corps devient livide, bleu, terreux, se transforme en une masse inerte et glacée, passe à l'état d'asphyxie complète, de cadavérisation et de mort absolue.

Voilà la marche ordinaire du choléra abandonné à lui-même. Sa durée est depuis quelques heures jusqu'à trois jours. Lorsqu'on ne fait subir aux malades aucun traitement, ils meurent ordinairement et très-souvent dans les vingt-quatre heures qui suivent l'invasion complète de la maladie. Si, au contraire, on les traite convenablement, et qu'on leur prodigue tous les soins que réclame l'extrême gravité de leur position, on en guérit, en général, au moins la moitié et même quelquefois les deux tiers.

Nous ne parlerons pas de ce qu'on appelle la troisième période, la période de réaction ou la période œstueuse, parce que cette troisième phase ne fait point connaître le fond de la maladie; elle est moins une période ascendante, qu'un acheminement à un état meilleur, ou un commencement de guérison. Il ne s'agit que de la bien diriger ou de la contenir dans de justes limites, afin de prévenir des localisations mortelles. Au surplus, pour de plus amples détails sur l'historique du choléra, voyez la *Gazette médicale* de 1832. On peut lire aussi avec fruit l'*Instruction pratique sur le choléra,* par M. Cayol, ancien professeur de clinique médicale de la faculté de Paris.

§ II.

TRAITEMENT DU CHOLÉRA.

Première période. — Dans les cas les plus ordinaires, l'invasion du choléra épidémique est annoncée par quelques-uns des symptômes précurseurs dont nous avons parlé plus haut, lesquels sont bientôt suivis de borborygmes avec ou sans colique, et de la diarrhée cholérique. Dès-lors, on est au premier degré de la première période, et il y a demi-invasion. Il est donc très-important de ne pas négliger cette diarrhée; elle est le prélude ordinaire du choléra. Il faut donc l'attaquer au plus tôt par la diète, la chaleur du lit et des boissons féculentes chaudes, particulièrement l'eau de riz avec un peu de laudanum, surtout s'il y a des coliques.

En même temps, on couvre le ventre d'un cataplasme bien chaud, arrosé de laudanum, et on fait administrer quelques lavements émollients légèrement laudanisés. Si la diarrhée persiste malgré ces médications émollientes et sédatives, on ne doit pas du tout hésiter à employer les vomitifs, c'est-à-dire seulement l'ipécacuanha. Ce moyen est une ressource précieuse contre le choléra, comme nous le verrons surtout dans la période algide, qu'il y ait ou non des vomissements cholériques. Les vomitifs, outre qu'ils sont éminemments réactionnels, changent ou modifient avantageusement les vomissements, les rendent plus ou moins bilieux, jaunâtres, verdâtres. Il va sans dire que la médication vomitive serait encore plus opportune, s'il existait un élément bilieux ou gastrique.

Si l'on constatait un élément inflammatoire un peu intense, on le combattrait, avant toute autre médication, par des antiphlogistiques appropriés, les saignées générales, semi-générales ou locales, suivant les cas, les circonstances et les principes connus de la fluxion, de la révulsion et de la dérivation, que nous n'avons point à reproduire ici. Nous ne pouvons entrer dans tous les détails pratiques qu'aucun praticien n'ignore, et que d'ailleurs notre sujet ne comporte pas.

Quant au vomissement, s'il est persistant et opiniâtre, le meilleur moyen à lui opposer, c'est l'ipéca, si on ne l'a pas encore administré, et la glace après. A défaut de glace, on pourrait donner des boissons gazeuses, l'eau de seltz très-froide, etc. Si déjà le malade commence à éprouver quelques crampes, on les combattra par des frictions sèches aromatiques, ou avec quelque liniment spiritueux et calmant, dont on imprègne une flanelle bien chaude; une composition qui a été très-usitée, est celle qu'on connaît sous le nom de *liniment hongrois* et qui se prépare ainsi :

Eau-de-vie. . . . . un demi-litre.
Vinaigre fort. . . . . . un quart de litre.
Farine de moutarde. . quinze grammes.
Camphre. . . . . huit grammes.
Poivre. . . . . huit grammes.
Une gousse d'ail pilée.

On met le tout dans un flacon bien bouché, et l'on fait macérer pendant trois jours au soleil ou dans un endroit chaud. On rendrait ce liniment plus calmant, en y ajoutant 12 à 15 grammes de laudanum et de teinture de belladone. La belladone est pour nous, depuis de longues années, l'anti-convulsif et l'anti-tétanique par excellence.

Seconde période. — Pour abréger, nous passerons sous silence tous les moyens externes de caléfaction artificielle, que tout le monde connaît (1); et nous appellerons, tout de suite, l'attention du lecteur sur trois moyens, ou plutôt trois médications, sinon radicales, du moins principales, savoir : 1° l'emploi des sangsues à l'épigastre; 2° l'ipécacuanha souvent répété; 3° les mercuriaux à l'intérieur et à l'extérieur. Voilà les agents thérapeutiques qui nous paraissent les plus rationnels et qui nous inspirent le plus de confiance.

Avant tout, il faut ranimer la circulation si

---

(1) Réchauffer les malades par les seuls moyens externes, ne serait guère que réchauffer un cadavre; car on a vu des malades, qui avaient été glacés et qu'on était parvenu à réchauffer complètement, succomber quelques heures après leur caléfaction artificielle. La raison en est toute simple : il y avait seulement caléfaction, et point de calorification, vu que la circulation n'avait pas été rétablie et que le pouls n'était pas revenu aux radiales. On ne doit cependant pas négliger les moyens externes, comme des applications chaudes de toute espèce, et particulièrement des sachets de sable chaud, placés autour du tronc et des membres. C'est un des moyens de caléfaction des plus commodes et des plus efficaces; il a moins besoin d'être renouvelé, car le sable perd lentement sa chaleur. Les sachets de sable s'accommodent d'ailleurs plus facilement à la forme des parties sur lesquelles ils sont appliqués. On peut aussi entourer le malade de bouteilles pleines d'eau très-chaude, ou de tuiles fortement chauffées et enveloppées de serviettes chaudes; ou de pièces de laine épaisse en plusieurs doubles, chauffées, ou trempées dans l'eau-très-chaude et tordues.

elle est languissante, et la rétablir si elle est suspendue, ce qui arrive presque toujours dans les
périodes algide et cyanique, ou plutôt c'est le
défaut de circulation qui produit l'un et l'autre
de ces états formidables. Si la circulation se rétablit, la calorification se rétablira bientôt aussi.
Mais que se passe-t-il dans la période cyanique,
froide, asphyxique? Presque tout le sang est re-
foulé vers les viscères de la poitrine et du bas-
ventre, dans les poumons, dans les gros vaisseaux et dans le cœur surtout. Ce sang devient
veineux, visqueux, épais, et, par son volume,
embarrasse, engoue le cœur, en paralyse méca-
niquement l'action, et la circulation s'arrête ou
devient presque nulle. Pour faire cesser ce *raptus* et cette centralisation funestes, il faut révulser et dériver lentement, c'est-à-dire ouvrir au
sang une voie d'écoulement, par de petites saignées successives du bras, s'il est possible, et
mieux encore par des sangsues ou des ventouses
scarifiées à l'épigastre, lieu voisin de la centralisation sanguine; ou à l'anus suivant les cas et
les circonstances, mais mieux généralement à
l'épigastre. On laisse couler le sang indéfiniment,
ou l'on fait des applications successives de sangsues ou de ventouses, pour entretenir un écoulement permanent; peu à peu la circulation se ra-
nime ou se rétablit, au fur et à mesure que le
sang coule, parce que l'équilibre des mouve-

ments circulatoires s'établit de proche en proche, la décentralisation s'opère, et les synergies reprennent insensiblement leur empire physiologique. M. le docteur Legrand a déjà employé cette méthode avec succès et sur ses malades et sur lui-même. Voyez la *Revue médicale*, 1849.

Le second moyen que nous avons déjà indiqué pour la première période, c'est lé vomissement provoqué par l'ipécacuanha, qu'il y ait ou non des vomissements ou des déjections alvines. On en donne à peu près toutes les demi-heures, de 60, 75 centigrammes à 1 gramme. Cette méthode, déjà en 1832, avait reçu l'approbation générale des médecins les plus distingués de tous les pays. L'ipéca agit, non-seulement en changeant la nature des vomissements, mais encore comme un puissant moyen de réaction, de calorification et de décentralisation. On soutiendra le mouvement d'expansion opéré à l'aide des vomissements, par des infusions chaudes de menthe poivrée et de sureau, ou par la glace et l'huile de menthe, si les boissons chaudes répugnent au malade; on pourrait donner une foule d'autres remèdes diffusibles, comme l'éther saturé de camphre, l'acétate d'ammoniaque à haute dose, etc. Mais, au moindre indice de congestion cérébrale, on aurait recours à une application de sangsues à l'anus, ou à la base du crâne, suivant l'intensité et la période de la fluxion. On y joindrait, dans tous les cas, les applications réfrigérantes à la tête en permanence.

Un remède très-recommandé par MM. Récamier et Cayol, c'est la teinture, dite de la sœur de charité. Nous citons, d'après le *Journal des connaissances médico - chirurgicales*, juillet, 1849. Dans la commune d'Houplines (Nord), une sœur de charité a sauvé, dit-on, beaucoup de cholériques par l'emploi d'un remède populaire dont la composition est fort simple, et dont les effets sont attestés par de nombreux témoins. En voici la recette :

Racines d'angélique,
—   de calamus aromaticus,
—   de grande aunée,
—   de gentiane : de chaque, 30 grammes.

Mettez macérer dans un litre d'eau-de-vie de genièvre pendant trois ou quatre jours; puis, tirez à clair la liqueur, qui peut se conserver pendant plusieurs années, dans des flacons bien bouchés et placés dans un endroit sec.

La dose de cette teinture est d'un verre à liqueur, et, si la réaction ne se fait pas sentir au bout d'une demi-heure, on en donne une seconde dose.

Enfin, le dernier des trois moyens que nous proposons, c'est l'emploi des mercuriaux à l'intérieur et à l'extérieur. Mais il est nécessaire de dire avant tout sur quel fondement thérapeutique peut reposer la méthode mercurielle. Remontons donc un peu à l'origine, à la génésie et au mode de transmission du choléra ou du typhus d'Asie.

Le choléra ne nous est venu que depuis que les Russes ont communiqué avec l'Inde par terre. Depuis environ trois siècles que l'Europe a des relations commerciales avec l'Asie *par mer*, jamais ce fléau n'avait pu traverser l'Océan. Les équipages des navires européens ont souvent été atteints du choléra, soit sur les bords du Gange, soit sur mer, et là il ne les a quittés qu'après avoir épuisé sur eux toute sa première activité; le *virus* cholérique (1) s'est donc éteint sur mer faute de nouveaux sujets, au milieu desquels il eût pu se nourrir et se reproduire. On doit croire que, si la matière virulente animée du choléra s'attache comme la peste aux marchandises et aux matières inanimées, elle ne peut y rester virtuellement vivante pendant quatre ou cinq mois, ce qui est le temps que met ordinairement un navire pour se rendre de l'Inde en Europe. — Dans les deux voyages que le choléra a faits en Europe, il a toujours suivi la ligne de communication des armées russes, et on l'a vu marcher

---

(1) Que l'on ne s'effraie pas trop d'abord de ce mot *virus,* tout-à-l'heure on en aura l'explication.

d'étape en étape , suivant les lignes habitées jusqu'à Moscou, pour se répandre de là sur le reste de l'Europe. Il s'est arrêté d'abord dans les cités où se fait le plus grand commerce et où se porte le plus grand nombre de voyageurs, dans les villes anséatiques, Berlin, Londres, Paris, Bordeaux, Madrid, etc.

Le typhus d'Asie est donc l'effet d'un virus, et par conséquent il est contagieux. On aurait donc dû chercher à l'arrêter dans sa marche, au moins à sa seconde invasion; on devrait le faire à l'avenir, puisque peut-être on le peut, en rompant toute communication avec l'Inde. (1)

Nous venons de dire que le choléra est le résultat d'un virus et que, par conséquent, il est contagieux; c'est ce que nous allons tâcher de prouver.

Il est certain qu'il est des épidémies qui attaquent les plantes. Ces maladies épidémiques, ou si l'on veut *épiphytiques,* sont produites par des myriades d'animalcules parasites, qui attaquent les végétaux pour s'en nourrir et pour s'y régénérer. Ne peut-il pas en être de même à l'égard des animaux et même chez l'homme? (2) Sans doute;

____

(1) Le choléra asiatique, dit Hufeland, se *propage par contagion et par reproduction miasmatiques progressives.* (*Manuel de médecine pratique,* p. 106.)

(2) Sans connaître la doctrine de M. Hameau sur le vi-

et voilà tout de suite que la gale se présente avec son ciron. Les divers virus visibles que nous connaissons, tels que ceux de la variole, de la vaccine, de la syphilis, de la rage, etc., produisent toujours, quant au fond, les mêmes effets, à l'instar de leurs congénères les animalcules parasites qui attaquent les végétaux : il faut donc que les matières virulentes aient un principe de vie, puisqu'elles agissent comme les animalcules parasites ; car il n'y a que les êtres animés qui puissent se nourrir et se régénérer toujours de la même manière. On peut donc dire que tous les virus, visibles ou invisibles, sont de la matière animée et parasite, qui diffère essentiellement des poisons, des venins et des miasmes. Ces trois derniers se décomposent en agissant, perdent

---

rus, nous avions déjà écrit dans un de nos ouvrages les paroles suivantes : « L'air en est rempli (d'animaux) ; leurs œufs circulent dans les canaux des végétaux, et avec le sang des animaux ; et, dès que les circonstances sont favorables à leur développement, ils annoncent leur présence et leur multiplication jusqu'à l'infini, par des symptômes constants et invariables. Nous ne voyons pas qu'on puisse trouver, ailleurs que dans ces générations invisibles d'animaux ou même de végétaux, les maladies qui ravagent quelquefois nos moissons et nos bestiaux. Et ne peut-on pas soupçonner la même cause, dans quelques épidémies humaines dont les symptômes et la marche sont toujours les mêmes ? » (*Théorie biblique sur la cosmogonie et la géologie*, p. 164.)

toute leur activité, ne sortent pas des corps dans lesquels ils sont entrés, et ne peuvent se régénérer dans d'autres corps ni *voyager*. Ainsi ils s'usent dans l'individu qu'ils ont infecté, et meurent sans postérité, c'est-à-dire sans donner naissance à d'autres produits semblables à eux. De là l'*incontagionabilité* des fièvres intermittentes produites par les miasmes paludéens inanimés. Nous entendons parler ici de tous les poisons minéraux et végétaux et des venins animaux, comme des qualités naturelles et chimiques des êtres; par exemple les venins des crotales, de la vipère, etc. ; les poisons des végétaux, du mancenillier, des upas, etc.; des poisons minéraux, les composés chimiques, etc.; enfin, des miasmes ou exhalaisons qui se dégagent des marais, etc. Les effets de tous ces agents toxiques ne peuvent jamais se reproduire sur d'autres corps; ils ne sont donc pas contagieux ni *voyageurs*.

La matière animée, visible ou invisible, se fait toujours remarquer par trois caractères essentiels et indélébiles : la contagion, l'incubation et la multiplication. Toutes les causes de maladies qui offriront ces trois qualités sont des virus, et par conséquent ces mêmes maladies seront contagieuses.

Les principales maladies virulentes sont les suivantes : la gale, la syphilis, la rage, la variole, la vaccine, la rougeole, la scarlatine, la teigne, la suette, la pustule maligne, la lèpre, la pellagre, le typhus d'Europe, le typhus d'Amérique ou la fièvre jaune, le typhus d'Orient ou la peste, et le typhus d'Asie ou le choléra, etc. Peut-être pourrait-on y ajouter la fièvre typhoïde, alors qu'elle règne épidémiquement *dans les départements*. Comme les fièvres éruptives, elle paraît, dit-on, n'attaquer qu'une fois dans la vie.

Toutes ces maladies cosmopolites et *voyageuses* sont donc dues à un virus, et sont, par conséquent, contagieuses. Cette seule faculté de *voyager* dans une maladie, est suffisante pour établir sa contagionabilité ou son caractère contagieux. Enfin tous les virus, en tant que *matière animée*, obéissent à une loi générale de la nature, en vertu de laquelle chaque être vivant fournit, même aux dépens de son existence, à d'autres êtres, tous les éléments de leur développement et de leur génération. Voyez les *Études sur les virus*, par M. le docteur Hameau. Ce savant a le premier fait connaître, il y a déjà bien des années, l'existence de la pellagre en France. Il attribue cette maladie à un virus animé invisible et persistant. Ce travail de M. Hameau sur le virus est très-remarquable. Voyez aussi la *Revue médicale*, 1849.

Déjà, en 1813, Nacquart avait écrit, dans le grand *Dictionnaire des sciences médicales*, ces paroles remarquables : « Cette base de toute contagion, ce principe, ce germe, nous l'appelons *virus,* et nous disons qu'il est contagieux. Ce qui a lieu pour une seule maladie contagieuse, nous sommes forcés de l'admettre pour les autres contagions, quelles qu'elles soient, par la raison que des phénomènes semblables supposent nécessairement une cause identique. Nous ne craignons donc plus d'avancer que toute contagion est due à un virus ».

Maintenant, venons à l'application des principes ou de la théorie que nous venons d'exposer. Puisque les virus sont animés, ils vivent, et par conséquent ils peuvent être tués; or, qu'est-ce qui tue tous les insectes ou animalcules parasites, depuis le ciron ou le sarcopte de la gale, qui est le géant de toute la famille des virus ? c'est particulièrement le mercure. Il tue tous les parasites visibles, tels que ceux de la syphilis, de la petite-vérole, etc. (1)

---

(1) Le professeur de zoologie à la Faculté des sciences de Rouen, M. Pouchet, annonce à l'Académie des sciences de Paris (séance du 23 avril 1849), qu'ayant eu récemment l'occasion d'examiner les déjections alvines de quatre cholériques, il a pu vérifier qu'il existait dans celles-ci une immense quantité d'infusoires microscopiques, qui ne sont autre chose que le *vibrio rugula* de Müller et de Schrank. Il offre 7 à 81\1,000e de millimètres de longueur. Ses mouvements sont parfois brusques et rapides, aussi un œil exercé parvient-il facilement à le distinguer parmi une foule de granules ou de

Il y a long-temps qu'on a remarqué que les ouvriers qui, dans leur profession, employaient du mercure, étaient exempts de certaines maladies contagieuses. On a également observé que les vénériens, qui usaient de mercure, étaient moins aptes à contracter d'autres maladies virulentes. « Dans certaines fabriques, où l'on manie le charbon animal, le soufre ou le mercure, le choléra ne s'est point montré. La ville d'Idra, voisine d'une mine de mercure, a été préservée, aussi bien que quelques personnes soumises au traitement mercuriel. Tout cela fut attribué aux propriétés insecticides des différentes vapeurs émanées de ces substances. » (Dalmas, *Dictionnaire de médecine.*) Mais voici un fait bien plus remarquable encore : les trois hôpitaux de Paris affectés plus particulièrement aux vénériens, savoir : l'hôpital du Midi, l'hôpital de Lourcine et

---

corpuscules allongés, animés du mouvement brownien, et au milieu desquels il s'agite. M. Pouchet n'a trouvé ces animalcules que dans les selles caractéristiques, ayant l'apparence de l'eau de riz ou du petit-lait, et lorsqu'elles étaient examinées très-peu de temps après avoir été rendues. Il ne les a point rencontrés dans les vomissements. C'est cette même espèce de vibrion, que Leeuwenhoeck découvrit dans les déjections dysentériques.

Suivant M. le docteur Hunault, d'Angers, le choléra serait produit par un virus appartenant à la classe des virus exanthématiques.

la prison de Saint-Lazare, ont été plus ou moins préservés du choléra. (Nous écrivons ceci en mai 1849). L'immunité de l'hôpital du Midi, c'est-à-dire l'hôpital principal des vénériens, avait déjà été constatée en 1832. Il ne mourut alors dans cet hôpital, que des cholériques qui provenaient du trop-plein des autres hôpitaux; mais aucun vénérien n'y devint cholérique. Les vénériens du Val-de-Grâce sont aussi préservés du choléra. M. Ricord, dans sa nombreuse clientèle de vénériens en ville, n'a eu aucun cholérique; M. Vidal, qui fournit ces détails, affirme la même chose. Ajoutez à cela les succès nombreux que les préparations mercurielles ont déjà obtenus contre le choléra. De là, l'emploi du calomel à haute dose en Angleterre, en Russie, en Allemagne; de là aussi, les succès obtenus par M. Serres à l'aide des frictions mercurielles et du sulfure noir de mercure, non plus seulement contre la fièvre typhoïde, mais contre le typhus d'Asie ou le choléra épidémique et contagieux.

Nous lisons dans le numéro de juin 1849, du *Journal des connaissances médico-chirurgicales*, le passage suivant : « La communication de M. Vidal (de Cassis), relativement à la vertu prophylactique du mercure contre le choléra, a provoqué une vive adhésion de la part de M. Robert, ancien médecin du Lazaret de Marseille. Cet honorable médecin a observé une semblable immunité chez les vénériens de cette ville, dans l'épidémie de 1835 (1). Quant aux propriétés curatives du mercure, il les croit suffisamment prouvées par dix-huit observations où les frictions mercurielles ont procuré une guérison radicale presque instantanée. Ces frictions doivent être faites au bas-ventre et au mollet, avec une dose d'onguent mercuriel qui ne soit pas moindre que de 3o grammes à la fois. Une friction avec 8 grammes ne suspend les crampes que momentanément. M. Robert, tout en mentionnant dix-huit succès, ne donne les détails que de deux observations, de la lecture desquels il résulte pour nous que le seul effet bien évident de ces frictions, c'est la cessation des crampes. M. Robert s'appuie sur l'autorité du docteur Carbonel, médecin de l'hôpital d'Aix, qui mentionne également seize succès obtenus en vingt-quatre heures de la combinaison de deux méthodes, l'opium-brut à l'intérieur et les frictions mercurielles. Il a porté la dose de ces dernières à 4 et même 6 onces en quelques heures. M. Carbonel ajoute qu'il ne prétend pas établir que tous les cholériques frictionnés avec l'onguent napolitain ont guéri; mais les crampes ont toujours

---

(1) Le même journal fait observer dans ce même numéro de juin, qu'à Paris l'épidémie épargne toujours l'hôpital du Midi, mais non pas ceux de Lourcine et de Saint-Lazare.

cédé, et même assez promptement, lorsqu'elles ont été attaquées avec vigueur.

« Il ne faut pas cependant oublier que le simple massage, que les frictions seules, suffisent bien souvent pour calmer les crampes, et l'on doit tenir compte de cette remarque, comme de celle qui va suivre, pour bien apprécier l'action du mercure sur les crampes.

« Quant aux effets du mercure sur le choléra même, nous avons déjà, dans le numéro d'avril 1848, rapporté, d'après le docteur Godlewski, de la Dordogne, un cas de guérison à l'aide de frictions mercurielles. Le malade était dans la période algide et asphyxique.

« Ces frictions mercurielles font partie du traitement de M. Serres. Elles sont employées aussi dans plusieurs hôpitaux. En ville, plusieurs de nos confrères s'en sont parfaitement trouvés; quelques-uns même leur attribuent les succès qu'ils obtiennent. Ils affirment au moins que, depuis qu'ils se servent de ce moyen, ils sauvent des malades plus gravement atteints que ceux qui succombaient autrefois. »

Maintenant, si l'on nous demande si le choléra asiatique est véritablement contagieux, nous répondrons affirmativement, et nous dirons qu'il l'est, et comme typhus, et comme produit de l'action d'un virus ou d'une matière animée. Il est contagieux à ce double titre, comme le typlus d'Europe, ni plus ni moins. Sans doute, on traite et on touche les cholériques, le plus souvent impunément, comme on touche les typhiques. Combien de malades atteints du typhus le plus contagieux n'avons-nous pas touchés; combien de temps n'avons-nous pas passé au milieu d'eux, sans avoir jamais contracté le typhus? Cependant bien des médecins ont été atteints du typhus, comme bien d'autres ont aussi été attaqués par le choléra. D'ailleurs, on a vu plus haut le mode de développement et d'importation du choléra en Europe. S'il n'était pas contagieux, à la manière du typhus d'Europe et de la fièvre jaune (nous ne disons pas la peste), il n'aurait pu venir jusqu'à nous.

Par mesure prophylactique contre l'invasion du choléra, nous proposons un simulacre de traitement mercuriel tout à fait simple et inoffensif, afin d'imprégner, de longue main, la masse du sang, d'une certaine émanation ou vapeur mercurielle, qui le rende répulsif ou destructif de la matière animée du choléra, comme on rend le sang antipathique à la variole par son imprégnation vaccinale.

A cet effet, lorsque l'épidémie est encore à une certaine distance de la localité que l'on habite, nous conseillons de faire, tous les soirs en se couchant, une friction légère, dans le creux de l'aisselle, avec gros comme une noisette (quatre grammes) d'onguent gris (onguent mercuriel simple ou avec un huitième de mercure seulement.) Le lendemain, on fait l'onction dans l'autre aisselle et ainsi de suite alternativement. On doit être exact à ne pas omettre, un seul jour, cette petite et facile opération. On augmentera la dose de l'onguent, dès qu'on sera immédiatement placé sous l'influence cholérique. On pourra employer alors l'onguent napolitain à la même dose et de la même manière.

D'après tout ce que nous venons de dire sur le mercure, nous sommes naturellement conduit à l'employer, dans toutes les périodes du choléra, à l'imitation des Anglais, des Russes, des Allemands et de M. Serres. Nous le proposons donc sous la forme du calomel à haute dose, et sous celle de frictions mercurielles avec l'onguent napolitain. Suivant M. Thielmann, médecin en chef de l'hôpital Saint-Pierre et Saint-Paul, à Saint-Pétersbourg, lorsque le choléra est complètement développé, rien n'est plus efficace, pour arrêter les vomissements, que le calomel à la dose de 10 centigrammes avec 50 centigrammes de gomme arabique, pris dans de l'eau glacée, toutes les demi-heures, jusqu'à rémission du vomissement. Après quoi, on continue encore pendant quelque temps le calomel à demi-dose, c'est-à-dire à 5 centigrammes à chaque demi-heure, délayé dans l'eau très-froide, ou mieux, s'il est possible, avec de la glace. Le calomel, administré dans ces conditions, ajoute le docteur Thielmann, paraît arrêter instantanément la sécrétion vicieuse de la sérosité du sang; alors le pouls et la chaleur se relèvent, et le malade se rétablit facilement et promptement (1848).

Nous proposons d'ajouter au calomel l'extrait de belladone, sous la formule suivante :

R. Calomel à la vapeur,   4 grammes,
      Extrait de belladone,   20 centigrammes,
      Gom. adrag. q. s. pour   48 pilules.
Une toutes les demi-heures.

Enfin, ne pourrait-on pas employer les préparations mercurielles dans toutes les maladies à matière virulente animée, c'est-à-dire dans toutes les maladies contagieuses, et comme prophylactiques, et comme curatives même contre la rage? Voici au sujet de cette dernière maladie un fait assez curieux : Daniel Johnton, qui a traité dans l'Inde beaucoup d'individus mordus par des animaux enragés, rapporte que, toutes les fois qu'il eut le temps ou la permission d'imprégner l'économie de mercure, avant la manifestation des symptômes de la rage, ceux-ci furent toujours prévenus. Il ajoute « que parmi les personnes mordues, celles qui, par des préjugés religieux, plaçaient leur espoir dans les prières des brames, mouraient constamment, tandis que celles qu'on faisait saliver étaient invariablement préservées de la rage ». (*Journal général*, t. LXX, p. 266.)

Un autre médecin anglais, Buchan, fait aussi allusion à la méthode de l'Inde. Voici ce qu'il en dit : « Nous devons parler du *fameux spécifique* des Indes-Orientales, comme on l'appelle. Ce remède est composé de *cinabre* et de musc ». (T. III.)

Après la cautérisation, dit Hufeland, il faut *détruire et neutraliser le venin qui a pu pénétrer dans l'organisme, but auquel on arrive surtout à l'aide du mercure.....* Si la rage est déclarée, ajoute-t-il, *toutes les trois heures on fait des frictions mercurielles, principalement au cou, afin de provoquer au plus vite la salivation; et on donne deux grains de calomelas toutes les trois heures, à dose croissante.*

Sans croire, avec Tissot, que le mercure est aussi efficace contre la rage qu'il l'est contre la syphilis, et qu'il peut, non-seulement garantir de la rage, mais encore la guérir quand déjà elle est développée, ne pourrait-on pas employer la méthode de l'Inde, au moins comme préventive chez les personnes qui n'auraient été cautérisées que tard, ou qui l'auraient été mal, soit par la mauvaise qualité du caustique, soit par la difficulté que l'on rencontre quelquefois à cautériser exactement et assez profondément toutes les parties lésées? Nous n'y verrions aucun inconvénient, même à tenter la mercurisalisation dans la rage déclarée. C'est un *meliùs anceps* comme un autre.

Pierre Desault, célèbre médecin de Bordeaux, avait recours au mercure pour *tuer les vers,* qu'il regardait comme les causes de la rage. (*Dissertation sur la rage.*)

Nous ne parlons pas de l'emploi du mercure dans les autres maladies contagieuses, telles que la rougeole, la scarlatine, etc. On sait assez que les Anglais n'épargnent pas le calomel dans le traitement des fièvres éruptives. Passons maintenant à la fameuse *fièvre typhoïde.*

CHAPITRE VIII.

FIÈVRE DITE TYPHOÏDE.

§ I.

Depuis environ 20 à 25 ans, un très-grand nombre de médecins appellent *typhoïdes* toutes les fièvres adynamiques et ataxiques pures, et généralement toutes les fièvres aiguës graves, qui présentent quelques symptômes de l'un ou de l'autre des éléments adynamique et ataxique, qu'il y ait ou non stupeur, *typhos.*

Il est même des médecins qui qualifient de *typhoïdes* toutes les fièvres aiguës continues, sans tenir compte de la différence, ni des symptômes ou des formes extérieures, ni de l'intensité des maladies. D'autres appellent exclusivement typhoïdes, toutes les fièvres où l'on découvre des lésions intestinales, et, comme celles-ci ne sont pas constantes, il s'ensuit que, pour reconnaître le caractère certain et anatomique, il faut attendre que le malade soit mort.

Dans l'épidémie qui a régné à Philadelphie, en 1835 (*typhus fever*), les glandes de Peyer étaient parfaitement saines. Cette maladie était donc une fièvre qui existait par elle-même, indépendamment de toute lésion intestinale; c'était donc une fièvre *essentielle*, c'est-à-dire, pour nous, la combinaison de la fièvre simple, élémentaire, avec les éléments adynamique, ataxique, etc. D'ailleurs, cette absence de lésion folliculeuse a été également constatée dans les fièvres typhoïdes sporadiques. MM. Louis et Andral ont signalé des cas qui ont présenté tous les symptômes de la fièvre typhoïde, sans qu'il y eût aucune altération dans les glandes de Peyer et les follicules de Brunner, ni même dans la muqueuse de tout le tube digestif. M. Bouillaud, dans son *Traité des fièvres essentielles,* cite beaucoup d'observations sans lésion spéciale des plaques de Peyer. M. Chomel, dans son cours, s'exprime ainsi : « Plusieurs observations rapportées, soit par M. Louis, soit par M. Andral, démontrent que, dans quelques cas où pendant la vie les symptômes avaient été exactement ceux qu'on observe dans la maladie typhoïde, l'ouverture du corps, faite par les hommes les plus versés dans ce genre de recherches, n'a présenté dans le conduit intestinal aucune des altérations propres à cette affection, ni aucune autre lésion à laquelle les symptômes pussent être rattachés. *Ajoutez à cette considération* que, si, comme nous l'avons vu, quelques sujets qui succombent n'ont qu'un petit nombre de plaques affectées, n'en ont que deux, qu'une seule, *qu'une portion même d'une seule plaque,* cette décroissance progressive dans l'étendue de la lésion diminue manifestement l'importance qu'on lui a donnée, et conduit par degrés à l'absence de toute lésion de ce genre; et d'ailleurs, à quelle espèce de maladie rapportera-t-on les faits peu nombreux dans lesquels, pendant la vie, les symptômes ont été ceux de la fièvre typhoïde, et dans lesquels, après la mort, on n'a point trouvé la lésion accoutumée? Son absence doit-elle suffire pour enlever à la maladie son caractère, et en faire une affection indéterminée, qui différera de toutes les maladies renfermées dans les cadres nosologiques, et sera semblable en tous points, un seul excepté, à la fièvre typhoïde? Je ne le pense pas, et, quelque grave que soit pour moi l'opinion de M. Louis, je ne puis la partager sur ce point ». (Chomel, *Leçons recueillies par M. Genest,* p. 528.)

Il suit de ce qui précède, que des groupes de symptômes adynamiques et ataxiques, qui constituent des formes typhoïdes unies à l'élément fébrile ou à la fièvre simple, peuvent avoir une existence indépendante de toute lésion intestinale; et, s'il n'existe aucune lésion intestinale, comment alors qualifier un composé d'éléments morbides qui n'offre point de caractère anatomique?

On a vu, par contre, la dothinentérie se développer et arriver jusqu'à l'ulcération, sans aucun trouble dans la circulation, sans fièvre, sans douleur ni ballonnement du ventre.

Depuis environ une cinquantaine d'années, la nomenclature de la pyrétologie a singulièrement varié en France, surtout pour les fièvres graves. Voici, sous ce rapport, les principales phases que nous a présentées la maladie que l'on appelle aujourd'hui généralement *fièvre typhoïde : fièvre ataxo-adynamique* (Pinel); *fièvre entéro-mésentérique* (Petit et Serres); *gastro-entérite* (Broussais); *dothinentérie* ou *dothinentérite* (Bretonneau); *entérite folliculeuse* (Cruveilhier, Billard, etc.); *exanthème intestinal*, etc. (Beaucoup de médecins); *fièvre typhoïde* (Chomel); *affection* ou *fièvre typhoïde* (Louis); *état typhoïde* (Andral); *entéro-mésentérite* (Bouillaud et Forget); *iléo-dycludite* (Bally); *entérite septicémique* (Piorry), etc.

D'où proviennent toutes ces variations arbitraires? de ce qu'on n'a point adopté une forme de fièvre fixe et invariable, au moins quant au fond.

Il eût été, ce nous semble, et plus rationnel et plus logique de n'imposer la dénomination de *fièvre typhoïde* (1) qu'aux fièvres non contagieuses, qui se présentent sous la forme du typhus, c'est-à-dire avec stupeur, et des symptômes adynamiques et ataxiques, plus ordinairement la douleur sourde et le gargouillement de la région iléo-cœcale. On verra ci-après la définition et la description sommaire de ce que nous entendons par *fièvre typhoïde*. Ces fièvres n'auraient alors que l'apparence ou la forme extérieure du typhus, suivant le mot *typhoïde,* et non la nature et le fond du typhus, ou de la fièvre *typhode* des anciens.

Nous pensons que cet état ou élément typhoïde est bien moins le résultat constant d'une inflammation ou de la lésion exanthématique des follicules intestinaux, que d'une altération du

---

(1) Nous n'avons jamais reconnu la nécessité de ce changement, parce que la fièvre dite *typhoïde,* qui n'est qu'une superfétation de la pyrétologie, n'a point, à nos yeux, une portée thérapeutique réelle et incontestable, à moins toutefois qu'on ne prouve sa spécificité et sa contagionabilité : et alors nous proposerions un traitement spécial dont nous parlerons plus loin.

sang (1), ou plutôt d'un vice ou d'un trouble quelconque de l'hématose et de l'innervation.

Les lésions intestinales sont plutôt le résultat de la fièvre elle-même, comme nous l'avons déjà insinué précédemment. N'en est-il pas de même de ces engorgements spléniques, pulmonaires, etc., que l'on rencontre si souvent à l'ouverture d'individus morts de fièvres typhoïdes? Il n'est point de médecin qui n'ait observé de ces pneumonies survenues vers la fin des fièvres graves.

M. Louis, relativement à l'influence de la fièvre sur la production des lésions locales, s'exprime ainsi : « Les fréquentes lésions de la membrane muqueuse des voies digestives et d'une foule d'autres organes, chez des sujets qui

---

(1) *In febribus petechialibus, sanguis valdè fluidus, serosus ac solutus.* (Hoffmann.) — On trouve la même observation dans Grant. *(Recherches sur les fièvres.)* — Cette fluidité du sang est souvent constatée dans la *Clinique médicale* de M. Andral. — Les dernières expériences de MM. Andral, Gavarret, Becquerel, etc., ont confirmé la réalité du fait ci-dessus énoncé : elles prouvent que, dans les fièvres dites essentielles ou regardées comme telles, il y a diminution ou tendance à la diminution de la fibrine du sang, et que dans les phlegmasies, au contraire, la proportion de fibrine est augmentée. M. Magendie regarde aussi la défibrination du sang comme la cause prochaine de la fièvre typhoïde.

succombent à des maladies aiguës, de quelque
nature que ce soit, prouvent que quand une affection de cette espèce donne lieu à un mouvement fébrile de quelque durée, la plupart de nos
viscères sont bientôt le siége de lésions plus ou
moins profondes; la muqueuse digestive comme
les autres, pas plus souvent, moins souvent
même que quelques autres, la rate par exemple,
qui était plus ou moins altérée dans tous les cas
d'affection typhoïde, hors quatre. Loi importante, qui peut, si je ne m'abuse, simplifier
beaucoup l'étude de la pathologie qu'on aurait
peut-être dû trouver *à priori;* car quelle cause
en apparence plus capable de produire toutes
sortes de maladies et de lésions, qu'un mouvement fébrile plus ou moins violent, et quelquefois de longue durée? » (*Recherches anatomiques, pathologiques et thérapeutiques, sur la
maladie connue sous les noms de gastro-entérite, de fièvre putride,* etc., 1829.) Cette citation est de la *Revue médicale,* faite d'après la
1re édition. Nous ignorons si M. Louis a conservé
ce passage dans sa seconde édition que nous n'a-
vons pu nous procurer. Cette loi importante
dont parle M. Louis, M. Cayol, que M. Louis ne
cite pas, l'avait déjà fait connaître en 1824.

M. Louis dit ailleurs : « L'altération de la circulation à laquelle se rattachent en partie les
symptômes fébriles, semble être la cause exci-

tante des lésions accessoires ». Et ailleurs encore :
« La fièvre ne dépend pas des lésions secondaires, car elle les précède et n'augmente pas lors
de leur apparition ». M. Sandras affirme que les
plaques de Peyer se rencontrent dans une foule
d'autres affections; elles étaient communes, dit-
il, dans certaines périodes du choléra.

M. le docteur Meynier, au sujet des lésions
intestinales, s'exprime ainsi : « Je me rappelle
qu'il fut une époque où je n'ouvrais pas un cadavre d'individu mort, après une maladie pulmonaire *quelconque*, sans trouver les cryptes de
Brunner développés, les plaques de Peyer ulcérées. C'était en 1829, dans le service du savant
M. Gasc, au Gros-Caillou, et pourtant, durant
la maladie pulmonaire, pleurésie, pneumonie,
phthisie, etc., il n'y avait eu aucun symptôme
typhoïde! Un médecin d'une aussi grande expérience ne s'y serait pas trompé ».

Si l'élément typhoïde est le résultat de la viciation de l'hémathose et de l'innervation, la
forme fébrile doit être à peu près constamment
la même quant au fond. C'est une maladie générale de toute la substance, *totius substantiæ*.
Cette opinion de l'altération du sang et du trouble de l'innervation est aujourd'hui généralement
reçue. La fièvre typhoïde, envisagée à ce point
de vue, aura donc désormais une forme extérieure fixe, quel que soit son caractère anatomi-

que. Or, cette image ou ressemblance du typhus se traduira par le groupe de symptômes suivants : la fièvre simple ou élémentaire, combinée avec l'élément typhoïde ainsi exprimé :

Décubitus dorsal; fièvre, pouls fréquent, peu développé, de 90 à 120 ordinairement; chaleur cutanée vive et âcre; céphalalgie plus ou moins intense et constante, stupeur, somnolence, assoupissement, rougeur des yeux, plaques violacées aux pommettes, tintements d'oreilles, vertiges (1), trouble intellectuel à diverses nuances, courbature, brisement des membres, prostration, accablement ou agitation, soubresauts des tendons. Soif, sécheresse de la bouche, de la langue, ou enduit brunâtre, noirâtre ou fuliginosité de la langue, des gencives et des dents; très-souvent diarrhée, quelquefois constipation, ventre ballonné, douleur sourde et gargouillement à la région iléo-cœcale, surtout à la pression : c'est un symptôme presque constant. Souvent il y a épistaxis et éruption pétéchiale, ou taches rosées lenticulaires. Enfin, souvent légère affection catarrhale, bronchique ou pulmonaire. Voilà en peu de mots la description de la fièvre typhoïde arrivée à sa période d'état, c'est-à-

____

(1) *Febres vertiginosæ et cum tenuis intestini morbo perniciem intentant.* (Hipp.) Ce passage des Coaques est aussi curieux que remarquable.

dire de son plein développement; et alors seulement cette maladie doit être appelée *typhoïde*,
afin d'éviter à l'avenir toute erreur de diagnostic,
qui a pour effet de tromper le monde et la science
par des résultats thérapeutiques faux et men-
songers.

Voilà donc l'ensemble des symptômes graves
qu'on peut appeler, si l'on veut, *fièvre typhoïde*.
Mais surtout qu'on ne donne pas ce nom à toute
autre fièvre aiguë qui n'offre pas ces symptômes,
au moins les principaux d'entre eux, sans quoi
on ne parviendra jamais à s'entendre dans le
chaos des maladies typhoïdes. Mais, dira-t-on
peut-être, vous nous tracez le tableau du typhus
lui-même. Nullement. Nous n'en tirons qu'une
pâle copie, nous n'en reproduisons qu'à grands
traits la forme extérieure. Il faut se rappeler ici
que le typhus d'Europe est la fièvre épidémique,
contagieuse et très-dangereuse, qui se développe
dans les camps, les armées, les prisons, les hôpitaux, et partout où se trouve resserré dans
un espace étroit un grand nombre d'hommes ou
d'animaux sains ou malades (1). Le typhus

---

(1) On a pourtant observé assez souvent des fièvres épidémiques très-graves qu'on a regardées comme contagieuses, et qui cependant ne paraissaient pas être le résultat
d'un grand rassemblement d'individus dans un espace très-
resserré. C'étaient, selon nous, de véritables typhus qu'on

provient donc de causes extérieures, de miasmes (1) animaux, et par conséquent il est le résultat d'une intoxication ou empoisonnement virulent; tandis que la fièvre typhoïde est le plus ordinairement produite par des causes internes, individuelles, les chagrins, les peines, les excès de tous les genres, les veilles et travaux excessifs, etc. Ce n'est donc pas l'encombrement qui produit la fièvre typhoïde, et de plus elle ne paraît être ni épidémique, ni contagieuse, au moins ordinairement; et c'est ce qu'on constate parfaitement à Paris, par exemple, où elle est véritablement endémique. On connaît l'immunité des vieillards pour la fièvre typhoïde ou la dothinentérite; il n'en est pas de même pour le typhus. La marche de celui-ci est aussi sensible-

---

a particulièrement signalés dans les campagnes où il est ordinairement très-aisé de constater la contagion. Et, en admettant la contagion, ne pourrait-on pas admettre aussi que les premiers malades sont sortis d'un foyer d'infection animale, qui a pu avoir lieu dans une seule habitation? Si l'on ne veut pas que ces fièvres épidémiques rurales soient le typhus contagieux, il faudra admettre alors qu'il existe des fièvres typhoïdes contagieuses , et de là une nouvelle confusion , un nouveau chaos.

(1) Nous employons ici le mot *miasme* dans le sens qu'on lui donne communément, et non dans celui de la théorie nouvelle sur les virus, que nous avons exposée dans le chapitre des typhus : voyez-y l'article du choléra ou typhus d'Asie.

14

ment plus rapide que celle de la fièvre typhoïde : le typhus est presque toujours jugé au quatorzième jour, tandis que la dothinentérie a ordinairement une durée beaucoup plus longue.

Quant au caractère anatomique, il paraîtrait qu'on trouve, dans les deux maladies, les mêmes lésions intestinales. M. Cruveilhier affirme avoir ouvert, de 1810 à 1814, un grand nombre de sujets morts de typhus, et avoir trouvé des lésions parfaitement identiques à celles que l'on constate dans la fièvre typhoïde. Ceci paraît militer en faveur de l'opinion de ceux qui soutiennent l'identité des deux maladies, comme par exemple M. Gaultier de Claubry, qui, par conséquent, regarde aussi la fièvre typhoïde comme contagieuse.

Voici enfin, sur la fièvre typhoïde, quelques aphorismes de la médecine numérique :

« La fièvre continue (affection typhoïde) ne s'observe pas après l'âge de quarante ans.

« Elle n'atteint le même individu qu'une fois dans la vie... L'immunité est acquise au moyen d'une première attaque....

« Elle ne dure jamais moins de quatorze jours.

« Elle est contagieuse, au moins dans les départements. » (M. Louis, *op. cit.*)

Ces passages, relatifs à la fièvre typhoïde, font allusion aux fièvres éruptives auxquelles on a assimilé la dothinentérie. Dans ce cas, la fièvre typhoïde serait, comme la variole, la rougeole et la scarlatine, une maladie générale *suivie* d'une éruption ou d'un exanthème intestinal. De là aussi, suivant M. Louis, la raison de la contagion de la fièvre typhoïde; mais il faut faire remarquer à M. Louis que la petite-vérole est aussi contagieuse à Paris que dans les départemens. Mais, d'ailleurs, aujourd'hui qui pourra avoir la pensée de faire dépendre les fièvres éruptives de l'exanthème cutané, ou la fièvre typhoïde de l'exanthème intestinal? Est-ce que la fièvre de la petite-vérole ne précède pas l'éruption variolique? De même donc la fièvre, dans la dothinentérie qui n'est, dit-on, qu'une imitation de la petite-vérole ou une variole interne, précède l'éruption intestinale.

Il est curieux de voir les médecins, tant dogmatistes que praticiens, après avoir subi le joug du despotisme de la localisation pendant quelque temps, le secouer de nouveau pour revenir à l'essentialité fébrile, vers laquelle inclinent aujourd'hui tous les bons esprits. Pour eux, la place naturelle de la fièvre typhoïde est à côté de la peste, de la fièvre jaune, du typhus d'Europe, des exanthèmes. Voyez le *Compendium* de MM. Monneret et Fleury.

Mentionnons encore brièvement l'opinion de plusieurs praticiens. Suivant M. de Larroque, c'est l'altération de la bile qui cause tous les désordres dans les appareils organiques; de là sa méthode évacuante exclusive. Nous avons déjà vu que, d'après M. Andral, c'est l'altération du sang, la diminution de la fibrine, qui donne lieu à la fièvre typhoïde. De là, les hémorrhagies, les éruptions pétéchiales, la gangrène, etc. — Pour M. Piorry, la fièvre typhoïde est un composé de divers états organo-pathologiques. La *septicémie* ou l'altération septique du sang, est pour beaucoup dans la production des phénomènes généraux de la fièvre typhoïde. A sa Clinique, ce professeur s'applique à démontrer arithmétiquement la prédominance de tel état organo-pathologique sur tel autre. Il exprime la différence par des chiffres : c'est ainsi, par exemple, que, dans telle fièvre typhoïde, l'intestin est malade comme 6, la rate comme 4, et le poumon comme 2; tandis que dans une autre fièvre, l'intestin ne sera plus affecté que comme 3, la rate le sera comme 5, et le poumon comme 4, et ainsi de suite. Chaque organe, comme vous voyez, reçoit son chiffre proportionnel, suivant sa mesure de souffrance et sa capacité pathogène. Voilà, certes, de la médecine exacte, s'il en fut jamais! Suivant M. Gendrin (1849), la fièvre typhoïde est aussi le résultat de l'état septique du sang. L'intoxication est produite par des miasmes, surtout par des miasmes provenus du règne animal. Elle agit d'abord sur les ganglions lymphatiques inguinaux, axillaires, sous-maxillaires, bronchiques et mésentériques, que l'on trouve engorgés comme dans la peste, mais à un degré beaucoup moindre. C'est plus tard que se développe l'inflammation des plaques de Peyer, l'engorgement de la rate, la bronchite. Ce sont des lésions consécutives, résultant de l'état général septique préexistant. (*Leçons cliniques faites en* 1849.) Cette fièvre typhoïde de M. Gendrin ne paraît pas différer du vrai typhus d'Europe ou du typhus ordinaire, nouvelle occasion de confusion pyrétologique. Vit-on jamais une anarchie plus complète dans la pyrétologie?

§ II.

TRAITEMENT DE LA FIÈVRE TYPHOÏDE.

Nous abordons enfin le traitement de la fièvre typhoïde : c'est la grande question de notre époque; question capitale qui fait le désespoir des médecins les plus sages, les plus habiles et les plus expérimentés de l'Europe, parce qu'aucune médication, ni antiphlogistique, ni évacuante, ni tonique, n'a réussi jusqu'à présent, comme méthode générale et indépendamment de toutes les constitutions médicales (1). Cette proposition

____

(1) Il est vrai, on ne croit plus aujourd'hui aux consti-

est une vérité incontestable et universellement incontestée.   -

Avant d'entrer directement en matière et en présence d'une tâche si importante et si ardue, nous allons reproduire et proclamer comme principe irréfragable de médecin pratique le passage suivant de Stoll : *Indicatione incertâ maneas in generalibus; febre nundùm determinatâ ab usu remediorum heroïcorum abstineto; utere methodo solùm indirectâ; subindè solùm licet hâc negativâ medicatione uti..... Si dubites de evacuatione instituenda, evacuationes fiant exploratoriæ per enemata, eccoprotica, exiguas phlebotomias, etc. Ne maneas totus in unius febris ideâ, sed esto perattentus et cautus in diversarum febrium differentes methodos requirentium commistione.*

Voilà le premier et le plus saint des dogmes de la médecine pratique. Il doit constamment présider au traitement de toutes les fièvres aiguës graves. Il doit donc être l'éternelle devise du médecin prudent et probe, c'est-à-dire du vrai médecin. Cette sage maxime était aussi la règle de conduite du grand Sydenham. « Quant à moi, dit-il, j'avouerai franchement, qu'ayant à traiter des fièvres dans lesquelles je ne voyais pas clair,

---

tutions médicales. Les progrès de la médecine *exacte* les ont supprimées.... *Nous avons changé tout cela.*

et ne connaissant pas encore la route que je de-
vais suivre, j'ai pourvu plus d'une fois à la sû-
reté du malade et à ma propre réputation en ne
faisant rien du tout; car, en veillant sur la maladie, afin de trouver l'occasion favorable d'entreprendre quelque chose d'avantageux, la fièvre se
dissipait insensiblement d'elle-même, ou bien elle
prenait un type qui me faisait connaître par quelles armes il fallait la combattre. Mais une chose
déplorable, c'est que la plupart des malades,
ne sachant pas qu'il est également du devoir d'un
habile médecin de ne rien faire en certaines occasions, et d'employer en d'autres les plus puissants remèdes, ils attribuent à sa négligence
ou à son ignorance ce qu'ils devraient regarder
comme un effet de sa probité ou de sa bonne foi;
puisque le plus extravagant empirique est aussi
en état d'accumuler remèdes sur remèdes, et
qu'il a coutume de le faire davantage que le plus
sage médecin. » (*Médecine pratique de Sydenham, trad. par Jault, t. i, p.* 320.) Cet illustre
praticien avouait, avec une candeur admirable,
que les premiers malades qu'il traitait dans une
épidémie grave, couraient des dangers sérieux,
jusqu'à ce qu'ayant reconnu, par une application
et un soin extraordinaires, le vrai caractère de
l'épidémie, il pût l'attaquer avec une entière
confiance.

On a proposé quatre méthodes principales de

traitement contre la fièvre typhoïde : 1º la méthode des délayants; c'est la médecine expectante et vigilante; c'est peut-être souvent la meilleure, mais seulement à la première période de la maladie; 2º la méthode par les antiphlogistiques, qui peut aussi trouver son application; 3º la méthode par les évacuants, qui a bien aussi son mérite; 4º enfin la méthode par les toniques, qui est la dernière ancre de salut. Examinons donc successivement la valeur pratique de ces divers traitements au point de vue de notre doctrine analytique des éléments.

Que le lecteur veuille bien se souvenir que nous ne parlerons que du traitement qui convient à la fièvre typhoïde arrivée à son état, ou à sa seconde période pleine, telle que nous l'avons exposée plus haut; car, au point de vue de la thérapeutique des pyrexies, nous ne reconnaîtrons la fièvre typhoïde que lorsqu'elle se montrera à nous sous cette forme spéciale et invariable, au moins pour le fond. Quant à sa première période qui peut comprendre environ un septenaire, elle sera censée inflammatoire, bilieuse, etc. Cette première période, sous le rapport du traitement, n'est pas censée faire partie de la fièvre typhoïde; on la traitera comme première période de fièvres dites essentielles, suivant le traitement respectif de chacune d'elles. Seulement, il faudra se rappeler l'élément initial de ces premières périodes, avant de commencer le traitement définitif de la fièvre typhoïde. Si, par exemple, l'élément initial et dominant de la période qui a précédé la fièvre typhoïde a été inflammatoire, ce sera un motif déterminant pour l'adoption du traitement antiphlogistique; s'il a été bilieux, il autorisera l'emploi des médications évacuantes, et ainsi de suite. Avant d'exposer notre propre traitement, nous allons présenter un aperçu raisonné, analytique et critique de ceux des autres médecins les plus en vogue de l'époque actuelle.

La médecine expectante en général ne convient que dans la première période de la fièvre typhoïde, c'est-à-dire dans les périodes inflammatoire, bilieuse, muqueuse, etc., dont il ne s'agit pas ici, et dont nous avons parlé en exposant le traitement des fièvres inflammatoires, bilieuses, etc. A notre point de vue, comme nous l'avons déjà dit, il n'existe point de première période pour la fièvre typhoïde, à moins qu'elle ne soit évidemment épidémique.

A mon début dans la carrière médicale, dit M. le docteur Matthieu, j'ai commencé par user de la médecine expectante pour les fièvres typhoïdes. *Tous* mes malades, sérieusement affectés, mouraient après quinze à vingt jours de maladie. La médecine expectante a donc été employée ici à une période très-avancée, puisque tous les malades qui y ont été soumis ont succombé. Nous avions déjà dit, dans un autre ouvrage, que « la médecine purement expectante est souvent insuffisante, et que dans un grand nombre de cas il est nécessaire de réprimer ou d'exciter les systèmes sanguin et nerveux, quelquefois même de modifier l'appareil digestif et de provoquer de salutaires évacuations ». (*Thérapeutique appliquée*, p. 6, 3ᵉ édit.)

On parle beaucoup de la grande puissance de la médecine expectante. Un grand nombre de médecins, surtout depuis Dance, la préconisent peut-être avec un peu trop de confiance. L'opinion de Dance, comme on sait, était que les guérisons des fièvres typhoïdes sont dues le plus souvent aux seuls efforts de la nature; que les traitements par les émissions sanguines, les évacuants et les toniques, sont funestes ou n'ont que des succès passagers et contestables, et que par conséquent on devrait se renfermer dans une médecine expectante bien interprétée. M. le docteur Chardon affirme « avoir vu nombre de malades, dans le plus haut degré de la fièvre typhoïde, arriver à la guérison sans avoir pris aucun remède. » (*Journal des connaissances médico-chirurgicales*. 1837.)

Sans doute, on cite une foule de faits de fièvres graves où la médecine expectante, c'est-à-dire la diète et l'eau, a suffi à la guérison des malades.

On a vu des épidémies, et nous-même nous pourrions en citer, où certains malades, qui n'avaient eu en leur pouvoir que la diète et l'eau, ont néanmoins guéri; tandis que quelques autres, atteints de la même fièvre, n'ont pas moins succombé, bien qu'ils eussent été régulièrement traités. Cela prouve seulement que la médecine expectante pure et simple est quelquefois une bonne méthode; c'est-à-dire que, dans quelques cas, ne rien faire en apparence, c'est réellement faire beaucoup. Et si ces malades ont été guéris sans l'intervention du médecin, ils ne l'ont pas été, toutefois, sans le secours de la médecine, qui prescrit, comme premier remède, dans les maladies aiguës, la diète et les boissons aqueuses.

Dans les épidémies, il se trouve souvent bien des malades assez légèrement affectés, qui ne doivent guérir que par la médecine expectante pure et simple. Mais aussi, il en est d'autres, et même parmi les malades sporadiquement atteints, dont la position s'aggrave visiblement sous l'influence de la médecine expectante. Nous ne parlerons pas ici de ces espèces de résurrections que l'on a opérées avec les secours des toniques, alors que tout espoir était presque entièrement évanoui et où la nature ne disait plus rien, ne se prêtait plus en rien : nous exposerons ces faits dans le paragraphe du traitement par les toniques et les cordiaux. Nous nous bornerons ici à citer

une autorité qui est peu suspecte dans la matière,
M. Andral. Dans ces dernières observations, dit
ce professeur en parlant des effets de la médecine expectante, « nous avons pu voir, d'ailleurs, que ce n'était pas seulement, ainsi qu'on l'a
dit, à la suite de l'administration des toniques que
la langue venait à se couvrir de fuliginosités.
Chez plusieurs autres individus, toujours soumis
à la même méthode de traitement (la médecine
expectante), non-seulement l'état de la langue
ne s'est pas amélioré, mais cet organe a pris un
aspect en rapport avec l'augmentation de la gravité des autres symptômes de la maladie. Nous
la voyons, par exemple, rougir de plus en plus,
se sécher, brunir, s'encroûter chez les sujets des
observations xiv, xxxii, xxxv, cviii. » Plus loin,
en parlant des accidents nerveux ou ataxiques,
l'auteur ajoute : « Chez d'autres (obs. xx, xxi,
xxix, xxx, xxxiii, lxiii), cette méthode (la méthode expectante), d'abord employée seule,
n'empêcha pas les symptômes nerveux de paraître et de s'accroître; mais, chez ces malades,
les autres qu'on lui substitua (antiphlogistiques
ou toniques) ne furent pas plus avantageuses.
Enfin, chez quelques-uns (obs. cxxxiv, cxxxv,
cxxxvi), les symptômes nerveux, qui s'étaient
développés de plus en plus pendant que les simples boissons délayantes étaient administrées,
disparurent en même temps qu'à l'usage de ces

boissons l'on substitua l'emploi des toniques ». (*Clinique médicale,* t. 1, p. 657, 659 et 660.)

Il résulte de tout ce qui précède que la méthode expectante ne peut être exclusivement admise que dans la première période de la fièvre typhoïde, ou, ce qui revient au même, dans les fièvres aiguës ordinaires autres que les fièvres adynamiques, ataxiques, les nerveuses graves et les typhus.

Pour boissons dans la première période et dans toutes les périodes de la fièvre typhoïde, on a proposé particulièrement les boissons acides. Ces moyens préliminaires, nous les acceptons volontiers, non-seulement comme boissons délayantes, mais encore comme agents médicamenteux et chimiques, lesquels, pris pendant tout le cours de la maladie et en quantité notable, peuvent modifier peu à peu la composition du sang et s'opposer par leur propriété acide à sa trop grande fluidification. Par le même principe, on usera sobrement des sels trop alcalins à titre de laxatifs. Nous y reviendrons quand nous parlerons de la méthode évacuante. Ces boissons acides seront faites avec le sirop de groseilles ou d'acide tartarique, de limon, même avec l'oximel simple, ou une décoction d'oseille, etc. On pourra se servir de ces sirops pour édulcorer les tisanes féculentes d'orge, de riz, etc.

§ III.

MÉTHODE ANTIPHLOGISTIQUE.

Nous commencerons, comme de raison, par l'examen de la méthode des saignées *coup sur coup* de M. le professeur Bouillaud. Tout le monde connaît le traitement fameux *de la Charité,* qui a ses apologistes comme ses adversaires. Voici ce que dit en faveur de la méthode des saignées un témoin et un habitué de la Clinique de M. Bouillaud : « Témoin depuis plusieurs années de la pratique de M. le professeur Bouillaud, je dois à la vérité de dire que sa méthode des saignées coup sur coup, employée dans le *premier septenaire,* m'a paru avoir deux résultats incontestables, savoir, d'arrêter le plus souvent la maladie dans sa première période et d'en abréger la durée; en second lieu, lors même qu'elle n'a pu être arrêtée dans son cours, de diminuer la gravité des accidents et d'abaisser considérablement le chiffre de cette funeste maladie..... Je me bornerai à reconnaître et à proclamer un fait qu'une observation attentive et impartiale pouvait seule me faire accepter, c'est-à-dire l'influence favorable des larges émissions sanguines dans une maladie marquée au début par des symptômes typhoïdes ». (Thirial.) Plus bas, en note, l'auteur ajoute ce qui suit : « Nous croyons devoir ajouter ici que, depuis la rédaction de notre travail, c'est-à-dire depuis trois mois environ, la méthode dite *de la Charité* ne nous paraît pas avoir dans la fièvre typhoïde une aussi heureuse influence, tant sous le rapport de la durée que sous le rapport de la gravité des symptômes et de la mortalité. Ce changement imprévu, mais bien manifeste, est venu ébranler des croyances encore mal assises, déconcerter des convictions laborieusement formées. A quoi doit-il être attribué? Est-ce au hasard qui aurait amené une série malheureuse, ou bien à certaines influences atmosphériques ou occultes, qui de tout temps ont singulièrement fait varier les résultats des divers traitements dans cette maladie? » (*Journal des connaissances médico-chirurg.* 1838, octobre.) M. Thirial aurait pu ajouter que M. Bouillaud a déclaré, devant l'Académie de médecine, qu'il avait traité, en 1856, cent soixante-dix-huit malades et qu'il n'en a perdu que vingt-deux.

Il faut d'abord faire remarquer ici que les saignées n'ont été pratiquées que dans le *premier septenaire,* c'est-à-dire dans la première période de la fièvre typhoïde. Or, d'après tout ce que nous avons dit précédemment, la première période de la fièvre typhoïde n'est autre chose, pour nous, qu'une nuance modérée de fièvre inflammatoire, bilieuse ou muqueuse, que l'on guérit avec la saignée, et encore un peu mieux sans la saignée. La curation des fièvres typhoïdes par des saignées à leur première période ne prouve donc rien en faveur des émissions sanguines. On ajoute que par les saignées on arrête le plus souvent la maladie dans sa première période. Tant mieux si cela a lieu; mais il faut que l'on sache que les fièvres continues graves, ou les fièvres typhoïdes, sont des maladies qu'on ne coupe pas par le milieu, mais dont on doit se borner à régler la marche, en dirigeant convenablement les forces synergiques de l'économie. On n'a donc arrêté en définitive que des fièvres inflammatoires ou bilieuses, qui souvent ne durent qu'un septenaire et quelquefois moins de temps encore, du moins les premières. — Quant au *changement imprévu et bien manifeste* qui a ébranlé les croyances de M. Thirial, nous ne pouvons, pour expliquer le fait, que le renvoyer à l'étude des constitutions médicales, épidémiques et atmosphériques, dans les œuvres d'Hippocrate, de Sydenham, de Baillou et de Stoll. « On sait, dit M. Andral dans son Rapport à l'Académie, et il serait injuste de ne pas le rappeler ici, que par l'emploi des émissions sanguines à plus haute dose et surtout plus rapprochées (on entend ici par *à plus haute dose* plus de deux saignées et soixante sangsues) M. Bouil-

laud a obtenu des résultats plus favorables. »
C'est-à-dire, en saignant plus de deux fois et en
appliquant plus de soixante sangsues; ce qui
semble ne pouvoir être toléré dans le traitement
des fièvres typhoïdes pures, sans localisation et
arrivées à la seconde période.

Présentons maintenant quelques extraits de la
Clinique médicale de M. Andral sur la valeur
thérapeutique des émissions sanguines dans les
fièvres aiguës dites ou réputées typhoïdes :
« Chez tous, la saignée fut loin d'avoir la même
influence. Les uns, en effet, présentèrent un
amendement subit après avoir perdu du sang;
chez eux, il n'est guère possible de douter que
cette perte de sang n'ait été utile. Il en fut ainsi
chez treize sujets (obs. c, cvi, cvii, cx, cxi,
cxii, cxiii, cxiv, cxv, cxvii, cxviii, cxxv,
cxxxiii). Mais, chez aucun de ces treize sujets, si
ce n'est chez celui de l'observation cxii (1), la
maladie ne fut tout à coup enlevée par la saignée; seulement ses symptômes s'amendèrent,
et peut-être sa durée fut abrégée. Il n'est donc
pas si commun de voir une maladie arrêtée subitement et comme jugulée par les émissions sanguines : une telle prétention ne peut guère soutenir l'épreuve clinique » (t. 1, p. 662). Il faut

____

(1) Ce n'était qu'une toux avec diarrhée et fièvre légère
à la suite d'un refroidissement.

noter, avant d'aller plus loin, que tous ces malades, excepté un, n'étaient atteints que d'affections fébriles bilieuses ou inflammatoires, c'est-à-dire de maladies fort légères, qui se guérissent d'elles-mêmes ou avec la médecine expectante. Quant au dernier sujet ou n° cxxxiii, c'était une fille de vingt-trois ans, atteinte d'une fièvre ataxo-adynamique; elle présentait une grande adynamie du moins musculaire, sinon radicale. Bien que cette malade eût déjà été saignée avant son entrée à l'hôpital (une saignée avec des sangsues), on attaqua de nouveau par les émissions sanguines la fièvre ataxo-adynamique qui la travaillait si cruellement, c'est-à-dire qu'on lança contre ce redoutable ennemi, toutefois par détachements successifs, toute une armée de sangsues (235 suivant le bulletin journalier du traitement, quoique, par erreur sans doute, le titre de l'observation ne donne que le chiffre 210, qui est encore assez respectable). Bref, cette malade s'est heureusement tirée d'affaires par ou après les sangsues : et c'est pour elle comme pour le médecin le dénouement le.plus essentiel. (1)

---

(1) Avant tout, il faut être juste et impartial. Nous convenons volontiers que les sangsues nous ont paru utiles, toutes les fois que, dans l'espèce, on les a mises au cou ou à la base du crâne : nous faisons de même en pareille occurrence.

Voyons maintenant la contre-partie de la question. Puisque nous venons de citer les observations de M. Andral, nous allons puiser encore dans cette source abondante. « Elles (les émissions sanguines) ont été inutiles chez d'autres, et chez plusieurs même leur emploi a été suivi si rapidement d'une exaspération de symptômes, que nous avons été portés, dans plus d'un cas, à la leur attribuer... Plusieurs malades ne présentaient encore aucun symptôme grave lorsqu'ils furent saignés; ils offraient l'ensemble des symptômes de la fièvre dite inflammatoire ou bilieuse; après la saignée, l'état de quelques-uns s'aggrava subitement : cela eut lieu surtout chez les individus qui font le sujet des observations IV, VI, XII, XV, XVI, XVII, XVIII, XIX, XXIV, XXV, XXVI, XXVII, XXIX, XXX, XXXII, XXXIII, XXXIV, XXXV, XXXVI, XL, XLIII... Sur trente-cinq (autres) sujets soumis aux émissions sanguines, et dont la maladie se termina par la mort, sept furent saignés au début de l'affection, du premier au quatrième jour... — neuf perdirent du sang du quatrième jour exclusivement au huitième inclusivement... — Chez cinq individus, les émissions furent faites du huitième au douzième jour... — Chez trois, elles furent pratiquées du douzième jour au seizième... — Chez les autres, du sang fut tiré à des époques que nous ne pûmes pas rigoureusement préciser; mais chez la plupart, ce fut

à une période éloignée du début de la maladie. »
(*Op. cit.*, p. 660, 661, 662). On voit ici que la
plupart des malades ont été saignés à une époque
fort éloignée du début de la maladie, et qu'ils
sont tous morts, de même que ceux qui l'ont été
aux premiers jours de la maladie, c'est-à-dire du
premier au quatrième. Si la mort arrivait à ceux-
ci, c'était, ce nous semble, tout égal d'ailleurs,
un avertissement pour ne pas saigner les premiers à une époque bien plus avancée.

« Ainsi, en résumé, dit M. Andral, sur quatre-vingts individus à peu près atteints de fièvres
continues légères ou graves, et traités par les
émissions sanguines locales ou générales, nous
n'en trouvons que seize chez lesquels un amendement notable, qu'on ne peut révoquer en
doute, suit immédiatement l'ouverture de la
veine ou l'application des sangsues; et encore,
sur ces seize sujets, il en est trois chez lesquels
l'amélioration disparaît après qu'on a réitéré la
saignée » (p. 664).

Nous allons rapporter encore quelques autres
témoignages contre l'opportunité de la saignée
dans le traitement des fièvres typhoïdes.

« J'ai eu recours, dit M. Matthieu, pour les
individus pléthoriques surtout, à la saignée au
début, et les malades mouraient à peu près tous
vers le dixième ou quinzième jour. A propos de
la saignée au début, que l'on a tant vantée, mais

à l'extrême début, je déclare qu'il est très-difficile de trouver l'époque précise à laquelle on
doit la pratiquer. On ne vous appelle le plus ordinairement qu'après plusieurs jours de maladie,
et l'affection a déjà marché quand vous arrivez.

« J'ai vu et je vois tous les jours de mes jeunes
confrères saigner rigoureusement des individus
atteints de fièvre typhoïde, et je puis affirmer,
toujours pour l'avoir vu, que très-fréquemment
ils perdent leurs malades du dixième au vingtième jour. Je les perdais de cette manière quand
je saignais comme eux. (1)

« D'une manière générale, je considère la saignée dans la fièvre typhoïde comme très-perni-
cieuse. Je ne suis point homme à système, mais
j'ai vu tant de fois ce funeste résultat, que je ne
crains pas de me prononcer d'une manière aussi
absolue.

« Je soumets mon malade au repos, aux boissons acidulées ; je lui fais prendre des bains, et,
au moyen de lavements laxatifs, je veille à ce
que la constipation ne s'établisse pas. Le mal de
tête est parfois tellement intense que le malade

---

(1) M. le docteur Meynier nous apprend qu'il a été aussi
du nombre de ceux qui, au commencement de leur pratique, perdaient tous leurs malades par la méthode des
saignées. Il se félicite, comme d'une bonne fortune, d'avoir
eu le bonheur de rencontrer ce passage de M. Matthieu.

me supplie de le saigner; je résiste à présent, mais je calme assez bien la céphalalgie par l'application d'eau froide ou de glace sur la tête. »

Voici ce qu'on lit dans le *Traité de thérapeutique* de MM. Trousseau et Pidoux, sur la méthode de M. Bouillaud : « M. Bouillaud ne connaît que sa méthode, et il a beau dire qu'il la modifie suivant les cas, le fait est qu'il ne la change pas, et que souvent c'est ce qui serait nécessaire. Il croit concéder beaucoup en tirant quelques onces de sang de moins, et en éloignant un peu plus les saignées. Mais il n'en est pas moins vrai que c'est toujours la médication, que c'est même toujours la méthode, et que la formule seule diffère plus ou moins » (t. 1, p. 526 et 527). Plus loin, les auteurs ajoutent : « On ne connaît que des cas graves, moyens, légers, et on saigne beaucoup, moyennement ou peu. Mais peu est quelquefois beaucoup trop. La moitié des fièvres se passe d'un traitement actif, et nous ne craignons pas de dire qu'on verse d'autant moins de sang dans la fièvre typhoïde, qu'on la connaît mieux » (ibid. p. 633). Nous ajouterons à cela qu'en thèse générale, on doit saigner d'autant moins qu'on aura plus de raison de craindre le développement de la fièvre typhoïde. Ce principe condamne formellement la méthode systématique des saignées *coup sur coup*.

M. de Larroque établit que dans la fièvre ty-

phoïde, quelle que soit sa forme, quels que
soient ses symptômes, les émissions sanguines ne
doivent *jamais* être employées. Non-seulement
il proclame que, dans aucun cas, elles ne peuvent avoir d'avantage, mais il soutient qu'elles
sont très-nuisibles, et il établit que les fièvres
typhoïdes qu'il a vues se terminer d'une manière
funeste, bien qu'il les ait traitées par les évacuants, sont surtout celles qui, à leur début,
avaient été combattues par des saignées plus ou
moins abondantes. (*Extrait du Rapport présenté à l'Académie sur le traitement de la fièvre
typhoïde par les purgatifs.*)

Nous pouvons déjà le dire par anticipation :
Nous ne sommes certes pas partisan des saignées
dans le traitement des fièvres typhoïdes déclarées et pures; mais nous ne pouvons embrasser
une doctrine aussi absolue, aussi exclusive que
celle de M. de Larroque. Il faut sans cesse se
souvenir que la meilleure méthode dans le traitement des *maladies aiguës,* quand elle serait
en apparence spécifique, peut échouer devant
une nouvelle constitution médicale qui modifiera
plus ou moins la maladie que l'on guérissait facilement auparavant. On sera donc forcé alors
de faire subir au traitement ordinaire des modifications commandées par le caractère de la
constitution médicale ou par le génie de l'épidémie régnante. Un médecin, qui oublie ce prin-

cipe consacré par la pratique de tous les maîtres de l'art et surtout par Sydenham, Baillou et Stoll, sera exposé à de grands mécomptes et peut-être à de grands revers. Cette explication donne la raison du changement que M. Thirial a constaté dans les résultats de la méthode de M. Bouillaud, comme nous l'avons vu à la page 222. Ce changement devait être notable, puisqu'il avait *ébranlé les croyances et déconcerté les convictions de M. Thirial.*

Il est bon de se rappeler ici la fameuse épidémie du mois de mars 1779, que Stoll appelle *putride-sanguine de nature inflammatoire.* Cette fièvre putride inflammatoire, avec des symptômes bilieux au début et que Stoll *lui-même* ne put dompter par les évacuants, fut enfin guérie par les seuls antiphlogistiques. *Antiphlogistica profuére sola,* parce que la constitution médicale était inflammatoire : c'était d'ailleurs au mois de mars. Si c'eût été au mois d'août ou de septembre, il est probable que cette fièvre eût cédé aux évacuants, à commencer par les vomitifs.

Nous terminons ces citations par un mot qui peut trouver sa place ici : on a dit bien souvent que le traitement tonique déterminait, dans les fièvres aiguës, la forme adynamique ou typhoïde; c'est possible. Mais nous soutenons que l'abus des saignées la crée et la fait développer bien plus souvent encore.

§ III.

MÉTHODE ÉVACUANTE.

C'est, comme on sait, à M. de Larroque que l'on doit la réhabilitation de la méthode séculaire des purgatifs dans le traitement des fièvres graves ou typhoïdes. Il faut l'avouer, cette méthode a d'abord été l'objet d'une répulsion universelle, et cela devait être dans la stupéfaction générale des esprits qui n'étaient préoccupés, depuis Broussais, que d'idées d'irritation ou de phlegmasie gastro-intestinale. Mais, si la méthode évacuante a eu de nombreux détracteurs, elle a rencontré aussi des défenseurs aussi zélés qu'éclairés.

Il est un fait d'observation fort remarquable : c'est qu'un très-grand nombre de fièvres typhoïdes à terminaisons heureuses se jugent par des évacuations alvines (1), et que, si la fièvre typhoïde ne se termine pas promptement par les laxatifs, elle n'en est presque jamais aggravée. Or, tout remède sous l'influence duquel la ma-

____

(1) Si quelquefois les évacuations s'accroissent avec la gravité de la maladie, un des grands avantages des purgatifs dans ce cas, c'est de les modifier, de les diminuer ou de les supprimer tout à fait.

ladie n'empire pas, est un bon remède, parce qu'avec son aide, l'état général se modifie insensiblement, résiste au progrès du mal, à l'envahissement de la troisième période, demeure stationnaire et fait gagner du temps, ce qui est toujours un avantage considérable, immense.

Pour mieux faire ressortir toute l'importance de la méthode évacuante et pour en faire mieux apprécier la valeur pratique, nous allons rapporter quelques passages des écrits des médecins qui l'ont employée et expérimentée avec le plus de soin et le plus d'ensemble et sur une plus grande échelle. Nous entremêlerons ces citations de quelques réflexions analytiques et critiques. Exposons d'abord brièvement la méthode de M. de Larroque, d'après le *Journal des connaissances médico-chirurgicales.*

« M. de Larroque débute presque toujours par un émétique, pour peu que les symptômes gastriques soient prononcés (1), puis, après l'émétique, c'est-à-dire le lendemain, il fait prendre l'eau de Sedlitz, et ainsi de suite jusqu'à la fin. Si cette dernière boisson répugne aux mala-

---

(1) « Au début, dit M. Andral, M. de Larroque administre un à deux grains de tartre stibié, qu'il prescrit, quelle que soit la forme de la maladie, quel que soit aussi l'aspect de la langue, qu'elle soit sèche ou humide, rouge ou pâle, etc. » (*Rapport fait à l'Académie de médecine.*)

des, il la remplace par tout autre laxatif, le calomel, la crême de tartre, l'huile de ricin, etc.,
etc. Cependant il s'adresse à l'eau de Sedlitz de
préférence, préparée à la dose de douze gros
(5o grammes) de sel par bouteille d'eau gazeuse.
Aux laxatifs, il joint l'usage de cataplasmes
émollients sur les parois abdominales, dans les
cas où l'intestin lui paraît très-douloureux, les
boissons acidulées, les lavements émollients matin et soir.

« Quelle que soit la forme de la maladie,
M. de Larroque ne sort pas de ce mode de traitement, tant que les phénomènes typhoïdes persistent. Il fait observer que, si les malades traités
par les saignées, les toniques et l'expectation se
sauvent, le rétablissement est lent, leur convale-
lescence généralement laborieuse. Après avoir
essayé de toutes les méthodes, il est revenu au
traitement évacuant qui lui a paru le plus rationnel et le moins dangereux, celui qui a donné,
d'après de nombreux essais, les plus heureux résultats.

« En ne comptant la durée de la maladie que
de la première application du traitement évacuant, la moyenne est de dix jours à peu près,
ainsi que cela résulte du tableau statistique
adressé par M. de Larroque à l'Académie de
médecine, tableau qui portait sur un nombre de
cent malades, et auquel étaient annexées les ob-

servations particulières. Quant à la mortalité, il dérive encore du même tableau qu'elle est d'un sur dix....

« Résumons enfin tout le travail de M. de Larroque, quant au traitement particulier qu'on a tour à tour proscrit et préconisé. Voici les principales conclusions que nous empruntons au Rapport de M. Andral.

« 1° Dans aucun cas de fièvre typhoïde commençante, les purgatifs n'ont aggravé la maladie, et dans tous au contraire ils ont guéri tantôt rapidement, tantôt lentement.

« 2° Dans les cas présentant des symptômes graves, les purgatifs seuls ont produit des résultats plus avantageux que les saignées ou la méthode mixte des saignées et des évacuants.

« 3° Que, dans tous les cas indistinctement, légers, graves, désespérés, commençants ou avancés, traités par la méthode purgative, la mortalité a été sensiblement moindre que par la saignée et la méthode des évacuants et des saignées combinées.

« Ainsi, voilà des résultats matériels; les purgatifs n'ont pas en définitive les inconvénients qu'on leur attribue. L'école physiologique les avait qualifiés incendiaires et complètement nuisibles dans l'affection typhoïde, et maintenant ils sont réhabilités dans l'esprit de la plupart des médecins consciencieux. Les prétentions du docteur de Larroque n'ont pas été aussi vaines qu'on avait voulu le faire penser; aussi nous félicitons hautement ce praticien d'avoir relevé la médication purgative de l'espèce de réprobation dont l'esprit de système avait essayé de la frapper. Les seuls guides en médecine sont l'observation et l'expérience; mais, nous le croyons fermement, on n'est point encore tout à fait sur les traces de la vérité, si l'on n'est purgé de toute contagion doctrinaire ou systématique. » (*Journal des connaissances médico - chirurgicales.* 1839.)

On peut croire que, sur les cent observations que présente M. de Larroque, il y avait, comme dans tous les relevés statistiques des autres médecins, une foule de cas légers que nous ne pouvons admettre comme fièvres typhoïdes. Ces cas légers sont toutes ces affections fébriles inflammatoires, bilieuses et muqueuses que tous les observateurs ont comptées parmi les fièvres typhoïdes : et c'est justement ce qui a tout embrouillé. Cette opinion, relativement aux observations de M. de Larroque, ou plutôt cette certitude est puissamment appuyée par le passage suivant du Rapport officiel de M. Andral : « Les observations, contenues dans les divers Mémoires que M. de Larroque a envoyés successivement à l'Académie, s'élèvent à près de cent; elles ont été recueillies sous ses yeux par les élèves attachés au service de l'hôpital Necker; elles offrent à peu près toutes les formes possibles que peut revêtir la fièvre typhoïde, depuis celle où elle ressemble à un simple embarras gastrique ou à une légère entérite, jusqu'à celle où elle s'accompagne des symptômes adynamiques ou ataxiques les plus graves. »

Nous nous déclarons sans détour partisan de la méthode évacuante, mais pas tout à fait de cette méthode si absolue et si exclusive de M. de Larroque. Nous dirons donc ici, par anticipation, que les purgatifs ou plutôt les laxatifs ne nous paraissent particulièrement convenables qu'à la seconde période de la fièvre typhoïde, en tant que remèdes directement appropriés à cette maladie. C'est-à-dire que l'on ne doit pas purger d'une manière systématique et routinière, mais avec raison, choix et discernement. Un purgatif n'est pas toujours un remède indifférent comme une tisane délayante. Il faut régler les médications évacuantes sur le besoin que paraît en éprouver le malade, son état général, ses forces, l'effet obtenu et surtout encore sur la nature et l'aspect des selles. Si, par exemple, les évacuations alvines sont *purgatives*, c'est-à-dire *fécales*, pultacées, jaunâtres, verdâtres, brunâtres, fétides, leur expulsion doit être continuée; si, au contraire, elles sont *irritatives*, c'est-à-dire claires, séreuses, aqueuses, blanchâtres, grisâtres, il faut suspendre la purgation, attendre un jour ou deux ou même davantage. Que l'on se souvienne bien, pour l'administration des purgatifs dans le cas d'adynamie profonde et radicale, de ce qui a été dit plus haut à l'occasion des graves observations de M. Gendrin et de Stoll. Voyez page 86. On doit pressentir, d'après cela, que les purgatifs ne doivent généralement point être employés dans la troisième période de la fièvre typhoïde; c'est alors le moyen opportun des toniques.

Voici un extrait du Rapport présenté à l'Académie de médecine, par MM. Louis, Brichcteau, Bouillaud, Double, Bailly et Andral, sur la méthode de M. de Larroque. M. Andral était le rapporteur de cette commission. .. . .

. . . .

« M. le docteur Piédagnel, dit M. Andral, a été long-temps le seul qui ait livré à la publicité les faits de ce genre observés par lui. Il a traité, par la méthode de M. de Larroque, cent trente-quatre cas de fièvres typhoïdes; il n'a pas toutefois employé cette méthode dans toute sa pureté; ainsi, quelquefois il a pratiqué des saignées, et très-rarement il a provoqué le vomissement. Sur cent trente-quatre malades ainsi traités par lui, M. Piédagnel en a perdu dix-neuf, c'est-à-dire un septième. C'est un résultat moins satisfaisant que celui obtenu par M. de Larroque; c'est toutefois encore un résultat remarquable (1). Du reste, M. Piédagnel, dans le mémoire qu'il a lu sur ce sujet à l'Académie, a eu grand soin de séparer les observations relatives aux cas légers et celles relatives aux cas graves, et il a vu que la méthode évacuante avait bien plus de prise sur les premiers que sur les seconds (2). Un des membres de votre commission, M. Louis, a soumis à la méthode de M. de Larroque, dans ses salles de la Pitié, trente et un individus

----

(1) M. le docteur Beau, ancien interne distingué de M. de Larroque, explique cette différence en faisant remarquer que la méthode de M. Piédagnel différait quelque peu de celle de M. de Larroque. M. Piédagnel faisait saigner pour satisfaire à quelques indications ; il ne faisait point vomir ses malades, et leur donnait régulièrement trois bouillons par jour pendant toute la durée du traitement. M. Beau regrette que M. Piédaguel n'ait pas dit à quelle époque il avait administré les purgatifs pour la première fois dans les cas où les malades ont succombé, puisque, dit-il avec raison, les évacuants n'étant réellement puissants que dans le premier ou deuxième septenaire, on ne peut plus guère y compter dans le troisième.

(2) Il ne fallait parler que des cas graves seulement et les caractériser. Pour les cas légers, qui sont ordinairement des affections fébriles inflammatoires, bilieuses ou muqueuses, on les guérit parfaitement par la méthode ordinaire : ces cas devaient donc être hors de cause. Au reste, nous y reviendrons plus bas quand nous discuterons le Mémoire lui-même de M. Piédagnel. Voyez plus bas, p. 251, le chiffre des cas légers, des cas graves et des morts.

manifestement atteints de fièvre typhoïde. On a publié récemment, dans la *Presse médicale,* les résultats que M. Louis a obtenus. Sur ces trente et un malades, vingt-huit ont été guéris, trois sont morts, c'est-à-dire à peu près un mort sur dix; mais sur ces trente et un cas, il y en avait sept graves, huit autres cas moyens et quatorze cas légers. Des trois morts, deux appartiennent aux sept cas graves et un aux huit cas moyens. Ainsi donc, dans ceux de ces cas où il y avait déjà danger pour la vie à l'époque où la méthode évacuante commença à être mise en usage, la mortalité fut de un sur dix. »

Le document officiel nous présente ici trente et un individus *manifestement* atteints de fièvre typhoïde, et, sur ce nombre de trente et un, vingt-huit ont été guéris. C'est beaucoup, certes, si ces trente et un cas sont *manifestement* des fièvres typhoïdes, comme nous l'assure M. Louis. Mais un peu plus bas, on nous dit qu'il y avait sept cas graves, huit moyens et quatorze légers. Ces cas légers et même moyens, que l'on fait passer pour des fièvres typhoïdes *manifestes,* ne sont, dans la réalité, que des fièvres inflammatoires, bilieuses ou muqueuses plus ou moins intenses que l'on guérit parfaitement par la méthode ordinaire, comme nous l'avons déjà fait observer. Ces affections fébriles sont donc encore hors de cause. Restent seulement enfin sept cas graves, c'est-à-dire de vraies fièvres typhoïdes. Sur ces sept ou plutôt ces huit cas graves, puisque un cas moyen a passé aux cas graves, sur ces huit, trois sont morts : cela ne prouve pas encore beaucoup en faveur de la méthode évacuante, et nous verrons ailleurs pourquoi. Nous verrons ailleurs aussi que, par la méthode des toniques, numériquement parlant, on obtient à peu près les mêmes résultats et peut-être de meilleurs. Ce n'est donc pas la peine d'inventer de nouvelles méthodes pour guérir des fièvres légères ; il fallait prendre l'ancienne qui, depuis des siècles, les guérissait très-bien. Poursuivons.

« Dans le courant des trois années qui viennent de s'écouler, continue M. Andral, le rapporteur de votre commission a soumis au traitement indiqué par M. de Larroque quarante-huit malades sur lesquels les signes de la fièvre typhoïde lui ont paru tellement évidents, qu'il n'a pu élever aucun doute sur son existence. Les derniers malades qu'il a ainsi traités lui ont été directement envoyés du bureau central par M. Bouillaud, qui, voulant bien avoir dans son observation une confiance dont il le remercie, les lui adressait pour qu'ils fussent soumis par lui à ce genre de traitement. Chez *tous* ceux de ces malades, sans *exception*, qui, au moment où le traitement était commencé, ne présentaient que des symptômes très-légers, tels que ceux qui répondent aux formes dites inflammatoire, bilieuse et muqueuse, la terminaison fut heureuse, prompte chez les uns, plus longue chez les autres. Le nombre de ces malades fut de trente. Onze autres malades furent soumis au même mode de traitement, alors qu'ils étaient déjà dans un état plus grave et qu'un pronostic fâcheux pouvait déjà être porté; neuf recouvrèrent la santé, deux succombèrent. Sept autres malades commencèrent à être traités par la méthode de M. de Larroque, à une époque où les symptômes ataxo-adynamiques avaient déjà acquis un haut degré d'intensité, et où le pronostic était des plus fâcheux. Six succombèrent. Ainsi donc, sur quarante-huit malades, huit sont morts, ce qui porte la mortalité à un sur dix, un peu plus forte par conséquent que celle qu'a eue M. Piédagnel, plus forte encore que celle annoncée dans les résultats de M. Louis et dans ceux de M. de Larroque. »

Arrêtons-nous encore un instant ici. Le Rapport officiel nous apprend que, sur quarante-huit malades chez lesquels l'existence de la fièvre typhoïde ne pouvait être révoquée en doute, trente étaient des cas très-légers, onze plus graves ou moyens, et sept très-graves où les symptômes ataxo-adynamiques avaient déjà acquis un haut degré d'intensité, c'est-à-dire que ces sept derniers cas étaient de véritables fièvres typhoïdes. Aussi, sur ces sept, six sont morts; ou, si l'on veut, sur neuf cas graves, huit ont succombé, puisque deux cas moyens sont devenus des cas très-graves. C'est encore bien moins concluant en faveur des purgatifs que le relevé précédent.

« Si maintenant nous réunissons ces quatre résultats, savoir : celui de votre rapporteur, qui, sur quarante-huit malades, a eu huit morts, un sixième; celui de M. Piédagnel, qui, sur cent trente-quatre malades, a eu dix-neuf morts, un septième; celui de M. Louis, qui, sur trente et un malades, a eu trois morts, un dixième; celui enfin de M. de Larroque, qui, sur cent malades (1), a eu dix morts, un dixième aussi, nous trouverons un total de deux cent treize malades (2), parmi lesquels il y a eu quarante morts, ce qui fait monter le chiffre moyen de la mortalité pour ces deux cent treize malades à un peu moins de un septième.

« Voici maintenant, continue M. Andral, quelques résultats fournis par d'autres méthodes de traitement.

« Pendant les années 1833, 1834, 1835, 1836, le rapporteur de la commission a soumis dix-huit individus atteints de fièvre typhoïde, grave dans

____

(1) Ces cent malades de M. de Larroque sont mentionnés dans l'Exposé abrégé de sa méthode, page 235.

(2) Il y a erreur typographique : il faut lire trois cent treize.

les deux tiers des cas environ, au traitement mixte par les émissions sanguines et les purgatifs (une à deux saignées générales, une à trois applications de sangsues, au nombre de quinze à trente chaque fois ; évacuants suivant le plus souvent, précédant quelquefois les saignées). De ces dix-huit individus, six sont morts, ce qui fait monter la mortalité dans ce cas à la proportion considérable d'un sur trois. » C'est-à-dire la moitié des cas graves, puisque les deux tiers des dix-huit ou douze étaient des cas graves ou des fièvres typhoïdes vraies et pures. C'est donc encore six morts sur douze. Cela prouve encore fort peu pour la méthode purgative, ou plutôt la méthode mixte. Avançons. Le rapporteur continue.

« Pendant les mêmes années 1833, 1834, 1835, 1836, et les six premiers mois de l'année 1832, le rapporteur de votre commission a traité vingt-sept individus atteints de fièvre typhoïde avec symptômes légers dans les deux tiers des cas, graves dans l'autre tiers, par les seules émissions sanguines employées toujours avec modération (pas plus de deux saignées générales, pas plus de soixante sangsues appliquées).

« Sur ces vingt-sept individus, six sont morts, ce qui fait monter la mortalité à un peu moins d'un quart. Les six individus étaient tous déjà gravement malades à l'époque de leur entrée à l'hôpital. On sait, et il serait injuste de ne pas le rappeler ici, que, par l'emploi des émissions sanguines à plus haute dose et surtout plus rapprochées, M. Bouillaud a obtenu des résultats plus favorables. » Sur ces vingt-sept malades, neuf seulement étaient des cas graves ou de vraies fièvres typhoïdes, et sur ces neuf six ont succombé sous l'influence des saignées, c'est-à-dire deux tiers. C'est plus que dans le dernier relevé où seulement la moitié a succombé traitée par les purgatifs.

« Enfin, pendant les mêmes années 1833, 1834, 1835, 1836 et les six derniers mois de l'année 1832, le rapporteur de votre commission a traité, par la simple eau d'orge et par la diète, quatorze individus atteints de fièvre typhoïde légère chez tous. Tous ont guéri. » Cela ne prouve rien, ni pour ni contre la question. Cela prouve seulement un vice de diagnostic et de nomenclature. Ces quatorze cas, d'ailleurs, appartiennent à la médecine expectante.

« Ainsi, messieurs, conclut le rapporteur, sur trois cent soixante-douze individus atteints de fièvre typhoïde et traités par des méthodes diverses, mais dans des proportions de nombre très-différentes, cinquante-deux sont morts. La mortalité moyenne de ces trois cent soixante-douze sujets se trouve donc être d'un peu moins de un septième, et de plus elle s'établit ainsi qu'il suit, dans les diverses méthodes de traitement :

Mortalité.

Simples délayants.. . . . . $\frac{0}{0}$
Évacuants seuls.. . . . . $\frac{1}{7}$
Émissions sanguines seules peu abondantes. . $\frac{1}{4}$
Émissions sanguines et évacuants. . . . . . . $\frac{1}{3}$ »

(Extrait du Rapport fait à l'Académie de médecine par M. le professeur Andral, sur le traitement de la fièvre typhoïde par les purgatifs, 1837.)

D'après les remarques que nous venons de faire sur les observations contenues dans ce Rapport, il est évident qu'il prouve peu pour ou contre la méthode évacuante de M. de Larroque. Pour lui donner une valeur quelconque qui pût servir de règle de conduite sinon définitive, du moins provisoire, relativement à l'emploi des purgatifs dans le traitement des fièvres typhoïdes, il eût fallu d'abord élaguer tous les cas légers dont le traitement n'était point mis en question, puisqu'on les guérit sûrement par d'autres médications, et n'admettre, comme sujets d'expérimentation clinique, que les malades atteints de la fièvre typhoïde arrivée à la seconde période, la période véritablement typhoïde, telle que nous l'avons décrite à la page 207. Ce sont les erreurs de diagnostic involontaires et le plus souvent volontaires, car aujourd'hui un grand nombre de praticiens, pour ne pas dire presque

tous les médecins, regardent comme fièvres typhoïdes, à leur première période du moins, toutes les fièvres aiguës quelque légères qu'elles
soient; c'est là, dis-je, l'erreur capitale et la source
de toute la confusion qu'on a introduite dans la
pyrétologie et dans la thérapeutique des fièvres
aiguës. Il est vrai, les partisans de la méthode
évacuante répondent que d'abord il faut prouver
l'erreur de diagnostic qu'on leur attribue; qu'ensuite c'est précisément un des avantages de leur
traitement, que d'arrêter la fièvre typhoïde dans
sa marche; et que les cas qui, traités par le traitement ordinaire, se terminent d'une manière
funeste, ne commencent pas d'une autre manière
que ceux que les purgatifs guérissent. C'est fort
bien sans doute. Mais il vous faudrait prouver
aussi que le très-grand nombre de fièvres aiguës
que l'on guérit par le traitement ordinaire, sans
purgatifs répétés, et que vous regardez comme la
fièvre typhoïde à sa première période, sont véritablement la fièvre typhoïde à sa première période.
Et, s'ils ne sont pas la première période de la fièvre typhoïde, mais de simples affections fébriles
inflammatoires, bilieuses, muqueuses, catarrhales, qui se guérissent à peu près d'elles-mêmes,
pourquoi alors les traiter par des moyens qui ne
sont pas toujours exempts au moins de tout inconvénient? D'ailleurs, il n'est pas certain qu'on
arrête par les purgatifs répétés plutôt que par

les moyens ordinaires la marche des fièvres légères, en supposant toutefois qu'on n'en augmente pas l'intensité. Ce qu'il y a seulement de
bien certain et d'expérience vulgaire, c'est qu'on
voit trop souvent. des fièvres, d'abord légères,
devenir fort graves en dépit de tous les traitements.

Dans les extraits suivants, nous trouverons un
peu plus de lumière et d'ordre logique, et en
même temps plus de preuves pratiques en faveur
de la méthode évacuante, sauf toujours l'exagération dans le chiffre des guérisons qui est le défaut commun de tous les observateurs.

« Pour tous les malades qui se sont présentés
dans mon service, dit M. Piédagnel, j'ai suivi la
marche que voici : le lendemain de leur entrée,
s'ils étaient gravement affectés, je commençais
le traitement immédiatement, sinon j'attendais
un ou deux jours. Ce traitement consistait en un
purgatif tous les jours ou tous les deux jours;
pour boisson, une solution de sirop de groseilles,
et pour aliments trois bouillons. Je ne me suis
écarté de ce régime dans aucun cas; seulement
je le modifiais suivant les circonstances : ainsi,
quand un purgatif léger ne produisait que peu
d'évacuations, j'en administrais un plus fort; puis
je laissais reposer le malade. Quand il existait
naturellement des selles, un purgatif léger était
donné tous les jours; le gargouillement abdomi-

nal était une indication que je ne manquais pas
de saisir; le météorisme, surtout quand il ten-
dait à se développer, était un motif de recourir
à des purgatifs beaucoup plus énergiques. Par
ce moyen, les malades avaient toujours six à dix
selles en vingt-quatre heures, quelquefois beaucoup plus, et cependant un nombre considérable
de selles, durant plusieurs jours, n'étaient pas
une contr'indication; car un purgatif les faisait
quelquefois diminuer. Quelques malades ont été
purgés une ou deux fois dans le cours de leur
maladie, d'autres l'ont été jusqu'à dix, douze et
même seize fois; le plus souvent, trois ou quatre
purgatifs suffisaient. Jamais l'état du ventre ne
m'a fourni de contr'indication : une douleur vive
dans un des points de l'abdomen, par exemple,
cédait ordinairement au premier ou au deuxième
purgatif et ne résistait jamais au troisième. Les
substances qu'employait M. Piédagnel étaient
l'eau de Sedlitz gazeuse à la dose de deux verres
à une bouteille; quelquefois une solution d'une
ou de deux onces de sel d'epsom; l'huile de ricin, de demi-once à deux onces; l'huile d'épurge
de six à dix gouttes; un grain ou deux de tartre
stibié dans du bouillon aux herbes; la décoction
de séné, le calomel, et enfin l'huile de croton
à l'intérieur ou par la méthode endermique.
M. Piédagnel, du 1er juin 1834 au 1er mars 1835,
a eu à traiter cent trente-quatre malades. De ce

nombre, cent quinze ont été guéris, dix-neuf sont morts, ce qui met la proportion à 1 sur $7\frac{1}{19}$; de ces fièvres typhoïdes, soixante-neuf ont mérité le nom de *simples et légères;* toutes ont été conduites à une franche guérison; quarante-neuf sont notées comme ayant appartenu à la *forme adynamique* de Pinel; sur ce nombre, on compte trente-neuf guérisons; enfin, les seize restant ont offert la forme *ataxique :* de celles-là, sept seulement ont échappé à la terminaison fatale. Certes, ces chiffres parlent haut, surtout quand on compare les résultats qu'ils expriment avec ceux obtenus par d'autres méthodes, dans la même année, dans le même hôpital et dans les autres hôpitaux; et dût cette autre médication ne pas être adoptée seule et généralement, on pourrait néanmoins tirer un grand parti des vérités qu'elle tend à faire renaître et à confirmer. » (*Analyse faite* par M. le docteur Pidoux, dans le *Journal des connaissances médico-chirurg.* 1835.)

Mettons ici de côté les soixante-neuf cas légers; il nous restera encore soixante-cinq cas graves, quarante-neuf avec la forme adynamique de Pinel, et seize avec la forme ataxique; c'est-à-dire que nous avons soixante-cinq cas de vraie fièvre typhoïde. Sur ces soixante-cinq cas de l'état typhoïde grave, nous trouvons dix-neuf morts, c'est moins d'un tiers, et c'est un résultat satisfaisant et plus heureux que ceux que nous offrent MM. Louis et Andral. Chez le premier, en défalquant les cas légers, nous trouvons trois morts sur sept cas graves ou fièvres typhoïdes vraies. M. Andral nous en offre, ce qui est bien plus énorme, huit sur neuf. Malgré ces chiffres de guérison fort peu enflés, nous aimons ces résultats; ils nous inspirent confiance, parce qu'ils sont dans le domaine de la vérité et non de l'exagération systématique. Il est probable que, si l'on faisait subir ces réductions au chiffre imposant de M. de Larroque, qui annonce quatre-vingt-dix guérisons sur cent malades, ou un mort sur dix, nous obtiendrions à peu près le même résultat. Rappelez-vous ici ce que dit M. Andral sur les observations de M. de Larroque. Voyez page 237. J'aime à entendre dire de M. le professeur Chomel qu'il a perdu à peu près la moitié de ses malades affectés de fièvre dite typhoïde, en les traitant par les toniques. C'est là pour nous, nous le répétons, un beau résultat qui nous inspire confiance. Ces paroles seront justifiées ci-après quand nous parlerons du traitement par les toniques.

« A l'Hôtel-Dieu annexe, dans le service de M. Sandras, qui est fort nombreux, car il ne compte pas moins de deux cent cinquante lits, ce médecin a eu à traiter couramment de cinquante à soixante malades atteints de fièvres typhoïdes généralement graves; il n'a point employé de méthode générale exclusive; cependant il a donné à presque tous les sujets, et d'une manière suivie, l'eau de Sedlitz à faible dose, à titre de laxatif. La mortalité de ce service a été de un sur sept. M. Sandras a fait une remarque que nous devons mentionner, soit comme renseignement diagnostique, soit comme renseignement thérapeutique. Un certain nombre de ses malades, qui ont succombé après vingt-quatre ou vingt-huit jours de maladie, offraient une parfaite cicatrisation de l'ulcération des glandes de Peyer; preuve que l'ulcération de ces glandes n'est pas la cause de la mort, et que l'emploi des purgatifs est loin d'aggraver cette lésion. Les résultats obtenus par M. de Larroque à l'hôpital Necker sont beaucoup plus satisfaisants; l'épidémie s'est montrée dans ce service dès le mois de janvier. Du mois de janvier jusqu'au mois d'avril, M. de Larroque a traité environ une soixantaine de fièvres régnantes. Sur ce nombre, il en a perdu un en janvier (ce malade est arrivé dans la salle au vingt-sixième jour de sa maladie et dans un état désespéré), un en février, un en mars, et zéro en avril. Le traitement suivi par ce médecin s'est composé uniquement de l'emploi des éméto-cathartiques au début, puis ensuite des purgatifs (généralement l'eau de Sedlitz) répétés jusqu'à la fin de la maladie, et plus tard de l'administration de légers toniques. On est frappé du succès de cette méthode thérapeutique, qui n'a produit dans cette épidémie qu'un décès sur vingt, et même qu'un sur trente, si l'on élimine, comme on le doit, le cas de mort du mois de janvier.

« En effet, tel doit être en général, d'après les principes exposés ici, la méthode générale de traitement de la fièvre typhoïde régnante. Les émétho-cathartiques remplissent deux indications fondamentales; ils évacuent les matières saburrales qui engorgent l'appareil digestif, et ils décentralisent les mouvements fluxionnaires vicieusement dirigés vers les membranes muqueuses. L'emploi des purgatifs prévient le retour de l'accumulation des matières saburrales que le mouvement fébrile entraîne nécessairement dans les voies gastriques, et les toniques interviennent à propos pour la cessation de la fièvre, pour rétablir l'activité de ces organes et rappeler l'équilibre dans le système des forces. Mais, de quelque manière qu'on veuille expliquer l'action de la méthode du médecin de l'hôpital Necker, il est certain qu'elle est d'accord avec les principes thérapeutiques proclamés par les meilleurs praticiens de tous les temps et de tous les lieux. Nous avons dit que telle devait être en général la pratique à suivre dans le traitement des fièvres typhoïdes actuelles; nous devrions dire que c'est la meilleure méthode dans l'immense majorité des cas de fièvres typhoïdes, en ayant soin de lui faire subir les modifications requises par la diversité des malades, des circonstances et des accidents. Il ne saurait y avoir néanmoins de thérapeutique exclusive pour cette affection. Le traitement de la fièvre typhoïde ne s'accommodera jamais d'une routine aveugle, ni d'une pratique empirique. Il s'agit ici, comme dans presque toutes les maladies, de remonter par une analyse sévère jusqu'à ses principes constitutifs, et de lui adresser la méthode et les agents que l'expérience séculaire et les hautes notabilités de tous les âges ont reconnues les plus souveraines et les plus promptes. » (*Bulletin général de thérapeutique*, 1844.)

Voilà sans doute des réflexions sages, justes et pratiques. Mais un décès sur vingt et même sur trente, c'est, comme dans les relevés précédents, c'est trop prouver! Ne pourrait-on pas soutenir que toutes ces formes fébriles légères, inflammatoires, bilieuses, muqueuses, catarrhalles, etc., auraient été plus tôt et mieux guéries, si, au lieu de les soumettre toutes indistinctement aux purgatifs journaliers et même dès le principe, on les eût traitées, les unes par la médecine purement expectante, les autres par l'application de quelques sangsues, quelques-unes par un vomitif ou un éméto-cathartique ou deux tout au plus? Pourquoi tant fatiguer l'économie et surtout le système digestif? Pourquoi enfin faire avec plus ce que l'on peut faire avec moins; pourquoi se procurer avec quatre ce que l'on peut avoir avec deux?

En 1839, M. Andral ayant résolu de soumettre une série donnée de malades atteints de fièvre typhoïde, à l'emploi fréquemment répété des purgatifs, M. Becquerel recueillit l'observation de ces individus, au nombre de quarante-sept, tous pris au hasard, et au fur et à mesure de leur entrée à l'hôpital. — Tous ces malades atteints de fièvre typhoïde ont été traités par des purgatifs répétés.

1re *Série.* Cas légers (douze cas), guérison.
2e *Série.* Cas de médiocre intensité (vingt-un cas), guérison.
3e *Série.* Cas graves, quatorze cas, dont six suivis de mort.

Il faut noter ici que, dans la première série des cas légers, il y avait dans la région iléo-cœcale douleur et gargouillement, avec diarrhée.

« *Traitement.* — Les quarante-sept malades, sans aucune exception, ont été soumis au même traitement, posé sur les mêmes bases que voici :

« Le lendemain de l'entrée, que la maladie fût grave ou légère, et quelle que fût sa forme, on prescrivait 0,1 décigramme de tartre stibié. Ce médicament produisait en général plusieurs selles et plusieurs vomissements ; le lendemain et ensuite les jours suivants *sans aucun intervalle*, on prescrivait des purgatifs, et on les continuait tant que la fièvre et les accidents persistaient. On doit toutefois noter un fait important, c'est qu'on n'a jamais dépassé seize, dix-sept ou dix-huit purgatifs, parce que, lorsqu'on arrivait à ce nombre, que les malades fussent guéris ou non, on cessait leur emploi. Les purgatifs employés presque exclusivement furent l'eau de Sedlitz ; on en donnait une bouteille par jour ; elle contenait 30 grammes (8 gros) de sulfate de magnésie : ce n'était que vers la fin, et lorsque ce médicament semblait ne plus produire d'effet, qu'on la prescrivait à 45 grammes.

« Quelquefois, mais seulement pour varier, lorsque les malades étaient trop dégoûtés, on prescrivait 60 grammes d'huile de ricin, ou bien quelquefois 0,6 décigrammes de calomel en deux ou trois doses, et, une heure après la dernière dose, un verre d'eau de Sedlitz...

« 1° *Quelle a été l'influence des purgatifs répétés sur les symptômes.* — Chez les malades présentant de la constipation, ils ont déterminé de la diarrhée qui a persisté pendant une partie ou même pendant toute la maladie. La langue s'est en général nettoyée, et l'enduit qui la recouvrait diminuait. Notons toutefois que leur influence a été beaucoup moins caractérisée lorsque la langue était desséchée, rougeâtre et fuligineuse. La grande sécheresse de la langue a souvent été une circonstance qui a fait suspendre pendant un ou deux jours l'emploi des purgatifs; et on les reprenait ensuite chez les malades atteints de diarrhée avant l'administration des purgatifs. L'abondance des selles n'a presque toujours été notablement augmentée que le premier jour, et ce premier jour où l'on administrait un éméto-purgatif (tartre stibié o,1), elles s'accompagnaient en général de plusieurs vomissements qui présentaient le caractère bilieux. Les selles n'ont que rarement augmenté d'abondance et de fréquence sous l'influence des purgatifs; jamais elles ne sont devenues très-pénibles et accompagnées de vives épreintes, jamais non plus on ne les a vues déterminer des hémorrhagies intestinales. Les douleurs de ventre, et en particulier celles de la région iléo-cœcale, m'ont semblé très-peu influencées par les purgatifs; elles sont en général restées ce qu'elles étaient avant. Il en fut souvent de même du gargouillement perçu dans cette région, qui, chez les individus traités par les purgatifs, comme chez les malades atteints de fièvre typhoïde et traités par toute autre méthode, a présenté les plus grandes variétés sous le rapport de son apparition et de sa disparition, de sa durée, de son intensité, etc., etc. En un mot, et pour résumer l'influence des purgatifs sur les symptômes abdominaux, je dirai qu'ils m'ont semblé plutôt les améliorer et diminuer leur intensité, que d'avoir agi dans le sens contraire...

« 2° *Quelle a été l'influence des purgatifs sur l'état général des malades, ou la somme des symptômes qu'ils présentaient.* — Je pense qu'on peut la résumer en disant : dans les cas très-graves, elle a été nulle; dans les cas un peu moins graves, quoique très-fâcheux cependant, et dans les cas de médiocre intensité, il a semblé s'améliorer, et la somme des symptômes a paru diminuer d'intensité à mesure qu'on répétait les purgatifs.

« 3° *Quelle est l'influence sur la durée.* — La durée de la fièvre typhoïde ne m'a pas semblé abrégée par l'emploi des purgatifs. C'est ce que démontrent les résultats statistiques donnés plus haut.

« Pour résumer tout ce travail, je poserai une seule conclusion portant sur les quarante-sept cas que j'ai observés : l'emploi des purgatifs doux et fréquemment répétés n'a pas abrégé la durée de la fièvre typhoïde, mais, en général, il a diminué l'intensité et l'acuité des symptômes, rendu la maladie moins grave, ce qui cependant n'a pas eu lieu dans tous les cas; mais, dans ces derniers cependant, jamais ils n'augmentèrent les accidents et n'en déterminèrent de nouveaux; leur influence fut alors seulement nulle. »

A. BECQUEREL.

Nous venons de voir dans ce Mémoire six morts sur quatorze cas graves ou fièvres typhoïdes vraies; c'est presque la moitié, ou un sur deux. C'est un résultat qui ne paraît pas trop favorable à la doctrine de M. de Larroque. Il est vrai, il faut faire remarquer que dans la série des cas légers, et à plus forte raison dans celle des cas moyens, il y avait dans la région iléo-cœcale douleur et gargouillement avec diarrhée; et, à ce titre, ces deux premières séries pourraient être considérées comme la première période de la fièvre typhoïde, qu'on aurait guérie par la méthode de M. de Larroque, ce qui serait un résultat immense et une très-forte preuve en faveur de la méthode évacuante.

Mais voici venir la protestation de M. de Larroque contre le Mémoire de M. Becquerel.

« Je ne dis pas que les assertions de M. Becquerel ne soient pas exactes en ce qui concerne les observations recueillies par l'auteur dans le service de M. le professeur Andral ; mais je prétends que, comme propositions générales, elles ne peuvent être acceptées comme vraies, puisqu'à chaque instant elles sont démenties par les faits que nous recueillons à l'hôpital Necker.

« M. Becquerel est particulièrement dans l'erreur quand il avance :

1° Que la fièvre n'est pas abrégée dans sa durée par l'influence des purgatifs et des éméto-cathartiques;

« 2° Que ce n'est que dans un petit nombre de cas que le pouls *semble* diminuer de fréquence durant l'emploi de ces médicaments;

« 3° Qu'il en est de même de la chaleur de la peau, dont les variétés sont égales à celles du pouls;

« 4° Que les symptômes nerveux sont en général peu modifiés par les mêmes agents thérapeutiques, et que ce n'est que *quelquefois* qu'ils diminuent d'intensité;

« 5° Que dans les cas très-graves, les effets des purgatifs sont entièrement *nuls* sur la somme totale des symptômes;

« 6° Que, dans le cas de médiocre intensité, l'état général a *semblé* s'améliorer par l'effet des évacuants.

« Si ce ne sont pas là les propres phrases de M. Becquerel, ces diverses propositions en sont du moins le sens, la substance. Cela étant incontestable, je demande maintenant à ce confrère s'il veut avoir la preuve que toutes ses sentences sont plus que hasardées. S'il a cette volonté, il n'a qu'à prendre la peine de suivre pendant quelque temps les malades de mon service, dont l'accès sera constamment libre pour lui. Je ne doute pas qu'il n'acquière bientôt la conviction que je suis infiniment plus heureux que M. Andral dans les cas graves, c'est-à-dire ataxiques et adynamiques, et que, par conséquent, les émétocathartiques et les purgatifs exercent une influence salutaire et tout à fait évidente sur la *somme totale des symptômes*. Je ne parle pas des cas tout à fait légers, attendu que, sur cinquante, il n'y en a peut-être pas deux qui résistent pendant dix jours à ma méthode thérapeutique.

« Faut-il que je répète maintenant à M. Becquerel que, loin d'interrompre mon traitement lorsque la langue est sèche et rouge (1), ce sont là, au contraire, les conditions morbides qui me déterminent à persister dans ma conduite habituelle? Cela est, je pense, tout à fait inutile; mais je crois devoir lui dire ici que dans certains cas, heureusement fort rares, on est obligé d'employer, en même temps que les purgatifs, des frictions et des lavements camphrés, par la rai-

---

(1) « Nous avons vu, dit M. Andral, pendant l'administration journalière de l'eau de Sedlitz, la langue conserver son humidité, ou se dépouiller sans rougir davantage des enduits qui la recouvraient; le mauvais goût de la bouche disparaître, la soif diminuer rapidement, certaine douleur épigastrique s'évanouir, la fréquence du pouls aller en décroissant, la chaleur de la peau s'abaisser; la céphalalgie, les vertiges perdre tout à coup de leur intensité; les traits de la face se relever; le brisement des membres, le sentiment de lassitude aller en s'amoindrissant, etc. »

son que les troubles de l'innervation montrent une opiniâtreté extrême, et que, par ce dernier agent thérapeutique, on les modère presque toujours ou on les fait cesser complètement. Le fond de la maladie n'existant pas moins, il faut se garder d'interrompre l'emploi des moyens propres à le détruire. Je ne prends jamais cette détermination que lorsque la fièvre a disparu, et que tout m'invite à restaurer les forces épuisées du malade. »

B. DE LARROQUE,

Médecin de l'hôpital Necker.

« Il est certain pour nous que, comme méthode générale, si tant est qu'une méthode générale puisse être appliquée à une maladie si complexe, la méthode évacuante est la plus innocente, et celle qui, en définitive, donne le plus de succès. En voici une nouvelle preuve fournie par M. de Crozant, interne fort distingué des hôpitaux de Paris, qui vient de publier un Mémoire remarquable pour le nombre des faits et surtout par les résultats. Les voici succinctement exposés :

« Il a observé quatre-vingt-dix-huit fièvres typhoïdes, vingt-deux femmes et soixante-seize hommes. La maladie, on le comprend, était à des degrés divers chez ces individus. Ils ont tous été traités par les purgatifs. Il y a eu sept décès, c'est-à-dire un mort sur quatorze guérisons. Ces malades sont morts, à l'exception d'un seul, les premiers jours de leur entrée : le premier après une rechute, le second par l'hémorrhagie intestinale qui fit repousser l'emploi des évacuants, le troisième avec tous les signes du choléra ; le quatrième et le cinquième, arrivés au dix-septième jour de la maladie, dans un état désespéré ; le sixième sans renseignements ; le septième, hémorrhagie intestinale.

« En tenant compte de ces circonstances, on voit que la mortalité serait presque nulle dans cette série considérable de faits qui concordent d'ailleurs avec les précédents résultats publiés par M. de Larroque. Nous ne connaissons pas de méthode qui produise des effets plus remarquables sur le malade et qui donne plus de satisfaction au médecin. Ajoutons aussi que son emploi est très-facile ; le malade se prête d'autant mieux à ce traitement, qu'il est en harmonie avec l'opinion qui règne dans le monde sur l'innocuité des purgatifs et sur la nécessité d'évacuer les humeurs. Voilà bien des motifs pour que le praticien ose essayer une médication qui, d'après notre propre expérience, n'a d'inconvénients que dans des cas très-rares. » (*Journal de médecine,* octobre et novembre 1844.)

Les réflexions sur les précédents relevés s'appliquent aussi à celui-ci.

« M. Émery, à l'hôpital Saint-Louis, a adopté depuis quelque temps la pratique de son collègue (M. de Larroque); il n'est pas de fièvre typhoïde, bénigne ou grave, à laquelle il n'oppose les purgatifs, et particulièrement l'eau de Sedlitz. Il compte près de cent malades chez lesquels il a employé cette médication, et il atteste que les résultats ont été comparativement bien plus heureux que par les autres moyens. Cependant il ne manie pas les purgatifs avec la même hardiesse que M. de Larroque. Le premier, le second, et quelquefois le troisième jour, il donne bien au malade une bouteille entière d'eau de Sedlitz, mais passé ce temps il se borne à l'administration journalière, jusqu'à la convalescence, d'un verre ou d'un verre et demi du même laxatif. » (*Bulletin général de thérapeutique*, 1842.)

Voilà une petite modification de la méthode de M. de Larroque; elle ne manque ni de sagesse ni de prudence.

Voici ce qu'a dit M. Bérard, en 1838 : « J'ai profité de mon séjour à l'hôpital Necker, dans lequel j'ai un service de chirurgie, pour suivre les malades traités de fièvre typhoïde par M. de Larroque. Plusieurs malades, apportés à l'hôpital au commencement du troisième septenaire, ont été émétisés, puis purgés. En peu de jours, une amélioration notable a été obtenue. Le météorisme de l'abdomen et la stupeur étaient moindres. La maladie a marché ensuite vers la guérison sans obstacle sérieux. Chargé dans ce moment de la consultation, j'admets aussi les malades affectés de maladie interne. J'atteste qu'aucun de ceux qui ont été soignés de la fièvre typhoïde depuis quinze jours, et ils sont au moins au nombre de douze, n'a succombé. J'ai été appelé tout récemment à seize lieues de Paris pour voir un commis-voyageur, qui, après avoir subi divers dérangements dans sa santé, avait été atteint d'une fièvre typhoïde. Sa maladie datait de dix-huit jours ; la langue était noire, comme charbonnée, les dents d'un blanc émaillé ; il avait une diarrhée sanguinolente, du délire. Il s'était développé, en outre, une énorme parotide. Le malade avait été saigné, circonstance défavorable pour le succès du traitement de M. de Larroque. Je proposai au médecin qui lui donnait des soins l'usage de l'eau de Sedlitz. On l'administra au malade : l'affection devint d'abord stationnaire, s'améliora ensuite ; la parotide s'ouvrit, les escharres du sacrum se cicatrisèrent, et le malade est revenu à Paris reprendre ses occupations ». (*Revue médicale.*)

« Nul doute, dit M. Martin Solon, que les purgatifs ne soient indiqués dans la fièvre typhoïde, où les évacuations alvines sont si souvent abondantes. Les résultats de l'expérience lui ont été, comme à d'autres praticiens, favorables dans beaucoup de cas, et même dans quelques-uns où la nature inflammatoire des symptômes semblait contr'indiquer la méthode et lui faire préférer les antiphlogistiques. » (*Bulletin général de thérapeutique*, 1844.)

« Soir et matin, dit M. Matthieu, en parlant du traitement de la fièvre typhoïde, mon malade prend un lavement laxatif (eau et mélasse à égale quantité le plus habituellement); et, aussitôt après les évacuations, lorsque le ventre est aplati, je fais donner un quart de lavement, contenant 12 à 15 grammes environ de chlorure de soude, engageant à tâcher de le conserver aussi longtemps que possible; et mieux serait de ne le pas rendre.

« Je m'attache donc à entretenir la *diarrhée en permanence*, et à désinfecter par le chlorure le peu de matières qui reste; ou, pour mieux dire, ces matières se trouvent désinfectées au fur et à mesure qu'elles se forment. Il résulte de là que les déjections suivantes perdent de leur fétidité, souvent même elles n'en ont plus, et, chose remarquable, en soutenant cette cessation de la fétidité et en tenant ainsi le ventre libre, j'ai vu des fièvres typhoïdes les mieux caractérisées être *enrayées* dans leur marche et ne pas durer au-delà de quinze jours.

« Parfois je rends les évacuations plus faciles

en administrant par les voies supérieures 3o à 4o grammes de sulfate de magnésie dissous dans une tisane ou un bouillon quelconque, ou bien tout simplement de l'eau de Sedlitz, suivant en cela la méthode du docteur de Larroque. »

Cette conduite nous paraît sage et louable, pourvu que l'on soit sûr d'arrêter quand on veut et quand il le faut la *diarrhée en permanence,* sans quoi cette permanence indéfinie de la diarrhée pourrait bien enfin finir par épuiser et emporter le malade.

« On purgeait jadis dans la fièvre putride, et l'on guérissait en purgeant. Mais, quand Bretonneau eut découvert que cette fièvre était liée à un état inflammatoire des follicules de Peyer et de Brunner, il fut effrayé de l'audace des guérisseurs, et il lui fallut plusieurs années pour oublier sa découverte et pour rentrer dans les voies de la pratique expérimentale. Aujourd'hui, il purge comme jadis (1), d'autres purgent encore plus que lui, et les malades guérissent, nonobstant les menaces de l'école anatomique et les désordres évidemment inflammatoires de la

---

(1) Cette assertion est confirmée par les paroles suivantes de M. Andral : « M. le docteur Bretonneau a préconisé, il y a peu d'années, comme le meilleur traitement à suivre dans la dothinentérie, l'emploi des purgatifs salins très-fréquemment répétés. » (*Rapport à l'Académie.*)

membrane muqueuse digestive. » (*Traité de thérapeutique et de matières médicales,* par MM. Trousseau et Pidoux, t. 1, p. 760.)

Ces désordres évidemment inflammatoires sont donc d'une nature toute particulière, *sui generis,* puisqu'ils peuvent disparaître sous l'action irritante des purgatifs, ce qui n'a pas lieu ordinairement dans les phlegmasies franchement inflammatoires de la muqueuse intestinale. Tout le monde sait qu'il est une foule d'inflammations ou d'ulcérations des muqueuses, qui ne guérissent que par des excitants ou de légers caustiques. Combien ne guérit-on pas aussi ainsi des boutons phlegmoneux externes, ou, si l'on veut, de véritables *dothidermites?*

Quelques pages plus bas, les auteurs distingués que nous venons de citer rapportent, sur le même sujet, un autre passage qui s'accorde assez mal avec le premier. Le voici : « Quand la diarrhée reconnaît pour cause une inflammation boutonneuse de l'intestin grêle, comme cette éruption a une marche fatale à l'instar de la variole, de l'érysipèle, de la scarlatine et des autres exanthèmes, les purgatifs ne peuvent rien, du moins sur l'affection principale, quelques prétentions qu'ait élevées à cet égard le docteur de Larroque. Il suffit d'avoir expérimenté en grand dans les hôpitaux, pour se convaincre que les purgatifs, pas plus que les antiphlogistiques ou les toniques, n'arrêtent le développement de l'éruption dothinentérique; mais ils modifient heureusement l'état général du malade. » (*Op. cit.*, p. 774.)

Et cependant, un peu plus haut, on avait affirmé *que les malades guérissent nonobstant les désordres évidemment inflammatoires*. On ajoute *que les purgatifs ne peuvent rien sur l'affection principale*, et pourtant les malades guérissent par les purgatifs : ce n'est pas excessivement clair, au moins pour nous; il faut donc que les purgatifs agissent à la fois et sur l'affection principale et sur l'affection secondaire, puisqu'enfin ils guérissent, suivant l'aveu même des auteurs.

« M. Louis, écrit M. le docteur Grisolle, est porté, après avoir analysé les principaux modes de traitement suivis dans la fièvre typhoïde, à regarder les évacuants comme supérieurs aux autres moyens thérapeutiques. Non-seulement ils diminuent la mortalité, mais ils abrègent la durée de la maladie. L'observation clinique m'a conduit aux mêmes résultats. Ainsi, la fièvre typhoïde *non épidémique*, traitée comme le conseille M. de Larroque, ne m'a donné, dans ces dernières années, qu'une mortalité de près d'un septième, résultat bien favorable, si je le compare à la méthode de l'expectation, ou à la méthode dite rationnelle, par laquelle j'ai perdu un quart de mes malades... Il est incontestable aussi que nulle autre médication ne produit des soulagements aussi marqués et aussi rapides... Enfin, j'ai en outre constaté que, par l'emploi des purgatifs, on ne favorisait le développement d'aucune des complications, et que deux des accidents les plus graves, savoir l'hémorrhagie et la perforation intestinale, étaient beaucoup plus rares que chez les malades soumis à d'autres traitements. (Grisolle, *Traité de pathologie interne,* 2e édit., 1846). »

« Disons, s'écrie M. le docteur Cotin, que la pratique de M. de Larroque et de ses imitateurs a si surabondamment démontré, pour tout le monde, l'innocuité et, pour beaucoup, l'efficacité des vomitifs et des purgatifs dans la fièvre typhoïde, que la gastro-entérite est tombée par pièces : la gastrite d'abord, parce qu'une affection de l'estomac, qui est amendée ou qui, du moins, n'est pas exaspérée par les vomitifs (et tous sont irritants) ne saurait être une phlegmasie. L'entérite de la fièvre typhoïde a résisté plus long-temps ; mais les anatomo-pathologistes eux-mêmes la renient, et nous ne connaissons que M. Bouillaud, qui s'obstine encore à noyer cette entité dans des flots de sang chez chacun de ses malades. » (1849.)

Il n'est peut-être pas inutile de faire remarquer qu'en Angleterre la plupart des praticiens traitent les fièvres aiguës que les Français appellent fièvres typhoïdes, par l'usage des vomitifs et des purgatifs journellement répétés, et ils sont convaincus que cette méthode est la plus convenable pour la guérison de la plupart d'entre elles. Et cette pratique n'est pas nouvelle comme chez nous; nous avons vu, en parlant des fièvres bilieuses, que Clark, de 1777 à 1779, traita, dans le dispensaire de Londres, deux cent trois individus atteints de fièvre continue grave ou légère; sur ce nombre de deux cent trois, il ne perdit que six malades. Aucun ne fut saigné, excepté deux qui avaient une complication phlegmasique dans les poumons. Tous prirent, dans les premiers jours de leur maladie, un ou deux vomitifs, et plus tard, tous, sans exception, prirent du quinquina.

Nous pourrions citer encore beaucoup d'autres médecins partisans de la méthode évacuante; mais cela ne pourrait amener, au temps où nous sommes, la solution de la question (1). Ni les chiffres, ni les majorités ne peuvent avoir raison

---

(1) Nous ne pouvons nous dispenser de mentionner encore M. le docteur Féron, médecin à Bayeux. Le petit nombre d'observations qu'il rapporte en faveur de la méthode évacuante dans le traitement de la fièvre typhoïde, sont très-propres à convaincre les esprits les plus incrédules : nous n'en avons pas rencontré de plus concluantes.

avant le temps; des vérités de thérapeutique ne peuvent être proclamées et sanctionnées que par le suffrage universel et l'acquiescement des praticiens de tous les pays, constamment soutenus par un laps de temps considérable, qui domine toutes les constitutions médicales. Ni la statistique, ni les chiffres, ni la majorité de l'époque, n'auraient pu juger la question entre Sydenham et Morton pour le traitement de la petite-vérole; il a fallu pour cela l'intervention de la pratique et de l'expérience séculaires; et cette autorité souveraine seule a donné gain de cause à l'illustre Sydenham.

Nous n'avons rencontré que très-peu de médecins, décidément opposés à la méthode de M. de Larroque. Sans parler de M. Bouillaud, nous ne citerons que M. Forget, professeur à Strasbourg, qui se montre tout à fait partisan de la méthode des saignées coup sur coup, et par conséquent très-hostile à la méthode évacuante, qu'il regarde comme très-meurtrière. Il nous déclare que les partisans des purgatifs ont tort d'invoquer en leur faveur le témoignage des anciens; il prétend également que nul d'entre eux n'a été partisan exclusif des évacuants, et que ceux qui les ont employés vers la fin de la maladie ont choisi en général les purgatifs les plus doux. Nous pourrions cependant citer un ancien médecin de Montpellier, qui, dans les fiè-

vres graves ou typhoïdes, faisait usage des purgatifs dès le début, et nous ajouterons, pour faire
plaisir à M. Bouillaud, qu'il avait également recours à la saignée avant de purger. Cet *ancien,*
c'est Fize. Voici ce qu'il dit : « Dans cette fièvre
(la fièvre putride), il faut recourir sans perdre de
temps à la saignée dès que la chaleur s'est déclarée, et la réitérer même, soit du pied, soit du
bras, et plus ou moins, selon le degré de la chaleur
fébrile et les dispositions à l'inflammation, principalement des viscères, ayant cependant toujours égard aux forces du malade, à son âge, à son
sexe, à son tempérament, et autres circonstances
qui favorisent ou contr'indiquent la saignée.

« Mais, dès le second, ou au plus tard au troisième jour, nous prescrivons la purgation (à
moins que quelque chose ne s'y oppose)... Ceux
qui en usent autrement voient misérablement
périr leurs malades par des inflammations des
viscères, malgré la saignée. La cure des fièvres
malignes ne diffère guère de celle des fièvres putrides; la saignée et les purgations sont les remèdes les plus puissants. Mais il faut observer à
l'égard de la saignée, qu'il faut être plus réservé
sur son usage que dans la fièvre putride; c'est ce
que l'expérience nous prouve. A l'égard de la
purgation, elle doit être également fréquente
dans l'une et l'autre fièvre. Si on la néglige, ou
même si on ne l'emploie pas assez souvent, les

autres secours deviennent inutiles, et le malade succombe misérablement. » (*Traité des fièvres.*) En fait d'*anciens* partisans de la méthode évacuante, nous pourrions encore citer Sydenham, Huxham, Baglivi, Pringle, Grant, Strack, Tissot, Stoll, Haller, Lepecq-de-la-Cloture, Reil, etc., etc.

D'après tout ce que nous venons d'exposer avec quelque détail sur le traitement de la fièvre typhoïde par les purgatifs, il est évident que la grande majorité des praticiens de l'époque actuelle s'est ouvertement déclarée en faveur de la méthode évacuante; et nous pensons que cette révolution dans le traitement des fièvres, sauf quelques réserves, est un véritable progrès de la thérapeutique que Broussais avait fait reculer de plus d'un siècle.

§ IV.

MÉTHODE TONIQUE.

Pourquoi, depuis Broussais, puisque nous venons de prononcer son nom, a-t-on eu tant de peur des toniques? C'est, dit-on, parce que l'emploi des toniques crée les formes adynamiques et typhoïdes. C'est possible quelquefois, quand on les emploie intempestivement ou trop tôt. Nous l'avons dit, et nous le répétons à dessein, c'est plutôt l'abus des saignées qui prépare et détermine les formes adynamiques et typhoïdes. Qu'on ait recours au traitement tonique et même excitant à la troisième période, ou au troisième septenaire de la fièvre typhoïde, alors que la réaction générale tombe et est sur le point de cesser, et l'on verra rarement la médication tonique produire de mauvais effets. C'est en ce moment opportun, à cette période décisive et suprême, qu'il faut s'appliquer de toutes ses forces, comme dit M. Chomel, à rendre de la fièvre aux malades par un traitement excitant et tonique. Tout à l'heure nous citerons plusieurs passages des leçons cliniques de M. Chomel, où l'on trouvera, pour l'emploi des toniques, des principes et des règles sages avoués par la raison, la prudence et la pratique des plus grands médecins de tous les temps et de tous les pays.

Disons d'abord un mot du résultat qu'a obtenu M. Andral, de l'emploi de la méthode tonique.

« Quarante de nos malades, dit ce professeur, ont été soumis à ce traitement (par les toniques et les excitants). Le quinquina sous toutes les formes, le vin, le camphre, le musc, l'assa-fœtida, l'acétate d'ammoniaque, l'éther, diverses eaux distillées aromatiques, sont les principales substances qui leur ont été données. Plusieurs ont pris en même temps chaque jour une certaine quantité de bouillon de bœuf.

« Sur ces quarante individus ainsi traités, il y en a vingt-six chez lesquels la maladie s'est aggravée et s'est terminée d'une manière funeste. (Obs. VI, VII, XII, XIV, XV, XVI, XVII, XVIII, XIX, XXII, XXIII, XXIV, XXV, XXVI, XXVII, XXVIII, XXIX, XXXI, XXXII, XXXV, XL, XLIV, XLV, XLVIII, LXI, CXXV.)

« Chez les quatorze autres, l'état s'améliora après qu'on eut commencé à donner des toniques, et la maladie se termina heureusement. Mais, relativement à la part que put avoir la médication excitante sur la guérison, ces quatorze individus doivent être distingués en deux séries : dans la première, nous rangerons ceux chez lesquels on observa un prompt amendement dès que les toniques eurent été donnés (obs. XXXVI, CXXXV, CXXXVIII). Dans la seconde série, nous comprendrons ceux qui, bien différents des précédents, ne virent leur maladie s'amender que peu à peu, progressivement, comme s'ils avaient été soumis à la simple méthode expectante (observ. CXXXIV, CXXXVI, CXXXVII, CXXXIX, CXL, CXLI, CXLII, CXLIII, CXLIV, CXLV, CXLVI). Si l'on admet que les sujets de la première série ont dû aux toniques l'amélioration qu'ils ont éprouvés, on conservera plus de doutes à l'égard des sujets de la seconde série. » (*Clinique médicale*, t. Ier, p. 687, 3e édit.)

Sur les quarante malades considérés comme atteints de fièvre typhoïde, et traités par les to-

niques, vingt-six, dit-on, ont succombé. D'abord,
sur ces vingt-six morts, il faut en retrancher un,
le n° CXXV, qui a parfaitement guéri, même sans
les toniques. Restent donc vingt-cinq morts réels.
Tous ces malades ont été saignés, et même quelquefois assez copieusement excepté deux, les
numéros XXVIII et XLVIII. Le premier a pris, pour
tout tonique et seulement le dernier jour de sa
vie, 2 grammes d'extrait mou de kina et 4 grammes de diascordum délayés dans environ 150
grammes de véhicule ordinaire, fort peu tonique.
Il est même probable que cette potion n'a pu être
prise, vu qu'elle fut administrée le jour même de
la mort du malade. Le second malade était atteint d'un érysipèle phlegmoneux au bras, qui l'a
conduit au tombeau. Un autre est mort d'une
gangrène à la lèvre inférieure. Il faut faire observer que le traitement dit tonique a souvent été
bien faible, pour ne pas dire à peu près insigni-
fiant; c'était le plus souvent une décoction de
polygala ou une infusion aqueuse de quinquina.
Quant aux stimulants, on remarque principalement les vésicatoires ou les sinapismes. Il faut
ajouter que les saignées ont souvent été promptement suivies de symptômes d'adynamie et de
prostration. Somme toute, nous pensons que ces
vingt-cinq ou vingt-six morts ne sauraient prouver l'impuissance de la méthode tonique. Et les
faits qui pourront appuyer cette opinion, c'est

encore M. Andral lui-même qui va nous les fournir.

En effet, nous voyons que, dans les observations de guérison des deux séries établies par l'auteur, les toniques ont été employés à une dose bien plus élevée que chez tous les malades qui ont succombé ; c'est de l'extrait de quinquina jusqu'à 15 et 24 grammes par jour ; c'est du quinquina en infusion, en vin ; c'est du camphre, de l'éther ; c'est enfin souvent tout l'appareil excitant et tonique du temps même de Pinel. Croyez-vous qu'il y eût eu vingt-cinq morts, si on avait employé le traitement qui paraît avoir sauvé tous les autres?

Voici un extrait de l'observation xxxvi qui est la première de la première série, c'est-à-dire de celles qui, d'après M. Andral, ont été immédiatement amendées par les toniques. Ce malade, que l'on nous présente comme un des mieux guéris par les toniques, n'en a pas moins succombé en entrant en convalescence de la fièvre typhoïde. Il est donc mort guéri, c'est-à-dire qu'ayant été trop affaibli par les saignées et insuffisamment rétabli par un traitement tonique trop peu actif, il n'a pu réagir et se défendre contre divers foyers de suppuration survenus au moment de la convalescence. Voici en abrégé son histoire :

Un jeune homme de dix-huit ans, d'une faible constitution, présenta l'ensemble des symptômes d'une fièvre bilieuse (*douze sangsues à l'anus*). Le huitième jour, il entra à la Charité. A cette époque, la prostration avait déjà fait des progrès considérables (nous conservons toujours les propres expressions de l'observation, nous ne faisons que l'abréger), délire complet toute la nuit, yeux peu fixes, pupilles contractées; langue rouge à sa pointe et sur ses bords, blanchâtre et sèche à son centre; dents encroûtées; ventre fortement ballonné; constipation opiniâtre depuis le début de la maladie; pouls fréquent, assez dur et résistant; peau chaude et sèche; respiration accélérée. (*Saignée de six onces; embrocation d'huile de camomille camphrée sur le ventre; lavement; petit-lait tamariné; tisane d'orge.*) — Le lendemain, la prostration était plus considérable; le malade interrogé ne faisait même plus d'effort pour répondre; il avait poussé des cris une grande partie de la nuit. Le pouls, aussi fréquent, avait perdu sa dureté; on le déprimait facilement. La langue avait le même aspect; mais elle *s'accrochait* entre les dents, où le malade s'emblait l'oublier. (Nous continuons toujours à nous servir des expressions de M. Andral.) Une selle avait eu lieu; le ballonnement du ventre était moindre. Le sang tiré la veille, par l'ordre de M. Lerminier, était formé d'un caillot mou, sans couenne, comme dissous. — L'état du malade avait évidemment empiré, continue M. Andral, le même mode de traitement fut cependant continué, toujours par l'ordre de M. Lerminier. (*Douze sangsues à l'épigastre, et quatre derrière chaque oreille; sinapisme mitigé, lavement, mêmes embrocations.*) — Le lendemain, pouls très-fréquent et faible, peau brûlante. La vessie, distendue par l'urine, formait, au-dessus du pubis, une tumeur dure et globuleuse. Cathétérisme. (*Douze nouvelles sangsues à l'épigastre, et huit au cou.*) Dans la journée, l'intelligence se rétablit un peu. — Le lendemain, la langue très-sèche, s'était fendillée à son centre; le ballonnement du ventre était extrême; une selle; le malade, les yeux fixés et tournés en haut, la physionomie immobile, semblait plongé dans une sorte d'extase; il prononçait avec peine quelques mots inintelligibles. La peau avait perdu sa chaleur brûlante; le pouls, très-fréquent (il fallait dire le chiffre), se laissait facilement déprimer. Eschare au sacrum. (Douze sangsues a l'épigastre, quatre derrière chaque oreille; *même prescription du reste.*) — Le lendemain, fuliginosité des dents et des lèvres. Ainsi, poursuit M. Andral, le traitement antiphlogistique, continué avec persévérance pendant plusieurs jours, n'avait produit aucun effet avantageux. Loin de là, la maladie avait sensiblement empiré chaque vingt-quatre heures, après chaque application de sangsues. Le danger était imminent...

M. Lerminier n'hésita pas dès-lors à employer les toniques. (Il en était grand temps.) (*Infusion aqueuse de quinquina avec addition de deux onces de sirop d'écorces d'oranges amères ; tisane d'orge ; sinapisme mitigé ; frictions aromatiques sur les membres, mêmes embrocations sur le ventre.*)

Dès le lendemain, amélioration non douteuse ; l'état d'extase n'existe plus ; le malade parlait et répondait assez bien ; sa langue s'était humectée ; le ventre était plus souple ; trois selles eurent lieu. Le même traitement fut maintenu pendant plusieurs jours, au bout desquels le malade touchait à la convalescence, lorsque le pouls reprit sa fréquence, et la peau sa chaleur. Enfin, on découvrit un abcès considérable à l'aine gauche, après avoir constaté un certain nombre de boutons varioleux à l'épigastre et aux fesses. L'abcès de l'aine s'ouvrit spontanément ; une quantité considérable de pus s'en écoula, et le malade succomba épuisé par cette abondante suppuration.

« Ouverture du cadavre... Les quatre cinquièmes supérieurs de l'intestin grêle ne présentèrent aucune altération. Dans le cinquième inférieur, la membrane muqueuse offrait, en plusieurs points, une couleur plus brune, une épaisseur un peu plus grande et une surface comme rugueuse. Ces espèces de plaques isolées n'étaient-elles pas les cicatrices d'anciens ulcères?

« Le gros intestin était parsemé d'un assez grand nombre de petites taches, d'un blanc plus mat que le reste de la muqueuse, arrondies, entourées d'un cercle noir, et marquées d'un point noir à leur centre.

« La suppuration de l'aine avait eu son siége primitif dans un ganglion lymphatique; elle avait fusé au loin sous la peau, dont elle avait opéré le décollement dans une grande étendue. Une autre collection purulente non moins vaste existait au-dessous de la peau de l'épigastre, là où avait apparu l'éruption. » (*Clinique méd.*, t. 1er, p. 201 et suiv.)

Dans ses réflexions sur cette observation, M. Andral répète ces paroles : « Le malade fut d'abord traité par la méthode antiphlogistique. Pendant plusieurs jours de suite, des sangsues furent appliquées simultanément au cou et à l'épigastre, et cependant, chaque jour, nous n'en vîmes pas moins les symptômes s'aggraver, la langue se sécher et noircir, le ventre se ballonner, le trouble de l'intelligence augmenter, l'état ataxo-adynamique se prononcer de plus en plus. Ce fut alors qu'à ce traitement fut substitué une médication tonique : vingt-quatre heures après qu'on eût commencé à administrer le quinquina, la langue s'humecta, l'intelligence se rétablit, le ventre reprit sa souplesse, les forces se relevèrent, etc...

« La cessation des symptômes graves et de la fièvre coïncida avec différents phénomènes dignes de remarque. On vit alors apparaître simultanément des épistaxis, une diarrhée légère, des abcès en divers points du corps, une éruption varioliforme à l'épigastre et aux fesses. Dans leur langage figuré, les anciens eussent donné à ces divers phénomènes le nom d'efforts critiques de la nature. Malheureusement, un de ces efforts dépassa le but, si je puis parler ainsi, et nous vîmes l'abcès établi à l'une des régions inguinales entraîner le malade au tombeau par l'abondante suppuration qu'il produisit. » (*Op. cit.*, p. 206.)

A ce long commentaire, nous n'avons qu'un mot à ajouter : nous pensons que probablement *le but n'eût pas été dépassé*, si le malade, d'une constitution faible et déjà dans une *prostration considérable* à son arrivée à l'hôpital, n'avait pas été épuisé par une saignée du bras et soixante-douze sangsues. Et pourquoi insister sur l'emploi des saignées, quand on voit, comme dit M. Andral, *la maladie sensiblement empirer chaque vingt-quatre heures, après chaque application de sangsues*, chez un homme d'une constitution faible, déjà dans la prostration dès son arrivée à l'hôpital? Voilà, selon nous, la cause de cette diathèse purulente qui a entraîné la perte du malade.

Voyons maintenant un praticien qui, quand il a recours aux toniques, n'y va pas de main morte, et il a raison : ce praticien distingué, c'est M. le professeur Chomel. Voici un extrait du Rapport qu'a fait M. le docteur Pidoux sur la clinique médicale de l'Hôtel-Dieu de Paris, service de M. Chomel. (1835.)

« Parmi les malades admis cette année à la Clinique, et affectés de fièvre typhoïde adynamique, la moitié à peu près a succombé. Tous ont été fortement tonifiés; mais, il faut le dire, toutes les fois que M. Chomel s'est décidé à employer les toniques, les malades seraient très-évidemment morts sans la médication. C'est là précisément ce qui fait l'importance et la valeur de ces succès, puisqu'ils sont obtenus alors qu'on ne peut en faire honneur ni aux forces de la nature, ni au bénéfice d'un amendement nécessairement lié à une période de rémission susceptible d'être prévue. Nous verrons tout à l'heure combien l'absence de cette condition de conclusion jette d'équivoque sur l'efficacité de plusieurs autres médications et de la saignée en particulier.

« Il ne m'a été possible d'observer que six des malades admis cette année à la Clinique avec la forme adynamique et tonifiés, mais j'affirme les avoir trouvés dans l'état suivant : chaleur de la peau au-dessous de la température ordinaire, état analogue de la langue et de la muqueuse buccale, ces parties recouvertes de sécrétions normales ou desséchées; air expiré peu chaud, pouls lent et faible (de cinquante à soixante-cinq pulsations par minute) ou fréquent et vite, mais alors beaucoup plus faible et vide que dans le cas de lenteur anormale; contractions du cœur en raison directe de l'état du pouls; diarrhée involontaire, météorisme plus ou moins considérable, indolence de l'abdomen à la pression; rétention d'urines, ou urines involontaires, crues, ténues, blanchâtres ou naturelles, taches typhoïdes, eschares ou rougeur érythémateuse de la peau sur les points exposés à la pression. Faiblesse musculaire portée si loin, que les malades ne pouvaient ni se tourner ni s'incliner dans leur lit et qu'on était obligé de les soutenir et de les caler, selon l'expression pittoresque de M. Chomel, pour les empêcher de retomber toujours dans la même position. J'en ai vu un surtout qui ne changeait de décubitus qu'avec l'aidé d'un infirmier, et qui serait, sans ce secours étranger, resté un jour entier dans la même situation, quelque pénible qu'elle eût pu être.

« L'affaissement des facultés morales et intellectuelles se traduit assez par cette profonde prostration de la locomotilité; les sens et l'intelligence partageaient la langueur et l'impuissance des mouvements.

« Eh bien ! il ne faut rien moins à M. Chomel que cet ensemble adynamique bien complet, pour qu'il se croie autorisé à venir au secours d'un organisme si prêt à renoncer à toute réaction. Il suffit quelquefois que l'un de ces éléments d'adynamie n'existe pas, pour qu'il craigne de compromettre une si héroïque médication : la chaleur de la peau seule, par exemple, ou bien la rougeur de la langue, le seul développement du pouls, tous les autres signes de l'adynamie s'observant au degré le plus avancé, ont été souvent pour lui d'expresses contr'indications ; ce qui vient parfaitement à l'appui de la condition *essentielle* que j'ai exigée plus haut pour l'existence de l'adynamie, en tant que devenant une indication pour le traitement tonique, savoir : le défaut de *réaction fébrile,* l'affaiblissement radical des fonctions les plus primitives, les plus nécessaires au maintien de la vie. Mais, que ces conditions soient réunies, alors le professeur n'hésite plus ; il s'applique de toutes ses forces (et c'est son expression) *à rendre la fièvre aux malades.* Principe hippocratique d'une immense fécondité, et sur la portée duquel je reviendrai dans un instant.

« Mais de quels toniques se sert alors M. Chomel, et comment les administre-t-il ?

« Les vins généreux, le quinquina sous diverses formes; voilà pour la base du traitement: l'éther, le camphre, y sont quelquefois ajoutés. La sauge, la serpentaire, la cascarille, peuvent servir de succédanés au quinquina. Le vin de Malaga est donné de préférence aux autres vins de France et d'Espagne, par cuillerée toutes les deux heures, toutes les heures et même plus souvent, depuis la dose de quatre onces par jour jusqu'à celle de huit onces et même d'un quart de bouteille. Les vins moins alcooliques, comme ceux de Bordeaux ou de Bourgogne, sont mêlés aux boissons ordinaires dans des proportions variables, et forment la tisane du malade. L'eau de Seltz vineuse est par exemple souvent ordonnée ainsi. (1)

---

(1) Cela nous fait rappeler que nous avons traité, il y a trente et quelques années, une femme atteinte de fièvre ataxo-adynamique au plus haut degré d'intensité : entre autres symptômes que cette malade présentait, nous nous souvenons parfaitement de ces deux : langue noire avec une carphologie continuelle. Outre les potions toniques avec extrait de quinquina, etc., nous lui donnâmes journellement pendant quinze jours, pour tisane, une bouteille de bon vin rouge qui nous parut lui faire du bien et qu'elle prit toujours avec plaisir. Cette malade a-t-elle dû son salut au traitement tonique, ou a-t-elle guéri malgré ce traitement? Est-ce un *post hoc* ou un *per hoc?* nous ne le pouvons savoir avec certitude. Si l'on nous dit que rien ne prouve absolument que le traitement tonique a opéré la

« On prescrit le quinquina sous la forme d'extrait à la dose de quelques gros jusqu'à une et
deux onces dans une potion ; pour boisson, un
ou deux pots de macération aqueuse de quinquina édulcoré avec le sirop de limons ou le sirop tartareux ; en lavements, la décoction de
quinquina camphrée ; enfin, des fomentations
sur le ventre avec le vin et l'alcool, ou bien avec
l'huile de camomille camphrée. Ce traitement se
renouvelle toutes les vingt-quatre heures, et
n'est suspendu que lorsque, sous son influence,
la chaleur a reparu à la peau, le pouls est devenu
plus résistant et plus fébrile, les sens, l'appareil

---

guérison, nous répondrons qu'avec une telle logique on ne
saurait jamais rien de certain dans le traitement des fièvres
aiguës, et on ne ferait jamais rien. Ce qu'il y a de certain
pour nous, c'est que notre malade a guéri, et qu'on en a
vu guérir des milliers d'autres, soumis à des traitements les
plus toniques et les plus excitants. Cela doit suffire, ce nous
semble, pour autoriser le praticien, le cas échéant, à employer la méthode tonique et excitante, et même, au besoin, dans toute sa plénitude. « On sait, dit Pinel, avec
quel succès le vin généreux a été employé contre les fièvres
ataxiques, par Huxham, Pringle, etc., et c'est là le remède le plus général que j'emploie dans l'hospice pour soutenir les forces de la vie, et donner le temps à la maladie
de parcourir ses périodes. Dans la fièvre maligne que je
contractai moi-même par contagion, je n'ai échappé à la
mort qu'à l'aide d'un vin d'Arbois, de sept ans, dont on

locomoteur et l'intelligence plus excitables, sortis de leur stupeur et de leur léthargie. *J'ai vu cinq malades devoir à ce traitement une véritable résurrection.* » Plus loin, l'auteur ajoute encore ce passage qui n'est pas moins remarquable :

« M. Chomel, qui s'en laisse peut-être trop imposer par la forme inflammatoire du début des fièvres typhoïdes, pratique alors presque toujours une ou plusieurs saignées; eh bien! lui-même professe que le traitement tonique n'est jamais plus sûr et plus prompt dans ses résultats, que lorsqu'il est employé d'emblée, c'est-à-

---

me faisait prendre de petites doses très-rapprochées. » (*Nosographie philosophique.*)

Doit-on toujours mépriser l'instinct des malades qui recherchent et demandent du vin ou d'autres boissons fortifiantes ou fermentées ? « J'ai entendu, dit M. Pidoux, les malades réclamer leur vin; je les ai vus le boire avec avidité; j'ai vu surtout un étudiant en médecine dans les salles de clinique, frappé de la forme adynamique la plus terrible : trois attaques d'éclampsie s'étaient ajoutées à cet état déjà si grave, et on sait combien cette complication est funeste. Indépendamment de l'extrait de quinquina, ce malade prenait par jour huit à dix onces de vin de Malaga. Un jour, il avala d'une seule fois toute la quantité qui devait être successivement distribuée dans les vingt-quatre heures. La nuit suivante, il dormit mieux et guérit rapidement sans convalescence. »

dire chez les malades vierges d'émissions sanguines (1), et qu'au contraire son action est
bien plus incertaine et bien plus longue à se
faire sentir chez les sujets où l'adynamie s'est
développée à la suite des saignées, que celles-ci
l'aient ou non déterminée ou rendue plus profonde. Un malade, couché au n° 13 de la salle des
hommes, présentait à son entrée la forme la plus
exagérée possible, car M. Chomel le signala à
l'attention des élèves comme type et sujet d'é-
tude de cette forme. Il fut saigné trois fois, et
une adynamie, aussi exagérée et aussi type que
l'avait été l'aspect inflammatoire, se déclara vers
la fin du second septenaire. Les toniques vigou-
reusement administrés relevèrent insensiblement
le système des forces, puis ils perdirent bientôt
leur influence, et le malade s'éteignit. Au n° 15,
était un autre jeune homme entré au dixième
jour de l'affection, laquelle avait d'emblée re-
vêtu la forme adynamique la mieux établie.
D'emblée aussi, il fut mis au traitement tonique,
et vraiment son cas était si grave et si prochainement menaçant, l'influence du vin et du quinquina fut si évidente et si heureuse, qu'en nulle
occasion la puissance de l'art ne m'a paru si in-

____

(1) C'est ce qui explique le peu de succès qu'a eu l'observation de M. Andral, que nous avons analysée plus haut,
n° XXXVI, page 279.

contestable. Au milieu de ces deux contrastes, au n° 14, était une autre fièvre typhoïde avec forme adynamique au moins aussi prononcée que celle du n° 15; chez ce malade, peu saigné au début, les toniques eurent des avantages plus lents, moins manifestes que ceux du numéro précédent non saigné, mais bien plus durables et plus confirmés que ceux du n° 13 beaucoup saigné, car il guérit. Ce n'est pas la première fois que M. Chomel a de pareilles différences à constater.

« J'ai dit que ce professeur saignait trop légèrement, abusé qu'il était par l'indication spécieuse qui paraît si naturellement ressortir de la forme inflammatoire que présentent à leur début, et en général pendant tout le premier septenaire, la plupart des fièvres entéro-mésentériques... » Plus bas, on lit encore cette page qui n'est pas moins remarquable :

« L'organisme périclite par défaut de réaction, l'indication est franche; il faut que l'homme de l'art, *naturæ minister et interpres*, reconstitue fébricitant son malade abandonné par la fièvre, et heureusement il en a les moyens dans le traitement si habilement manié de M. Chomel : *Namque hoc tempore*, dit Sydenham, *quo magis calefecerim, eò magis concoctionem acceleravero*. Oui, mais c'est sur le degré de chaleur organique qu'on doit mesurer le degré de réaction fébrile et de résistance vitale, comme c'est ce phénomène fondamental qu'il faut prendre en considération pour juger l'adynamie et son degré. M. Chomel cite le cas d'une jeune fille affectée de fièvre typhoïde, et qui resta pendant quatre jours *froide et sans pouls;* à force d'excitants et de toniques, elle revint à la vie par *la chaleur et le pouls,* et guérit bientôt. Quarin raconte qu'en 1772 Stork l'arracha à la mort avec le quinquina et le serpentaire de Virginie. *Mon état fut si grave,* dit-il lui-même, *que la ville entière* (Vienne), *par une faveur toute gratuite qui excitera jusqu'au tombeau ma reconnaissance profonde, donnait des regrets à ma mort.* »

Nous aimons la statistique de M. Chomel; ses chiffres nous plaisent. Nous lisons avec plaisir ces phrases vraies et significatives : « Parmi les malades admis cette année à la Clinique et affectés de fièvre typhoïde adynamique, la *moitié* à peu près a succombé. » Ce langage est au moins ici l'expression de la vérité et de la nature; il nous inspire confiance, parce que nous sommes sûr qu'on n'a eu affaire qu'à de vraies fièvres typhoïdes graves : encore une fois, ce n'est point là le langage de l'exagération et de l'enthousiasme cliniques. Nous allons citer maintenant un passage du même professeur, pris dans un de ses ouvrages; il est empreint du même cachet de

simplicité et de vérité qui charment toujours le
médecin praticien. On y verra les deux tiers des
malades guéris, six sur neuf.

« Sur neuf sujets auxquels nous avons administré, pendant les années 1831 et 1832, une
médication tonique, et qui tous, au moment où
ils furent soumis à cette médication, étaient dans
l'état le plus grave et semblaient devoir succomber presque immédiatement par la progression
continuellement croissante de la faiblesse, six
ont guéri, et trois seulement sont morts. Cette
proportion est d'autant plus remarquable, que
tous semblaient devoir succomber promptement,
si on eût laissé suivre à la maladie sa marche naturelle. Aurions-nous obtenu un tel résultat, si
la médication tonique avait sur les lésions abdominales les effets fâcheux qu'on lui attribue? »
(*Fièvre typhoïde*, p. 478.)

Ces quelques lignes sont peut-être ce qu'il y a
de plus remarquable de tout ce qu'on a écrit sur
le traitement des fièvres graves, depuis cinquante ans.

Nous nous abstiendrons de faire des réflexions
critiques sur la pratique de **M.** Chomel. Nous
dirons seulement qu'il nous paraît généralement
trop saigner au début des fièvres aiguës, et qu'il
attend trop pour administrer les toniques. Dans
le doute de l'opportunité évidente de l'emploi des
toniques, ne peut-on pas hasarder innocem-

ment quelque médication exploratrice, comme
par exemple une légère infusion de quinquina,
un peu d'eau rougie, ou un peu d'eau de Seltz
vineuse, ou une limonade vineuse, etc.?

Avant d'exposer notre propre méthode de
traitement, nous allons dire quelques mots sur le
mode d'action de chacun des trois principaux
traitements que l'on oppose à la fièvre typhoïde.

En supposant que la cause prochaine de la
maladie réside dans la masse du sang, soit que le
fluide sanguin soit altéré dans sa composition
par un vice d'hématose ou autrement, soit qu'il
ne soit que le véhicule d'un principe extrinsèque,
délétère, toxique, miasmatique, il est certain
que les saignées doivent produire deux effets :
1° diminuer proportionnellement le principe ou
la cause de la maladie, en raison de la quantité
de sang soustraite; 2° prévenir les congestions,
les localisations viscérales, ou soulager les organes parenchymateux et même membraneux du
poids des congestions sanguines, et rendre en
même temps plus facile et plus régulière la réaction fébrile. De là *à priori et speculativè* une détente et une rémission générales. Malheureusement, l'expérience, la réalité du fait, déposent
trop souvent contre les conceptions de la théorie; il est rare que l'on obtienne un soulagement
sensible par les émissions sanguines, à moins
que la fièvre ne soit tout à fait à son début, et

qu'elle n'offre l'élément inflammatoire ou pléthorique initial et dominant. Si l'on saignait à
une époque plus ou moins avancée, ce ne devrait
jamais être que localement, par le moyen de
sangsues, à la base du crâne, à l'épigastre, à l'a-
nus, suivant les cas et les circonstances.

La méthode évacuante agit évidemment en
éliminant des matières nuisibles ou pouvant le devenir par un trop long séjour dans le tube digestif. De plus, les laxatifs changent le mode
d'être ou de sensibilité de la muqueuse gastro-
intestinale, modifient les sécrétions gastriques
muqueuses, bilieuses, pancréatiques, etc., et
impriment à tout le système digestif un mouvement de vitalité qui peut réagir favorablement
sur le reste de l'économie. Et, en effet, on a vu
assez souvent, après quelques évacuations alvines
provoquées à propos, la stupeur diminuer et la
figure plus ou moins se rasséréner.

Voici d'autres explications qui ont au moins le
mérite d'être très-rationnelles et très-plausibles :

« Supposons, dit M. Beau, un individu qui
présente des symptômes saillants de fièvre typhoïde, tels que du gargouillement, de la douleur à la région iliaque droite, du ballonnement
du ventre. Si l'on vient à administrer un cathartique, il en résultera des évacuations copieuses,
fétides, et peu après il n'y aura plus ou presque
plus de gargouillement, de douleur, de ballon-

nement. Supposons ensuite que ce malade soit abandonné à lui-même; au bout de deux ou trois jours, les symptômes précités reviendront à leur état primitif, et on les verra diminuer ou disparaître de nouveau lorsqu'on aura provoqué de nouvelles évacuations; voilà les faits. Que faut-il raisonnablement en conclure? Que la matière des évacuations accumulées dans le cul-de-sac iléocœcal est la cause des symptômes précités, puisque ces symptômes disparaissent par suite de l'expulsion de ces matières... Mais ces symptômes locaux ne sont pas les seuls dont nous ayons à nous rendre compte; restent encore les symptômes généraux ou éloignés, cérébraux, pulmonaires, etc., dont il faut rechercher l'origine. Eh bien! ils se rattachent aussi aux liquides intestinaux; car ils se développent consécutivement à la diarrhée, qui est l'indice de la présence de ces liquides dans l'intestin, et ils disparaissent par suite des évacuations alvines répétées... »

M. Beau explique l'altération hématosique, ou la viciation du sang, par l'absorption des matières putrides qui séjournent dans l'intestin, et par l'absorption des matières purulentes; il croit trouver la preuve de cette assertion dans l'apparition des symptômes typhoïdes que l'on produit artificiellement chez les animaux, en leur introduisant des liquides putrides dans les veines...

« Cette manière de concevoir la fièvre typhoïde, continue l'auteur, l'assimile aux empoi-
sonnements, avec la différence que, dans la
fièvre, le poison est un produit sécrété par l'individu lui-même, et qu'il se renouvelle pendant
un certain nombre de jours. Nous allons voir que
la même analogie se retrouve dans les effets et
les indications thérapeutiques. En effet, les évacuants, de même que les contre-poisons, n'agissent pas directement dans les symptômes généraux; ils s'opposent seulement à leur entretien ou
à leur exaspération par l'expulsion des matières
qui les ont engendrés, et la nature médicatrice
fait le reste. Mais, lorsque la nature est impuis-
sante par suite d'une absorption trop considérable, et que l'économie a eu le temps de s'infecter
profondément, les évacuants n'ont alors plus
d'influence curative, et leur efficacité échoue
dans le traitement de la fièvre typhoïde, comme
celle des contre-poisons les plus justement ac-
crédités dans le cas d'empoisonnement, où on
les administre à une époque trop éloignée de
l'ingestion des substances toxiques. Cependant,
comme on ne connaît pas toute l'étendue des
ressources de l'organisme, et que d'ailleurs il
faut chercher, autant que possible, à prévenir
de nouvelles absorptions, on doit toujours dé-
buter dans le traitement d'une fièvre typhoïde,
quelque avancée qu'elle soit, par l'usage des éva-

cuants. C'est une indication aussi rationnelle, je dirai même aussi obligatoire, que celle d'expulser du tube digestif les champignons vénéneux, bien qu'ils aient été ingérés depuis long-temps, et que les symptômes d'empoisonnement soient portés à un certain degré. »

Ces explications seraient péremptoires, si l'on ne rencontrait pas quelquefois des cas de fièvre typhoïde où les plaques de Peyer ne sont point du tout ulcérées; on en trouve, dans la *Clinique médicale* de M. Andral, un assez bon nombre d'exemples. Comme alors il n'y a point d'absorption purulente dans l'intestin, il faut que l'absorption toxique prenne sa source dans les matières intestinales accumulées dans le cul-de-sac iléo-cœcal; mais alors cette absorption devrait avoir lieu dans toutes les maladies aiguës un peu prolongées : or, c'est précisément ce que l'on n'observe point. Si, dans quelques cas rares, on a rencontré des plaques de Peyer ulcérées, on n'a point constaté, pendant la vie des malades, les symptômes de l'altération du sang ou de perturbation nerveuse. Ainsi, la théorie de M. Beau ne paraît pas vraie de tout point.

Quant au mode d'action de la méthode tonique, la théorie nous en paraît plus facile. Il ne suffit pas de dire que l'effet des toniques est de fortifier et de tonifier toute l'économie; ce n'est là qu'exprimer un effet, un résultat de la médication tonique. Mais comment s'opère cet heureux changement? uniquement en rétablissant la circulation et la calorification, c'est-à-dire en rendant la fièvre aux malades, comme dit M. Chomel. Les toniques et les stimulants diffusibles excitent donc l'action du cœur : de là le nom de *cordiaux* qu'on donne aux toniques diffusibles, comme l'alcool, l'éther, les vins de Malaga, etc. Il résulte déjà de cette seule observation, que dans les fièvres typhoïdes ce sont particulièrement la faiblesse et la petitesse du pouls, et l'absence de la chaleur, qui doivent fournir les principales indications thérapeutiques. Voyez l'observation de la jeune fille qu'on trouve à la page 293, qui est restée froide et sans pouls pendant quatre jours : à force d'excitants et de toniques, elle revint à la vie par le pouls et la chaleur, c'est-à-dire par la fièvre.

§ V.

LE TRAITEMENT PROPRE DE L'AUTEUR.

Voici d'abord les principes généraux de notre méthode de traitement, au point de vue de la doctrine analytique des éléments morbides.

Dans la *première période* de la fièvre typhoïde, médecine expectante et vigilante, ou agissante, suivant le nombre et la qualité des éléments. Si la fièvre est presque simple et qu'aucun élément ne se montre formidable, méthode purement expectante avec boissons acidulées et laxatives; s'il existe un élément inflammatoire fortement prononcé chez un sujet robuste avec ou même sans menace directe de localisation, antiphlogistiques puissants, comme saignées générales ou du moins semi-générales; si l'élément phlogistique est modéré, antiphlogistiques modérés, ou saignées locales, suivant l'imminence et la nature des fluxions; si l'élément bilieux est manifeste et dominant, évacuants supérieurs, c'est-à-dire un vomitif (tartre stibié) et rarement deux, avec boissons acidulées et laxatives; s'il existe un élément muqueux, évacuants supérieurs légers, un vomitif (ipécacuanha) et boissons acidules et laxatives, et ainsi des autres éléments, et particulièrement de l'élément nerveux que l'on combattrait par de légers calmants ou de doux antispasmodiques. Voyez le traitement de la première période de la fièvre ataxique, page 104. Nous ne parlons pas des éléments adynamique et ataxique, puisqu'ils sont exclus de la première période et constituent essentiellement la seconde.

Seconde période : — les évacuants inférieurs seuls avec les boissons acides. Si les symptômes de la seconde période n'augmentent ni ne diminuent sous l'influence des laxatifs, c'est un signe et une raison de les continuer, car on obtient du mieux, puisqu'on gagne du temps, et on supprime ou on éloigne la troisième période.

Troisième période, caractérisée par l'exagération de la seconde période : — les toniques à l'intérieur et à l'extérieur. Les évacuants ne sont plus applicables sans danger, puisqu'ils ont été insuffisants dans la seconde période qu'ils n'ont pu empêcher de passer à la troisième. Voilà les bases ou les principes généraux de notre méthode de traitement dans la fièvre typhoïde. Maintenant, entrons dans les détails.

On comprend déjà, d'après cet aperçu général, que nous n'avons ni ne pouvons avoir une méthode générale et exclusive. Si une méthode exclusive pouvait être adoptée, ce serait la méthode évacuante, parce qu'elle convient dans les deux premières périodes de la maladie, tandis que la méthode tonique ne convient que dans la troisième période, et que la méthode par les saignées ne convient pas même toujours dans la première.

Première période. — Ce qu'on appelle communément première période de la fièvre typhoïde, est une forme fébrile simple, inflammatoire, bilieuse, muqueuse ou légèrement nerveuse; c'est ce que nous avons déjà dit précédemment. On combat ces divers éléments par les médications que nous venons d'indiquer au commencement de ce paragraphe. Mais ce qui doit particulièrement fixer notre attention dans cette période initiale, ce sont les éléments dominants et initiaux de cette première phase de la fièvre typhoïde, parce qu'il sera nécessaire de s'en souvenir pour commencer méthodiquement le traitement de la seconde période de l'affection typhoïde. Quel que soit du reste l'élément initial et dominant, fût-il même inflammatoire ou nerveux, on administrera des laxatifs doux, salins ou autres, suivant le goût des malades, après avoir toutefois rempli les indications préliminaires fournies par les éléments respectifs, comme on l'a exposé plus haut. On insisterait davantage sur l'emploi des laxatifs, si déjà on rencontrait du gargouillement et quelque douleur sourde à la région iliaque droite, et surtout si l'on avait constaté l'existence de l'élément bilieux ou muqueux. A cette époque, et même encore à une époque plus avancée, l'usage de lavements émollients et de topiques de même nature sur le ventre ne peut être que très-utile.

Deuxième période. — C'est ici que commence proprement le traitement de la fièvre typhoïde, parce que ici seulement elle est bien dessinée. Autant que possible, il faudra se rappeler la nature des éléments de la première période. Si cette première période a paru offrir une forme inflammatoire, il ne faudra certes pas en conclure pour l'application de la méthode antiphlogistique des saignées *coup sur coup;* ce serait très-probablement l'arrêt de mort du malade. Dans cette occurrence, qui n'est pas très-rare, des antiphlogistiques convenables ont déjà été employés ou ne l'ont pas été. S'ils l'ont été, tout est dit, et on n'y pense plus, à moins toutefois que quelque congestion sanguine un peu forte ne menace la tête, la poitrine ou l'abdomen, ou mieux et plus généralement les trois cavités splanchniques. Les applications réfrigérantes à la tête seront employées toutes les fois qu'il y aura délire, raptus cérébral ou forte stupeur avec rougeur et chaleur faciales. Si l'on n'a pas eu recours à une médication antiphlogistique convenable, on sera encore beaucoup plus autorisé à combattre ces localisations dans les cavités splanchniques, mais seulement, notez bien ceci, par les saignées hirudiniques ou locales. Qu'on n'oublie pas que nous sommes à la seconde période, telle que nous l'avons exposée à la p. 207, et qui repousse formellement les saignées générales, c'est-à-dire les déplétions ou spoliations sanguines brusques et soudaines; à cette période grave, nous le répétons, on ne peut prudemment employer que des saignées locales ou semi-générales, qui soutirent lentement le sang, et par là affaiblissent moins et soulagent davantage. Si Stoll, dès le début de la fièvre putride inflammatoire du mois de mars de 1779, avait combattu convenablement l'élément inflammatoire par les antiphlogistiques, au lieu de l'attaquer par les purgatifs et les toniques, il en eût très-probablement diminué l'intensité, modifié la marche et peut-être abrégé le cours.

Maintenant, si la première période a présenté comme initial et dominant l'élément bilieux ou muqueux, il faudra insister encore davantage sur les laxatifs salins, de manière à entretenir une espèce de diarrhée en permanence, de trois à six selles par jour ou à peu près. On obtiendra cet effet en administrant tous les jours ou du moins des deux jours l'un, de deux à quatre verres d'eau de Sedlitz dans les vingt-quatre heures.

On continuera ainsi l'usage des laxatifs tant que le malade les supporte bien, c'est-à-dire tant que la maladie ne paraît pas empirer ou ne passe pas à la troisième période.

Troisième période. — Si, malgré la méthode évacuante et les autres moyens accessoires, la fièvre typhoïde franchit les limites de la seconde période, et qu'elle se montre sous la forme exagérée des éléments adynamico-putride et ataxique, principalement caractérisée par l'affaissement ou le collapsus général, l'extinction imminente de la force radicale et des forces synergiques de l'économie (adynamie vraie), la tendance putride dans la matière des excrétions, et par dessus tout l'extinction de la chaleur et la faiblesse considérable du pouls, c'est-à-dire le défaut de réaction générale joint à divers symptômes ataxiques ou troubles graves de l'innervation, dans ce cas, on doit chercher à relever les forces générales en excitant et en ranimant la circulation et la calorification. Qu'on se garde bien désormais d'employer encore les évacuants; leur usage, éminemment contr'indiqué dans la grave conjoncture où se trouve le malade, pourrait être suivi d'une mort immédiate. Qu'on se rappelle ici les réflexions que nous avons faites à ce sujet à la p. 90. Voyez surtout l'observation du tanneur de M. Gendrin, et celle de la jeune fille de Stoll, p. 83 et 86.

C'est donc maintenant le cas de rendre de la fièvre au malade, pour conjurer et éloigner la mort; si par les diffusibles on parvient à faire surgir un peu de fièvre, l'imminence du danger est ajournée, car on ne meurt pas avec la fièvre (1). *Febris,* dit Stoll, dans un de ses apho-

---

(1) Il est une foule de maladies graves, tant aiguës que chroniques, qui ne présentent plus *actuellement* d'autre élément que l'élément suprême, dans lequel tous les autres se résolvent, ou plutôt devant lequel tous les autres se taisent : c'est *l'élément vital.* Dans ce cas extrême, quel que soit le caractère particulier de la maladie, on n'y a plus d'égard pour le moment; on s'applique, de toutes ses forces et par tous les moyens, à conserver la vie qui est sur le point de s'éteindre. A cet effet, on recourt aussitôt

rismes, *est affectio vitæ conantis mortem aver-tere*. Le moment solennel est donc venu d'admi-nistrer les toniques vrais et positifs. « Je donne le nom de vrais toniques, dit Barthez, aux re-mèdes (tels que le quinquina et les martiaux) dont l'action spécifique établit, dans tout le sys-tème des forces, ce que j'appelle *la stabilité de l'énergie*. » C'est-à-dire que les toniques, sur-tout le quinquina, fixent la force de la résistance vitale et l'empêchent de fléchir. Voyez, dans la *Médecine pratique* de de Haën, la grande puis-sance du quinquina. Vous y trouverez un grand nombre de faits où disparaissent, sous l'influence de ce médicament précieux, la prostration, le délire, les déjections involontaires, les pété-chies, les soubresauts des tendons, les mouve-ments convulsifs, la chaleur âcre de la peau, l'irrégularité du pouls, etc. La serpentaire de Virginie, que Hildenbrand remplaçait avec avan-tage par la racine d'angélique, peut être associée

---

aux stimulants diffusibles, aux cordiaux, pour ranimer promptement la circulation, rétablir l'harmonie des syner-gies et rappeler l'innervation au ton de vitalité nécessaire pour conserver la vie défaillante, dût-on même pour cela s'exposer à causer quelque localisation ou quelque irrita-tion inflammatoire plus ou moins grave. Ici les toniques ordinaires, même le meilleur de tous, le quinquina, se-raient impuissants ou à peu près inutiles, parce que leur action est trop lente.

à l'écorce du Pérou. On a vu plus haut que Stork avait arraché à la mort Quarin avec le quinquina et la serpentaire de Virginie.

Le quinquina est donc le meilleur tonique que l'on puisse employer dans la troisième période de la fièvre typhoïde. On le donnera sous toutes les formes, en infusion, en décoction, en vin, et surtout en extrait, depuis 3 à 4 jusqu'à 30 grammes par jour, dans un véhicule d'eaux distillées aromatiques, telles que celles de menthe, d'anis, de fenouil, de cannelle, etc. On graduera la force des médications toniques, suivant l'intensité des symptômes de l'adynamie radicale. Ainsi, on commencera par les infusions ou les décoctions de quinquina, et en boisson et en lavement. On y ajoutera, pour boisson plus rafraîchissante, de l'eau vineuse ou de l'eau de Seltz pure ou vineuse. Si la maladie fait des progrès, on passe de suite aux toniques plus actifs, et même aux cordiaux, si la peau est froide et le pouls petit et misérable. C'est donc alors qu'on a recours aux stimulants diffusibles, les alcooliques, l'éther, le camphre, les huiles volatiles, le vin de Bordeaux, et surtout celui de Malaga qui est certainement un des cordiaux les plus appropriés aux fièvres graves arrivées au dernier degré de l'adynamie et de la putridité. Viennent enfin les stimulants externes, les vésicatoires et les sinapismes.

On insisterait davantage sur les préparations de quinquina, et moins sur les autres toniques et stimulants, ou plutôt on les supprimerait, ou du moins on en suspendrait l'usage, si la fièvre affectait un type rémittent; on emploierait alors plus particulièrement le sulfate de quinine, soit dans une potion, soit en lavement.

M. le docteur Brocard parle d'une épidémie de fièvre typhoïde très-meurtrière qui a régné dans le département du Gers, et qu'il dit avoir traitée avec un succès remarquable à l'aide du sulfate de quinine à haute dose, c'est-à-dire 5 à 10 centigrammes toutes les deux heures, 1 gramme à 1 gramme et demi par jour; les autres médecins du pays traitaient inutilement l'épidémie par les saignées; la mortalité était générale. M. Brocard a obtenu, par le sulfate de quinine, des effets aussi inattendus que salutaires, à toutes les époques de la maladie. Il faut noter que la fièvre était *continue*. (*Extrait de la séance académique du 20 avril 1841.*)

Ce succès, obtenu dans une épidémie, ne peut autoriser à imiter la conduite qui l'a produit. Le traitement des maladies populaires doit nécessairement varier, suivant le génie des épidémies et le caractère des constitutions médicales, épidémiques et atmosphériques.

M. le docteur Berland a également employé le sulfate de quinine dans une épidémie de fièvre

typhoïde, mais seulement sur six malades.
« Dans tous ces cas, dit-il, je n'en ai observé aucun effet bien marqué ni en bien ni en mal; je fais seulement remarquer que les six malades auxquels je l'ai donné étaient très-gravement affectés, et qu'aucun d'eux n'est mort. Je suis loin d'en conclure qu'ils ont dû leur guérison au sulfate de quinine; je veux seulement prouver que ce médicament ne leur a pas fait de mal. Je sais qu'il en a été autrement dans les épidémies observées par M. *Gendron;* je pense que cela tient à la différence des épidémies et des lieux où nous observions. »

M. le docteur Waton vante aussi beaucoup le quinquina dans le traitement de la fièvre typhoïde, parce que, selon lui, la fièvre typhoïde est de l'ordre des fièvres rémittentes. Soit; mais seulement dans la localité où il pratique, si en cet endroit la fièvre appelée typhoïde est endémique par intoxication paludéenne, comme nous l'avons vue à Staouëli, en Algérie, et alors le quinquina guérit même les fièvres continues, comme nous l'avons déjà dit; si la fièvre typhoïde qu'a observée M. Waton était une épidémie à type rémittent, le meilleur remède était alors encore le quinquina. Dans cette double hypothèse, le double tort qu'aurait eu l'auteur, ce serait d'avoir conclu du particulier au général, et d'avoir été trop exclusif (1844).

M. Turck considère avec raison la fièvre typhoïde comme une maladie générale qui attaque l'économie tout entière. Il déclare que la saignée est contre elle sans efficacité. Il a constaté, dit-il, qu'habituellement elle présentait le caractère rémittent, et en conséquence il lui oppose le sulfate de quinine en lavement, et l'infusion de quinquina en boisson (1845).

Maintenant, nous allons encore mentionner quelques autres moyens employés par un certain nombre de médecins.

M. Cruveilhier n'emploie guère que la limonade citrique, il s'abstient entièrement des purgatifs, et se montre très-avare d'émissions sanguines. Il néglige constamment les applications topiques. — Pour boisson, il donne deux pots de limonade édulcorée; une potion avec 3o grammes de sirop citrique; un lavement avec égale quantité du même sirop; diète rigoureuse et prolongée. Il paraît, dit-on, qu'avec cette médecine expectante la mortalité est dans ses salles à peu près ce qu'elle est dans les autres. Mais aussi on peut répondre qu'apparemment il n'a que des cas légers, des formes fébriles inflammatoires, bilieuses, muqueuses, catarrhales, etc. Rappelons-nous les paroles de M. Matthieu ci-dessus rapportées au sujet de la médecine expectante : A mon début, dit-il, dans la carrière médicale, j'ai commencé par la médecine expectante pour

les fièvres typhoïdes, et *tous* mes malades, sérieusement affectés, mouraient après quinze à
vingt jours de maladie. Mais parlons d'une méthode de traitement beaucoup plus en vogue,
c'est-à-dire celle par le mercure.

M. Serres, membre de l'Institut, a lu à l'Académie des sciences, en 1847, un Mémoire où il
propose le sulfure noir de mercure contre la
fièvre typhoïde. Ce traitement, par analogie dé-
duite de la variole, se compose de l'administration du mercure à l'intérieur et à l'extérieur :
à l'intérieur, sous forme de sulfure noir de mercure; à l'extérieur, sous forme de pommade
mercurielle en frictions sur le ventre. — Les
onctions, à la dose de 8 à 10 grammes, sont répétées tous les matins. — Les pilules de sulfure
sont prescrites généralement tous les deux jours,
au nombre de quatre ou de six. En voici la
composition : éthiops minéral, 1 gramme; poudre de gomme adrag., 5o centigr.; sirop simple,
q. s. pour quatre pilules. On sait que le mercure
flétrit et efface les boutons varioleux; de même,
dit-on, il doit effacer les plaques intestinales qui
ne sont, ajoute-t-on, que la variole interne.
Cette analogie sera logiquement établie, si l'on
prouve non-seulement la spécificité de la cause
de la fièvre typhoïde, comme celle de la petite-
vérole, mais que l'on prouve encore que cette
spécificité est identique dans les deux maladies.

Si l'on admet avec le docteur Hameau que le virus de la variole est animé comme celui de toutes les maladies contagieuses, la gale, la syphilis, les typhus, etc., le mercure agira probablement en tuant le virus variolique, comme il tue le virus animé de la syphilis, etc. Il faudra donc alors admettre aussi l'existence d'un virus animé, comme cause de la fièvre typhoïde, virus animé que le mercure tue comme celui de la petite-vérole, et alors la fièvre typhoïde serait nécessairement contagieuse, ce qui précisément est encore aujourd'hui le point de la controverse générale.

M. Dagincourt, ancien interne de l'hôpital de la Pitié, croit, avec MM. Petit et Serres, que la fièvre typhoïde est le résultat d'un virus. D'après ce médecin, il faut à la fois combattre l'empoisonnement par les évacuants en général, et les ulcérations intestinales par les purgatifs mercuriels, qui ont, dit-il, une action spéciale sur l'éruption varioliforme des plaques intestinales; ce laxatif mercuriel, c'est le sulfure de mercure ou l'éthiops minéral. — Sous l'influence du sulfure noir, la diarrhée se modère, et les selles deviennent moins fréquentes quand le médicament a épuisé son action purgative. Le ballonnement du ventre diminue s'il existe, et ne se manifeste pas si le médicament est administré dès le début de la maladie; la fièvre tombe, le délire et la céphalalgie cessent d'une manière rapide et constante.

Voici comment M. Dagincourt formule le traitement; c'est au fond celui de M. Serres. Tant que la fièvre, la diarrhée, le délire, le ballonnement du ventre persistent, on prescrit chaque jour 1 gramme ou 1 gramme 50 centigr. de sulfure noir de mercure en pilules, ainsi composées : sulfure noir de mercure, 1 gramme; gomme adrag., 40 centig.; sirop simple, q. s. pour cinq pilules. — En même temps, chaque jour, on fait faire sur le ventre des onctions avec 15 grammes d'onguent napolitain, que l'on recouvre avec un cataplasme émollient. — Dans les cas graves, ce traitement peut être ainsi continué pendant huit ou dix jours, sans qu'il survienne aucun symptôme du côté de la bouche. Pour de plus amples détails, voyez la *Revue médicale*.

La méthode mercurielle n'est pas nouvelle : elle remonte déjà à quarante ans. M. Lafont-Gouzy, professeur à l'École préparatoire de Toulouse, l'a fait connaître dès l'année 1809.

Voici, d'après M. Pidoux, la méthode mercurielle du docteur Weber de Mulhouse, ancien interne des hôpitaux de Paris.

Le calomel, administré au début de la fièvre à la dose de 5 centigrammes matin, midi et soir, lorsqu'elle s'annonce avec bénignité; de 10 à 15 centigrammes le matin, et 20 à 30 centigrammes le soir, la maladie ayant une intensité moyenne; enfin, à la dose de 10 centigrammes toutes les deux heures, lorsque tous les symptômes sont réunis à un haut degré, et cela pendant tout le cours de la fièvre. Telle est la méthode de traitement qui, selon M. Weber, sans abréger la maladie, lui assure pendant tout son cours un caractère uniformément léger; traitement avec lequel il a vu guérir de nombreux malades que, sans lui, la mort aurait certainement emportés; avec lequel aussi, il ne lui a pas été donné de voir ces *météorismes si redoutables, ces langues sèches et fuligineuses*, non plus que *le délire, l'insomnie opiniâtre, les soubresauts des tendons, etc.;* traitement enfin qui amène des convalescences franches et rapides. C'est sur une grande échelle que ces faits, dont les résultats sont identiques et si heureux, ont été observés. On sait qu'ils ont de l'écho dans quelques services des hôpitaux de Paris. (*Journal des connaissances médico-chirurgicales*. 1834.)

Ces résultats sont beaux, sans doute; mais on se demandera toujours : où est la fièvre typhoïde, si l'on n'a vu *ni météorisme, ni langue sèche et fuligineuse, ni délire, ni insomnie opiniâtre, ni soubresauts des tendons*, sans parler de l'*et cætera?* Si on ne voit rien de tout cela, on ne voit réellement que des formes fébriles communes, inflammatoires, bilieuses, muqueuses, catarrhales, voire même simples peut-être;

et alors..... il est inutile de continuer, le lecteur achèvera facilement la phrase.

« Le calomélas, comme purgatif, dit M. Chardon, ou seulement comme atténuant (1), est, d'après mon expérience, préférable aux autres moyens vantés; il est d'une administration facile, et c'est déjà un grand avantage. On en donne un, deux, trois et jusqu'à quatre grains par jour, plus ou moins, selon l'âge du sujet et l'intensité de la fièvre, incorporés dans une cuillerée de sirop de gomme. Après l'amélioration qu'il ne manque guère de produire au bout de peu de jours, on en interrompt l'usage, de crainte de la salivation, pour le reprendre plus tard si les accidents fébriles se reproduisent. A l'aide de ce moyen, les voies digestives s'améliorent, et avec elles les autres fonctions de l'économie; la bouche s'humecte, se dépouille de ses fuliginosités et perd de sa rougeur; le système nerveux cérébral en reçoit une modification remarquable, le délire cesse, et l'innervation en devient plus libre et plus régulière. Le calomélas produit ces heureux effets, très-souvent sans exercer une action purgative, ce qui dénote bien encore ici que tout ne gît pas dans l'expulsion de la bile. Toutefois, il

---

(1) L'auteur veut dire sans doute altérant au lieu d'*atténuant*. Il n'y a rien à atténuer dans la fièvre typhoïde, puisque le sang n'y est déjà que trop fluide.

faut le dire, il convient que les premières doses de calomélas amènent un effet purgatif.

« Bien que le calomélas modifie avantageusement l'organisme et favorise la résolution de l'état fébrile, la fièvre n'en parcourt pas moins sa période accoutumée et nécessaire, avec cette seule différence que sa terminaison est plus franche, et qu'on prévient le passage à l'état chronique des irritations et inflammations existantes surtout de la gastro-entérite. » (1857.)

M. le docteur Gibon préconise aussi le calomel dans le traitement de la fièvre typhoïde. Il prétend n'avoir jamais eu qu'à s'en louer. Il le donne dès le début, s'il y a diarrhée. Dans les cas légers, la dose est de 15 centigrammes par jour, en trois fois; de 10 centigrammes le matin et 20 centigrammes le soir, dans les cas plus graves. Enfin, comme nous l'avons déjà dit précédemment, s'il y a stupeur, somnolence ou délire continuel, surdité, langue noire et sèche, dents fuligineuses, météorisme, etc., on donnera 10 centigrammes toutes les deux heures. C'est la pratique de MM. Weber et Mülhenbeck. Il paraît que, lorsqu'on donne de plus fortes doses de calomel le soir, on prévient l'agitation fâcheuse de la nuit. Quant à M. Gibon, il se borne à peu près invariablement, même dans les cas graves, à 60 centigrammes par jour. Suivant cet auteur, les selles produites par le calomel sont nombreuses, fétides et porracées. Il y a dès lors soulagement : la tête est plus libre, la fièvre moindre, le ventre moins ballonné ; la peau devient moite, la langue s'humecte et s'élargit. Ces effets se montrent presque constamment au bout de quelques jours. Indépendamment de l'action purgative, le calomel, suivant l'observateur, a encore une action modificatrice sur les parties ulcérées et une action fondante. Il termine en disant que, *sur plus de quatre-vingts cas de fièvre typhoïde, il n'en a perdu que six* (1846). Cet estimable médecin, à nos yeux, n'a d'autre tort, comme bien d'autres, que d'avoir guéri trop de malades de la fièvre typhoïde. C'est partout et toujours le même défaut : l'absence complète du diagnostic précis.

M. le docteur Germain de Saline, dans un Mémoire remarquable, dit que, dans la troisième période de la fièvre typhoïde, il associe le calomel au sulfate de quinine : 20 à 25 centigr. de calomel en quatre paquets, 50 à 60 centigrammes de sulfate de quinine (1847).

M. le docteur Mazade, médecin à Anduze, a aussi beaucoup employé les préparations mercurielles contre la fièvre typhoïde. Ses premières observations remontent à 1834. Il en a présenté de nouvelles en 1848. Voici un passage de sa conclusion : « Je n'ai recours à ce genre de médication (les mercuriaux) que lorsque la maladie est parvenue à un haut degré de gravité. Dans la méthode de traitement que j'ai mise en usage, les onctions mercurielles sont employées, tantôt isolément et tantôt simultanément, avec l'administration intérieure du calomel. Les onctions sont pratiquées sur les téguments de l'abdomen et des cuisses ; elles sont répétées à des intervalles rapprochés ; leur dose est de 8 grammes... » (1848.)

Maintenant, en admettant pour un instant la spécificité de la fièvre typhoïde, et par conséquent sa contagionabilité, puisqu'elle serait le résultat d'un virus invisible, miasmatoïde, c'est-à-dire d'une matière animée qui se régénère toujours, en se reproduisant sous des formes fondamentalement identiques, on doit comprendre que la *méthode mercurielle* (1) dirigée contre la fièvre typhoïde n'est pas absolument dénuée de fondement, qu'on peut la faire découler d'une théorie fondée en raison et presque en fait, en tant que la fièvre typhoïde est le résultat d'une matière animée ou d'un virus autoplastique ou régénérable, et en tant, par conséquent, qu'elle

---

(1) Il faut avoir soin, quand on emploie le calomel ou le sulfure noir de mercure, de n'administrer aucune boisson acide, ni rien où entre du sel de cuisine, de crainte de donner lieu à quelque nouvelle combinaison chimique toxique.

est contagieuse, question grave qui n'est pas encore décidée pour l'universalité des médecins. Voyez la théorie sur les virus ou la matière virulente animée, et sur la contagionabilité de toutes les maladies virulentes. Elle se trouve à la fin de l'article sur le choléra asiatique, ou typhus d'Asie, page 186.

Nous terminerons ce trop long chapitre par deux mots sur l'emploi des chlorures, du musc, du nitrate d'argent et de l'alun dans le traitement de la fièvre typhoïde.

MM. Chomel, Bouillaud et Andral ont employé le chlorure de sodium avec avantage, dit-on, dans le traitement de la fièvre typhoïde. En voici le mode et la dose : 15 à 20 gouttes de chlorure de sodium dans un pot de tisane ; — moitié dans une potion ; — 30 gouttes en lavement. — Arroser les cataplasmes abdominaux avec du chlorure, etc. Il paraît que le chlorure n'a pas fait fortune, on n'en parle plus aujourd'hui. Il semblait pourtant avoir quelque rapport d'action, au moins éloigné, avec les préparations mercurielles.

Emploi du musc. — C'est M. le docteur Dauvergne, médecin à Manosque, qui a le plus employé le musc, et, dit-il, avec grand succès, lorsque l'élément ataxique était pur ou dominant. C'est donc spécialement, ou plutôt uniquement contre l'élément ataxique ou même simplement nerveux, que le musc peut être administré avec un avantage incontestable. « Le musc, dit l'auteur, nous a procuré des succès tellement constants, que nous ne l'avons vu échouer qu'au milieu de circonstances et de phénomènes complexes, c'est-à-dire dans les cas où la forme ataxique se joint ou se surajoute à des phénomènes organiques suffisamment graves pour expliquer la mort. » (1843.)

Nitrate d'argent cristallisé. — M. le docteur Boudin, médecin de l'hôpital militaire de Marseille, a beaucoup employé le nitrate ou l'azotate d'argent dans une épidémie de fièvre typhoïde. Ce médicament, sous forme de lavement, à la dose de 10 à 40 centigrammes en une ou plusieurs prises, était administré particulièrement contre les ulcérations intestinales annoncées, à une période avancée, par la diarrhée qui constituait le symptôme dominant de la maladie. M. Boudin l'administra d'abord comme palliatif sur un malade désespéré, « réduit par une fièvre typhoïde au dernier degré de marasme; sa face était cadavéreuse, sa voix éteinte, son haleine d'une fétidité indicible; le sacrum et les deux trochanters étaient entamés; une diarrhée non interrompue infectait toute la salle, et le malade était menacé, à chaque instant, d'exhaler son dernier soupir. Ce fut dans de telles circonstances, certes très-peu favorables, que je prescrivis,

à la visite du matin, une demi-injection intestinale, composée de trois grains de nitrate d'argent dans six onces d'eau distillée. Cette solution,
bien qu'expulsée après seulement cinq ou six minutes de séjour dans l'intestin, n'en produisit
pas moins une diminution notable des selles;
une seconde dose de trois grains fut administrée
le soir, et, dès le lendemain, il y avait déjà un
intervalle de deux heures entre chaque garde-
robe. Rassuré, dès-lors, j'en porte la dose à
quatre grains matin et soir; un grain est en outre donné sous forme pilulaire par la bouche.
Après trois jours de ce traitement, la diarrhée a
disparu, les matières se durcissent, l'état général du malade s'améliore à vue d'œil, les eschares prennent un meilleur aspect, la langue et les
dents se nettoient, l'appétit renaît et la convalescence a lieu... Reconnaissant dès lors ce sel
comme un des plus héroïques modificateurs de
toutes les muqueuses phlogosées, je n'hésitai
plus à en étendre l'emploi à toutes les phlegmasies du tube digestif. Cependant, pour ne parler
ici que de l'épidémie dont j'ai fait mention, je
dirai que, sur plus de cinquante typhoïques soumis à cette médication, deux seulement succombèrent. Leur examen nécroscopique démon-
tra deux faits de la plus haute importance :
1° non-seulement il n'existait aucune trace d'irritation médicamenteuse surajoutée à l'inflamma-

tion morbide, mais encore plusieurs ulcérations de l'intestin étaient manifestement en voie de cicatrisation; 2° le nitrate d'argent, bien qu'administré exclusivement par l'anus, avait porté son action au-delà de la valvule iléo-cœcale, et communiqué à la muqueuse de la portion inférieure de l'intestin grêle la couleur grisâtre que l'on remarquait sur toute l'étendue de la muqueuse colo-rectale. » (1835.)

Voilà sans doute encore un beau résultat : *deux morts seulement sur plus de cinquante typhoïques traités par le nitrate d'argent!* Tous avaient donc ou étaient censés avoir des ulcérations intestinales, effet et indice ordinaire d'une fièvre typhoïde avancée, et ayant offert par conséquent des formes ataxo-adynamiques graves. Or, ce sont ces formes typhoïdes graves qu'il eût fallu faire connaître pour établir une statistique thérapeutique de quelque valeur. On peut donc croire que beaucoup de ces malades, le plus grand nombre peut-être, n'avaient point encore, non-seulement des ulcérations, mais même des plaques intestinales. Et alors c'étaient donc des formes fébriles bénignes, lesquelles seulement le nitrate d'argent paraît n'avoir point augmentées ni empêché de guérir. C'est toujours le même défaut, nous l'avons déjà fait observer bien des fois: erreur ou absence de diagnostic précis. L'observation sommairement citée par M. Boudin, qui lui sert de point de départ, a une valeur réelle; la médication avec le nitrate d'argent a eu un effet certain, évident, saisissable. Ce seul fait vaut au moins tous les autres.

Quant à l'alun que M. Barthez a employé à haute dose, de 2 à 8 grammes, en vingt-quatre heures, dans une potion gommeuse, ce médicament agit, comme on pense bien, dans le sens du nitrate d'argent, mais à un plus faible degré, c'est-à-dire en modifiant, ou en changeant le mode ou l'état d'irritation, d'inflammation ou d'ulcération intestinale.

IIME PARTIE.

DES ÉLÉMENTS MORBIDES CONSIDÉRÉS DANS LES AFFECTIONS PHLEGMASIQUES AIGUES DE LA POITRINE.

Nous devons prévenir nos lecteurs qu'ils ne doivent pas s'attendre à trouver ici une exposition classique et détaillée de la pneumonie et de la pleurésie pures, légitimes ou inflammatoires, et de leurs traitements respectifs. Tel n'est pas notre objet; cela ne ferait que rappeler, sans utilité pratique, des choses que tous les médecins savent parfaitement. Suivant les principes de notre doctrine des éléments, ces maladies simples et synthétiques, n'offrant pas d'éléments indicateurs particuliers, échappent à l'action de l'analyse. Nous avons choisi pour spécimen les affections phlegmasiques de la poitrine, ou plutôt seulement les diverses espèces de pneumonies aiguës, parce que ce sont à la fois les plus fréquentes, les plus importantes, et peut-être les moins bien connues et par conséquent les plus mal traitées. Les règles pratiques, d'après lesquelles elles seront examinées et appréciées, pourront trouver leur application dans tous les autres ordres de phlegmasies, soit aiguës, soit chroniques, ainsi que dans les lésions organiques, et même dans presque toutes les maladies générales de la pathologie. Nous nous bornerons donc à l'exposition sommaire de la pneumonie et de son traitement comme point de départ ou type de comparaison. Cela fait, nous reprendrons l'examen des diverses espèces de plegmasies pulmonaires, pour les considérer et les apprécier au point de vue de la doctrine des éléments morbides. Cette appréciation, éminemment pratique, est aujourd'hui presque entièrement négligée, surtout depuis Broussais. Voici ce que dit le fameux réformateur au sujet des pneumonies bilieuses. « On sait que Stoll a long-temps prêché cette doctrine, en admettant des péripneumonies bilieuses; erreur qui souvent a rendu les pneumonies mortelles, en faisant perdre l'occasion d'agir avec efficacité contre l'inflammation. » (*Examen, etc.*) Ce qui a souvent rendu mortelles les péripneumonies bilieuses, c'est la saignée que propose Broussais dans son ignorance des épidémies de pneumonies bilieuses, dont la nature et le génie repoussent les émissions sanguines, comme bientôt nous en verrons de nombreux exemples. Et alors l'erreur revient de droit, non à Stoll, mais à Broussais lui-même.

CHAPITRE PREMIER.

§ I.

DE LA PNEUMONIE OU PÉRIPNEUMONIE PURE, LÉGITIME OU INFLAMMATOIRE.

C'est la pneumonie proprement dite, caractérisée par une douleur de côté profonde, sourde et gravative, qui n'augmente point ordinairement à la pression (1); expectoration visqueuse, rouillée, sanguinolente ou jaunâtre; toux, oppression, respiration fréquente, petite, gênée, étouffée; fièvre, pouls fréquent, plein, grand, dur, ou quelquefois enfoncé et en apparence obscur et mou; matité thoracique, râle crépitant, et plus tard souffle tubaire avec retentissement broncho-phonique de la voix, etc. Nous

---

(1) D'après M. Andral, « la douleur n'existe dans la pneumonie que lorsqu'il y a en même temps pleurésie, et c'est le cas le plus ordinaire ». On a pourtant observé des pneumonies centrales ou radicales, c'est-à-dire à la racine des poumons, avec *douleur vive* et les crachats caractéristiques, qui n'ont été révélées ni par la percussion, ni par l'auscultation. Mais on répondra peut-être qu'alors il existait quelque pleurésie partielle, profonde, médiastine ou interlobaire. Au reste, l'observation de M. Andral n'est pas nouvelle, elle remonte à Arétée. La maladie que nous nommons pneumonie, dit ce grand observateur, est une

passons sous silence l'étiologie, comme suffisamment connue et étrangère à notre sujet.

§ II.

TRAITEMENT DE LA PNEUMONIE PURE OU INFLAMMATOIRE.

Comme nous n'avons point ici à combattre un élément différent de la nature même de la maladie qui est essentiellement et uniquement inflammatoire, le traitement doit être aussi purement synthétique, c'est-à-dire simple et unique, ou contenant en lui-même, comme la maladie, toute sa raison d'être, tant que la pneumonie simple, qui n'est ici que la plus haute expression de l'élément inflammatoire, ne se combine pas avec un autre élément.

---

inflammation du poumon, avec fièvre aiguë, pesanteur de poitrine, du moins si le poumon seul est enflammé ; car, ajoute-t-il, ce viscère n'est pas susceptible d'une vraie douleur : mais, si l'inflammation s'étend aux membranes qui le recouvrent ou qui l'attachent à la poitrine, c'est alors que la douleur se fait sentir. (*De sign. et caus. morb. acut.*) D'autres anciens encore, tels que Cœlius Aurelianus, Alexandre de Tralles, etc., dans leur description de la pneumonie, ne parlent pas non plus de la douleur : ils affirment seulement que le malade éprouve un sentiment de pesanteur et de tension dans la poitrine.

Or, ce traitement, comme tout le monde sait, est la méthode antiphlogistique active, c'est-à-dire composée de une à plusieurs saignées générales, sauf, suivant les cas et les circonstances, les saignées semi-générales et locales. Nous avons dit méthode antiphlogistique *active*, pour exclure la médecine expectante. On cite sans doute une foule de cas de pneumonie légère ou bénigne guéris par les seuls émollients, sans aucune saignée ni générale, ni locale. Biett, au rapport de M. le docteur Grisolle, pendant une année entière, avait traité les pneumonies qui arrivaient dans ses salles par les boissons émollientes et les cataplasmes, et il paraît que la mortalité fut très-peu considérable. On sait que de nos jours encore, M. Magendie n'emploie guère d'autre méthode contre les phlegmasies pulmonaires. On doit croire que la méthode expectante et émolliente n'a paru suffire que dans les cas légers ou bénins, qui guérissent d'eux-mêmes par le repos et la diète; mais il serait dangereux d'en faire une règle générale, un principe de thérapeutique fixe et invariable, même pour les cas légers. (Il ne s'agit pas ici des cas graves.) Et en effet, il est certain qu'il est des pneumonies qui à leur début paraissent légères et qui, malgré cette bénignité apparente, s'aggravent au bout de quelques jours par une extension subite de l'inflammation que révèlent

une augmentation de la douleur de côté, l'expectoration sanguinolente, la dyspnée, la fièvre, etc.
Eh bien! cet état fâcheux aurait peut-être été
prévenu par une saignée pratiquée au début, ou
à l'époque initiale et opportune. Ainsi donc,
sauf les exceptions de l'âge, de la faiblesse, de
la constitution épidémique ou de graves complications incompatibles avec la méthode antiphlogistique énergique, si l'existence d'une pneumonie est bien constatée, la prudence exige que
l'on pratique une saignée générale ou locale,
suivant le caractère et l'intensité de la forme
extérieure de la maladie.

Les émissions sanguines peuvent être pratiquées à quelque jour que ce soit de la maladie,
pourvu que la pneumonie ne soit pas encore
passée à sa troisième période ou à la période
d'hépatisation grise ou purulente. Mais malheureusement la science ne possède encore aucun
signe pathognomonique qui indique avec certitude l'existence de l'hépatisation grise, et qui la
distingue de l'induration rouge. Puisque la percussion et même l'auscultation sont ici muettes,
quels seront les signes généraux qui doivent faire
soupçonner ou présumer l'existence de l'hépatisation grise ou de la suppuration diffuse? En
voici les principaux et les plus rationnels : période avancée de la maladie, aggravation de tous
les symptômes généraux, c'est-à-dire que la ma-

ladie, arrivée à l'époque où elle devrait se terminer par résolution, n'offre aucune diminution dans les symptômes; l'expectoration est difficile, gluante, visqueuse; quelquefois cependant elle paraît facile, mais elle est de mauvaise nature, sanieuse, grisâtre, brunâtre, verdâtre, ou plus exactement, elle est aqueuse, séreuse et brunâtre ou jus de pruneaux. C'est un des signes les plus constants. A un très-petit nombre d'exceptions près, dit M. Andral, ces crachats caractérisent le troisième degré de la pneumonie, d'une manière aussi sûre que les crachats rouillés et visqueux caractérisent le premier et le second degré. On les rencontre cependant quelquefois dans l'hépatisation rouge ou la seconde période de la pneumonie. La fièvre est forte, avec des redoublements anxieux et pénibles; la figure s'altère profondément; elle est pâle, jaunâtre, plombée, livide, se couvre de sueurs épaisses; les yeux se ternissent, se voilent; la respiration devient plus petite, plus précipitée, plus pénible; le pouls devient petit, inégal, accéléré; la tête s'affecte, il survient un peu de délire ou de rêvasserie, de somnolence ou même de coma. Cet état ordinairement se termine, quoi qu'on fasse, par la chute totale des forces, par l'adynamie, la respiration râlante et la mort.

Voilà, selon nous, un ensemble de symptômes qui vous fournit la certitude morale de l'existence

de l'hépatisation grise mortelle, qui doit naturellement et instinctivement éloigner toute idée de
saignée soit générale, ou même locale. Il ne reste
donc, dans ces cas extrêmes, d'autre ressource
que les antimoniaux, la potion stibiée, de larges
vésicatoires, et quelques toniques spéciaux connus sous le nom d'*expectorants*. « Si l'on pouvait
être certain, dit M. Grisolle dans son *Traité
pratique de la pneumonie* (ouvrage couronné
par l'Académie de médecine), que la plus grande
partie de la pneumonie a passé à l'état d'hépatisation grise, il faudrait s'abstenir de saigner. Ainsi
j'ai vu trois malades qui, dès leur entrée à l'hôpital, étaient certainement dans cette condition; le
pouls ne contr'indiquait pas peut-être absolument
la saignée : on tira donc 320 ou 350 grammes de
sang; mais les malades tombèrent presque aussitôt dans un état de collapsus tel que la mort survint au bout de quatre, six ou huit heures. Un
autre individu, au contraire, était réellement
expirant lorsque je le vis pour la première fois;
son pouls était presque insensible, très-déprimé
et dépassait cent quarante; les extrémités étaient
froides et couvertes de sueur visqueuse; la face
pâle était profondément altérée; le malade rejet-
tait des crachats séreux jus de pruneaux; tout
enfin faisait présager une issue très-prochaine-
ment funeste. Au lieu de le saigner, je lui donnai
8 décigrammes d'émétique et lui appliquai un

très-large vésicatoire. Sous l'influence de cette médication, les accidents s'amendèrent d'une manière vraiment inespérée; quinze heures après, la figure était moins altérée, les crachats séreux noirâtres étaient remplacés par une expectoration muqueuse, opaque, ou d'un gris sale; les forces s'étaient relevées, le pouls avait de l'ampleur et une certaine résistance. On crut qu'une saignée pouvait être utile, elle fut malheureusement pratiquée, à peine tira-t-on 375 grammes de sang (12 onces); mais, à dater de ce moment, les symptômes, qui s'étaient si heureusement amendés depuis la veille, reprirent toute leur gravité, et, trois heures après, le malade avait cessé de vivre. » (P. 571.) Ce fait est un des plus beaux cas que l'on puisse citer en faveur de la méthode rasorienne : du reste, il ne nous étonne pas; nous-même nous pourrions en citer d'aussi graves ou à peu près, qui ont également guéri. Mais ce qui nous étonne, c'est le changement de conduite dans le traitement de cette maladie désespérée. A ne juger que d'après l'exposé nu du fait, la conduite du premier médecin était aussi sage et prudente que celle du second était insensée et homicide. Justifions cette double assertion. Que fait ici M. Grisolle en s'attaquant à la mort qui fond sur sa proie? Il tâche, par un effort suprême, de remplir une indication vitale, dernière, de ranimer ou plutôt de modifier le système pulmonaire par une médication rationnellement empirique ; mais, comme le cas est extrême, désespéré , il fallait agir très-promptement et efficacement ; c'est pourquoi il donne de prime-abord une dose de tartre stibié très-forte, sans s'embarrasser de la tolérance ou de l'intolérance de l'émétique, de l'irritation qu'il pourra produire, etc. Ces petites considérations ne l'arrêtent point, parce qu'il a à remplir une indication vitale fournie par l'élément suprême ; il lance donc son *melius anceps..... in extremis,* et il réussit et atteint son but autant qu'il dépend de lui : il a fait tout ce qu'il pouvait et devait faire dans l'occurrence et dans le court espace de temps qui lui était accordé. D'un autre côté, que fait le successeur de M. Gisolle ? Il change, sans aucune raison apparente ou appréciable, une médication heureuse ; il saigne un malade qui sortait de l'agonie, et par là paralyse le peu de force nécessaire à la réaction vitale et pulmonaire commençante, et, trois heures après, la mort s'ensuit. Une pareille énormité ne peut s'expliquer ni se justifier. M. Grisolle fait observer qu'*à peine* tira-t-on 375 grammes de sang (12 onces). Ce médecin semble insinuer que c'était peu qu'une saignée de 375 grammes ou de douze onces ; nous pensons, au contraire, que c'était beaucoup et beaucoup trop, et trop de la totalité. En supposant un instant qu'il eût été

utile de tirer un peu de sang pour favoriser peut-
être une réaction commençante, ce que nous ne
saurions admettre dans l'espèce, fallait-il pour
cela une saignée de douze onces qui est une saignée ordinaire? n'eût-il pas mieux valu faire une
petite saignée exploratrice, de 50, 60 ou 80
grammes au plus? *Judicate periti.*

Ces dernières réflexions nous ramènent naturellement à l'examen de la méthode de M. le professeur Bouillaud, que pourtant nous n'avons
point à apprécier complètement ici; notre sujet
ne le demande pas. Nous nous bornerons donc
à dire que, dans les salles du médecin de la
Charité, la formule de la saignée *coup sur coup*
est aveuglément et inflexiblement appliquée,
aussi bien contre les phlegmasies de la poitrine
que dans le traitement des fièvres aiguës quel-
conques. Il nous serait aisé de justifier cette assertion par de nombreux exemples : nous n'en
mentionnerons qu'un seul pris dans la *Clinique
médicale de l'hôpital de la Charité.* C'était un
malheureux diabétique *épuisé* (le mot est de
M. Bouillaud) et souffrant depuis quatorze mois
et demi. Ce malade, déjà réduit à un état d'émaciation considérable, fut pris d'une pneumonie
intercurrente, qui bientôt présenta l'élément
adynamique. Malgré cette forme extérieure, qui
révèle l'anéantissement prochain des synergies et
des forces radicales (adynamie vraie), M. Bouil-

laud n'hésita point à faire pratiquer trois saignées de 375 grammes chaque, et la mort, comme on pense bien sans doute, ne tarda pas à mettre obstacle à la complète évolution de la méthode des saignées coup sur coup; car trois saignées n'en constituent que le commencement, c'est-à-dire la médication du premier jour. M. Grisolle, qui cite le même fait, ajoute les réflexions suivantes : « C'était peut-être (1) ici le cas de s'abstenir tout à fait des émissions sanguines, et de traiter d'emblée cette pneumonie par les préparations antimoniales. Mais M. Bouillaud ne partage pas notre opinion, et son seul regret consiste à n'avoir pas employé la formule des saignées coup sur coup... D'ailleurs M. Bouillaud annonce que, si un cas pareil se présentait désormais à son observation, il le soumettrait à la rigueur de son inflexible formule ». (*Op. cit.*, p. 23.) C'est-à-dire, dans la pensée de M. Bouillaud, que le pauvre diabétique est mort pour avoir été trop peu saigné, et qu'un autre, en pareille condition d'épuisement, d'émaciation et d'adynamie, n'en sera pas quitte pour trois saignées. Toute conclusion et tout commentaire sont ici complètement superflus. Il faut apparemment qu'il arrive de ces sortes de cas pour le châtiment de quelques malades coupables, et

---

(1) Non *peut-être*, mais bien certainement.

pour justifier ces paroles de l'Écriture : *Qui delinquit in conspectu ejus qui fecit eum, incidet in manus medici.* (Eccli. XXXVIII, 15.) C'est donc quelquefois un vrai châtiment de la Providence, que de tomber entre les mains des médecins, qui vous exécutent savamment, consciencieusement et promptement.

On a cherché à justifier la méthode de la Charité par le prestige séduisant des chiffres et des relevés statistiques, précisément comme on l'a fait pour la fièvre typhoïde : et on a vu quels en ont été, pour cette dernière, les fruits thérapeutiques. M. le docteur Rayer, chargé de présenter à l'Académie de médecine un rapport sur le travail et la méthode dite *jugulante,* de M. Bouillaud, conclut « que la méthode de traitement, formulée par M. Bouillaud, appliquée dans les soixante-quinze cas de pneumonie franche et primitive, a réussi au-delà de toute proportion connue, pour le premier et le second degré de la pneumonie : un mort seulement sur vingt-cinq malades ». (*Bulletin de l'Académie royale de médecine.*)

Si, suivant M. Rayer, le traitement de M. Bouillaud a réussi au-delà de toute proportion connue, c'est qu'il a réuni en sa faveur plusieurs circonstances favorables, qui ont eu pour effet de le faire subir à la plupart des malades avec plus ou moins d'impunité. Or, ces circonstances favorables sont l'âge peu avancé des malades, le sexe masculin de presque tous les individus; on sait que les hommes supportent beaucoup mieux la pneumonie que les femmes; les cas légers au premier ou au second degré auxquels on a eu affaire. Sur ce nombre de soixantequinze, il y en a eu vingt-six chez lesquels on a employé pour tout traitement les préparations antimoniales ou les émollients; ou, lorsqu'on a saigné, on a suivi tout simplement la méthode ordinaire. Voilà ce qui explique les résultats bruts ou numériques de la méthode des saignées coup sur coup de M. Bouillaud. C'est un succès que l'on obtient tout aussi bien par les méthodes ordinaires, avec cette différence qu'avec ces dernières les dépenses des forces sont beaucoup moindres et les convalescences nécessairement beaucoup moins longues.

Voici comment conclut M. Grisolle pour le traitement de la pneumonie par la méthode des saignées coup sur coup. « Je crois qu'il est maintenant bien démontré que la méthode préconisée par M. Bouillaud ne diminue pas le chiffre de la mortalité dans la pneumonie, qu'elle n'a pas sur les méthodes ordinaires l'avantage d'en abréger la durée, de faire cesser plus tôt les principaux symptômes qui la caractérisent.... » (*Op. cit.,* p. 611.)

Encore un mot relativement à la saignée.

M. Grisolle émet un principe qui ne nous paraît pas absolument incontestable. Voici ses paroles : « Quelque étendue que soit la pneumonie, quelque vive que soit la douleur de côté et la réaction fébrile, si le pouls offre de la mollesse, si, quoique doué d'une certaine ampleur, il résiste peu à la pression du doigt, il faudra s'abstenir de toute émission sanguine. La faiblesse de la constitution, l'âge avancé, la dépression des forces, ne seraient pas des raisons suffisantes pour s'abstenir de saigner, si le pouls ne présentait pas d'ailleurs les caractères que je viens d'indiquer. Au contraire, pour peu que le pouls offre de la dureté ou de la résistance, qu'il soit ample ou concentré, il y a indication à tirer du sang ; la saignée sera alors réitérée jusqu'à ce que le pouls ait perdu ces caractères ». (*Op. cit.*, p. 643.) On se demandera ici comment le pouls peut avoir une vraie mollesse dans une pneumonie d'une grande étendue, avec une douleur vive et une forte réaction fébrile ? Alors cette mollesse du pouls évidemment ne peut être qu'apparente : c'est le *fictitiè mollis* des séméiologistes. Mais admettons que, par quelque circonstance exceptionnelle ou individuelle, cette mollesse soit réelle et positive, ce signe unique, en présence d'une inflammation intense et d'une forte fièvre, peut-il être l'expression vraie d'une adynamie radicale qui exclue absolument l'emploi de la saignée ? Si,

suivant M. Grisolle, le pouls mou et peu résistant s'oppose à toute émission sanguine, ce ne
doit pas être en tant qu'il est mou, car un seul
signe ne peut, dans l'espèce, contr'indiquer la
saignée, mais parce que cet état particulier du
pouls se rattache alors au caractère particulier
d'une épidémie régnante, d'une maladie à génie
bilieux ou adynamique qui repousse là saignée.
On ne peut pas ici alléguer, contre l'emploi des
émissions sanguines, la faiblesse de la constitution, l'âge avancé, la dépression des forces, qui
sont l'objet ou les conditions de la seconde hypothèse, puisque l'auteur lui-même, dans cette
supposition subséquente, affirme que ces circonstances graves ne seraient pas des raisons
suffisantes pour s'abstenir de la saignée, si la
mollesse du pouls ne s'y opposait pas. C'est donc
toujours, d'après cela, le pouls tout *seul* qui doit
être le principe des indications ou des contr'indications thérapeutiques, ce qui est évidemment
un principe faux et erroné. Il ne sera pas inutile
de citer à ce sujet le passage suivant de Stoll :
« *Unâ alterâve vice, in gravissimâ pulmonum
inflammatione, pulsum mollem, debilem, cele-
remque deprehendi, ubi nihilominùs venæ sectio insigne levamen attulit, sanguine crassam
tenacemque crustam exhibente, et pulsu paulò
post assurgente, plenioreque.* » (Ratio med.,
pars 1, p. 13.)

Enfin, quant à l'auscultation, voici comment s'exprime M. Grisolle, qui a donné des Cours d'auscultation : « Chez sept des malades dont j'analyse actuellement les observations, j'ai constaté l'existence des signes physiques du deuxième degré, en même temps que je notais une diminution considérable dans l'appareil fébrile et les autres symptômes généraux et locaux : vingt-quatre ou trente-six heures après, la convalescence était parfaitement établie. Ces faits sont très-importants à connaître; dans la pratique, ils démontrent encore que, pour établir le pronostic de la pneumonie et saisir les indications thérapeutiques que cette maladie réclame, il faut bien moins avoir égard aux phénomènes fournis par l'auscultation qu'à ceux que donne l'état général du sujet ». (P. 598.) Quelques pages plus loin, l'auteur ajoute : « J'ai vu chez deux malades une pneumonie récente, qui s'annonçait par une réaction fébrile assez forte et par un râle crépitant entendu sur une large surface, être enrayée par une saignée de 500 grammes (une livre), c'est-à-dire que la fièvre avait presque complètement cédé, le point de côté avait perdu de son intensité, les crachats de leur coloration jaune, sans pourtant que les phénomènes d'auscultation eussent été sensiblement modifiés ». (P. 604.)

§ III.

Il est encore, comme on sait, une autre méthode très-employée dans le traitement de la pneumonie; nous devons donc la mentionner ici, puisqu'on l'oppose avec un grand avantage à l'élément inflammatoire : cette méthode se compose des préparations antimoniales et surtout du tartre stibié. Ce médicament précieux paraît donc agir comme agent antiphlogistique sédatif, puisqu'un de ses effets les plus immédiats est une diminution de la fréquence et de la force du pouls, par suite d'un affaiblissement de l'énergie contractile du cœur; en second lieu, son action sédative sur le système nerveux est prouvée par le brisement des forces, par l'accablement et l'altération dans la contractilité musculaire. Peut-être encore agit-il sur l'absorption interstitielle, c'est-à-dire sur la nutrition parenchymateuse, puisqu'il fait disparaître quelquefois si promptement, au moins l'hépatisation rouge, en ramenant le râle crépitant et quelque degré de sonoréité thoracique. Les empiriques, dit M. Dubois (d'Amiens), reconnaissent dans la pneumonie un ordre bien déterminé de symptômes, et ils donnent le tartre stibié à haute dose. Pourquoi donnent-ils ce médicament? Est-pour affaiblir? ils ne le savent pas et ne veulent pas le savoir. Est-ce pour fortifier, pour révulser, pour stimuler, pour fondre, etc.? non, mille fois non, diront-ils, c'est pour guérir, et ils guériront (*Pathologie générale*). Au reste, quel que soit le mode d'action de l'émétique, il est certain qu'il exerce une influence contro-stimulante très-marquée sur les phlegmasies aiguës et profondes du parenchyme pulmonaire, et voilà l'essentiel. Cette vérité pratique est aujourd'hui proclamée par tous les grands médecins de l'ancien et du nouveau monde.

Laënnec, qui a guéri plusieurs fois et promptement des pneumonies très-graves avec le tartre stibié *seul,* conseillait néanmoins de pratiquer auparavant une bonne saignée qu'il faisait rarement réitérer. Aussitôt après, il donnait la potion stibiée. Il ne faisait saigner que pour abattre momentanément l'orgasme inflammatoire, et pour donner à l'émétique le temps d'agir.

Bien que Laënnec ait publié des faits très-remarquables en faveur de la méthode stibiée, personne plus que M. Louis n'a produit des observations plus concluantes en faveur du traitement contro-stimulant de Rasori. M. Louis rapporte que, sur vingt pneumoniques auxquels il administra le tartre stibié dans des circonstances graves, trois seulement moururent, et ils avaient de soixante à soixante-dix ans. Tous ces malades avaient été saignés plusieurs fois, et, malgré cette médication très-active, la maladie avait pris plus d'intensité et était arrivée, terme moyen, au huitième jour. Dès le lendemain, tous les malades qui furent soumis au traitement antimonial, furent mieux, ayant sensiblement plus de force, la figure meilleure, la respiration moins gênée, et la matité thoracique moindre (*Mémoire sur les effets de la saignée*). Qu'on pèse bien toutes les circonstances; elles méritent l'attention du praticien.

« Je dirai, rapporte M. Grisolle, que du mois de novembre 1839 au mois de mars suivant, sur vingt-deux pneumonies que je traitai sans saignées, par l'émétique à haute dose seulement, je n'observai qu'un seul cas de mort; c'était une femme qui entra au huitième jour d'une pneumonie qui avait envahi le poumon dans toute son étendue, et était arrivée presque partout au degré d'hépatisation. Du mois d'avril jusqu'à la fin d'octobre, sur un nombre égal de malades placés *à peu près* dans des conditions semblables, cinq succombèrent, la plupart dans le cours d'avril. J'ai dit que les malades étaient dans des conditions à peu près semblables; cependant la vérité me force à déclarer que, chez trois des individus qui moururent, le pouls offrait plus d'ampleur et plus de résistance que de coutume. J'ai regretté de n'avoir pas chez eux commencé le traitement par une ou deux saignées copieuses. Cette faute, dont je m'accuse, ne sera pas du moins perdue pour mes lecteurs. » (*Op. cit.*, p. 631.)

C'est en effet ce que l'on doit toujours faire, c'est-à-dire qu'il ne faudrait traiter aucune pneumonie, quelque légère qu'elle fût, par le tartre stibié seul. Pour nous, nous suivons la méthode de Laënnec; nous commençons presque toujours par une saignée du bras que nous faisons suivre ordinairement, dans la journée, de la potion stibiée à 30 centigrammes dans un véhicule gommeux de 180 grammes à prendre dans les vingt-quatre heures, une cuillerée à bouche toutes les deux heures. Le lendemain, on donne 45 centigrammes, le surlendemain 60, et on continue ainsi. Nous dépassons rarement cette dose.

Enfin, si le tartre stibié ne pouvait être employé, on pourrait avoir recours aux antimoniaux insolubles, tels que le kermès et l'oxide blanc d'antimoine : le premier à la dose d'un demi-gramme ou d'un gramme, jusqu'à deux grammes par jour et même quelquefois davantage; pour le second, on peut le donner aussi de un à plusieurs grammes en vingt-quatre heures.

On est étonné de ne pas rencontrer une seule fois l'administration du tartre stibié, comme contre-stimulant dans les cas nombreux de pneumonie que nous offre la *Clinique médicale* de M. Andral. On y trouve cependant bien des malades qui ont succombé, et, nous le répétons, aucun n'a été soumis au traitement rasorien de l'émétique, même après plusieurs saignées inutiles, ni même dans les cas où les émissions sanguines ne pouvaient plus ou n'avaient pu être employées. Il est vrai, M. le professeur Andral, fidèle à la pratique de son maître, M. Lerminier, déclare, dans son résumé, *n'avoir jamais vu un seul cas de pneumonie influencé d'une manière avantageuse par le tartre stibié à haute dose.* Cette assertion, dans la bouche d'un praticien comme M. Andral, a de quoi surprendre tous ses lecteurs, surtout quand ils se rappellent les travaux et les nombreuses observations de Laënnec, de MM. Louis, Davin, Ambroise Laënnec, Grisolle, Téalier, Rayer, Trousseau, Putegnat, et de milliers de praticiens français distingués, sans parler des nombreux médecins étrangers.

Il est à regretter que M. Andral, au lieu de se borner à une négation exprimée en deux lignes, n'ait pas rapporté quelques observations de pneumonie où il a vu échouer l'émétique à haute dose. Cela aurait mis le lecteur plus à même d'apprécier la valeur de ses assertions si absolues et si tranchantes, je dirai même si décourageantes. Nous ne pouvons ni ne voulons certes blâmer M. le professeur Andral d'avoir exprimé franchement ses convictions négatives; mais nous aurions volontiers désiré, d'un praticien et d'un savant aussi distingué, quelques explications ou quelques réflexions critiques sur un point de pratique qui occupe les médecins de l'Europe et de l'Amérique, et que dans un travail de deux volumes sur les maladies de poitrine on ne peut décemment passer sous silence.

Pour y suppléer en quelque sorte, nous allons extraire de la *Clinique médicale* de M. Andral quelques observations de pneumonie où on a largement employé les antiphlogistiques, et même quelquefois dans la troisième période de la maladie ou dans l'hépatisation grise, et où la potion stibiée n'a point été administrée, contre l'attente de tous les lecteurs du livre de M. Andral. Sans doute, ces faits ne prouveront pas que le tartre stibié y a été inutile, puisqu'il n'a point été employé, mais du moins ils montreront l'impuissance des nombreuses saignées et par là l'opportunité de la méthode rasorienne. Otez du traitement des pneumonies cette dernière méthode, quelles sont les ressources qui vous resteront dans les cas trop fréquents où les saignées échouent? Vous serez réduit, comme l'auteur des observations de la *Clinique médicale,* aux vésicatoires aux jambes, aux potions légèrement kermétisées, au polygala, etc., moyens bien faibles sans doute dans les cas qui résistent aux nombreuses saignées ou même qui augmentent sous leur influence.

« Un homme, âgé de soixante et un ans, ressent le 6 juin 1820 un malaise général ; il a des nausées continuelles ; le soir même, fièvre, toux, dyspnée. Même état toute la nuit. Le lendemain, les symptômes de la veille ont pris une intensité plus grande ; le malade commence à cracher. Un médecin appelé prescrit un *vomitif, un vésicatoire sur la poitrine et des boissons adoucissantes.* Beaucoup de bile fut vomie.

« Le malade entra à la Charité le 10 juin. Dans la matinée du 11 (cinquième jour), il est dans l'état suivant : face pâle et abattue, anxiété générale très-grande, décubitus sur le dos ; prostration ; respiration très-accélérée, toux fréquente avec *expectoration aqueuse et brunâtre, ressemblant à du jus de pruneaux.* Le bruit d'expansion pulmonaire s'entend très-bien dans tout le côté gauche. A droite, on entend en plusieurs points du râle crépitant ; en d'autres points, et surtout inférieurement, on n'entend rien. Râle sibilant par intervalles. Pouls fréquent, de force médiocre, peu de chaleur à la peau. Un enduit jaunâtre très-épais couvre la langue ; bouche amère ; ventre souple et indolent ; selles ordinaires. (*Deux vésicatoires aux jambes ; douze grains d'ipécacuanha.* La veille au soir, *une saignée de huit onces avait été pratiquée.*)

« On porta pour diagnostic : pneumonie au premier degré, dans la partie supérieure du poumon droit; pneumonie au second degré, et probablement (en raison de la nature des crachats); au troisième degré, en plusieurs points vers la base de ce même poumon. La grande prostration, la dyspnée portée à un haut degré, et enfin la nature de l'expectoration, nous engagèrent à établir un pronostic très-défavorable. Le malade mourut le lendemain matin (sixième jour) à quatre heures. — *Ouverture du cadavre.* Hépatisation rouge du lobe inférieur du poumon droit. Le lobe moyen était en partie engoué, en partie hépatisé en rouge; les bronches, d'une couleur rouge livide très-foncée, étaient remplies par un liquide brunâtre et écumeux, semblable à la matière de l'expectoration. » *Clinique médicale,* t. 3, p. 391, 3ᵉ édition.)

Quelques réflexions sur cette observation : on voit ici, chose rare et exceptionnelle, l'expectoration brunâtre ou jus de pruneaux sans l'hépatisation grise ou purulente, mais seulement avec l'hépatisation rouge ou le second degré de la pneumonie. A la fin de cette observation, M. Andral fait la remarque suivante : « Qu'est-il besoin de dire que, si le premier jour, en ville, on eût saigné ce malade, au lieu de le faire vomir et de lui appliquer un vésicatoire sur la poitrine, il n'eût peut-être pas succombé? » C'est possible. Mais qu'est-il besoin de dire aussi que, si, au lieu de saigner ce malade et de lui donner

un second vomitif (l'ipéca.), on l'eût traité avec
les potions stibiées, il n'eût peut-être pas succombé? On blâme le premier vomitif donné en
ville au commencement de la maladie, et on en
administre un second à l'hôpital quatre jours
après (1). On regrette que ce malade n'ait point
été saigné en ville, et on le saigne à l'hôpital,
malgré sa grande prostration et ses soixante et
un ans, et surtout l'existence des crachats aqueux,
brunâtres ou jus de pruneaux. On s'est donc mis
en flagrante opposition avec le principe qui repousse généralement l'emploi de la saignée,
quand il y a des crachats aqueux, brunâtres ou
jus de pruneaux, et surtout lorsque ce signe est
appuyé par l'état général du malade, et en reçoit
toute sa plénitude de valeur séméiologique. Il
n'était donc pas unique, car un signe ou un
symptôme unique ne peut jamais avoir cette valeur réelle qui l'élève à l'état de certitude. On
répondra peut-être que, lorsqu'on saigne dans la
troisième période, ce n'est pas pour combattre
l'hépatisation grise, mais seulement l'hépatisation rouge d'une autre partie du poumon, que
l'on croit coexister avec la première. Fort bien;
mais comment reconnaîtrez-vous cette coexis-

---

(1) On sait que les vomitifs conviennent d'autant moins
qu'ils sont administrés à une époque plus avancée de la
maladie.

tence? Nous avons vu plus haut que la science ne possède aucun moyen absolument certain pour distinguer l'hépatisation rouge de l'hépatisation grise, ou la seconde de la troisième période de la pneumonie. La percussion et l'auscultation ne vous apprendront en général rien ici.

Enfin, pour conclure, nous disons que, voyant l'inutilité de tous les moyens employés jusqu'à présent et l'impossibilité de les continuer plus long-temps, il fallait recourir sur-le-champ et sans balancer au *meliùs anceps quàm nullum*, à la dernière ancre de salut, c'est-à-dire aux potions stibiées. Notez de plus que, comme il y avait chez ce malade un léger élément bilieux, annoncé par l'enduit jaunâtre de la langue et l'amertume de la bouche, et que d'un autre côté il n'y avait qu'une hépatisation rouge, il aurait pu être sauvé, soit par l'action sédative occulte de l'émétique à haute dose, soit peut-être encore, au moins subsidiairement, par les évacuations alvines qu'auraient très-probablement déterminées les potions stibiées.

Autre observation où peut-être par un traitement différent on aurait pu obtenir un meilleur succès : « Une femme, âgée de cinquante-quatre ans, était atteinte, depuis six semaines environ, d'une bronchite légère. Vers le 15 janvier, la toux devint plus fréquente et plus pénible : le 18, dans la matinée, douleur vive au-dessous de la

mamelle droite, oppression, toux presque continuelle et sèche, sensation de chaleur brûlante sans
frisson initial : 19 et 20, même état; la malade
boit du vin chaud avec addition de sucre et de
canelle : 21, diminution de la douleur, un peu de
sang dans les crachats : 22, oppression de plus en
plus grande; vomissements du vin chaud, auquel
la malade renonce. Entrée à la Charité dans la
soirée du 23, elle fut sur-le-champ saignée; le
sang était couenneux : le 24 (sixième jour à dater
de l'apparition de la douleur), elle offrit l'état
suivant :

« Mouvements inspiratoires courts et très-
rapprochés, parole haletante, toux peu fréquente; crachats rouillés, réunis en une masse
gélatiniforme et transparente, qui adhère fortement au vase; son mat à droite, en avant, depuis
la clavicule jusqu'au niveau de la mamelle, et,
en arrière, dans les fosses sous et sus-épineuse.
Appliquée au-dessous de la clavicule droite, l'o-
reille entend un râle crépitant, faible, sans bruit
d'expansion pulmonaire; en arrière et sous l'aisselle, respiration bronchique : partout ailleurs,
bruit d'expansion pulmonaire très-fort, avec
mélange des râles muqueux et sibilant (râles
bronchiques) en plusieurs points; douleur pleurétique, ne se faisant sentir que par la percussion, la pression intercostale et la toux; pouls
fréquent et faible, peau chaude, constamment

sèche ; langue sèche un peu rouge, ventre indolent et souple, diarrhée légère, face jaune et abattue, décubitus sur le dos. Malgré l'époque avancée de la maladie et la faiblesse du pouls, M. Lerminier prescrivit une saignée de douze onces. Immédiatement après la saignée, il fit appliquer deux vésicatoires aux jambes.

« Septième jour, la dyspnée est encore plus grande que la veille ; d'ailleurs même état. (*Saignée de huit onces ; sinapisme le soir.*)

« Huitième jour, la gêne de la respiration est extrême ; la malade n'expectore plus, on entend, dans toute l'étendue de la poitrine, du râle muqueux, résultat de l'accumulation de la matière des crachats dans les bronches ; le pouls, très-fréquent, se déprime avec une extrême facilité, la peau est sans chaleur. (*Vésicatoires sur la partie antérieure du thorax ; décoction de polygala ; looch avec deux grains de kermès.*)

« Neuvième jour, râle trachéal ; altération profonde des traits de la face ; pouls très-faible, intermittent ; extrémités froides ; langue rouge et sèche. Mort la nuit suivante. — *Ouverture du cadavre.* Hépatisation rouge du lobe supérieur du poumon droit...

« Nous trouvons ici... un exemple de suppression des crachats, circonstance ordinairement très-fâcheuse et indice presque constant d'une terminaison fatale. La matière accumulée dans

les bronches devient une, cause puissante d'asphyxie, chez les individus dont une partie plus
ou moins étendue du parenchyme pulmonaire
est déjà imperméable à l'air. » (*Ouvrage cité,*
p. 332.)

Réflexions sur cette observation : Nous voyons
ici l'expectoration se supprimer après la saignée
faite au septième jour. Cet accident a été signalé
par un grand nombre de médecins, entre autres
par Morgagni, qui assure que rien ne hâte plus
la mort dans la pneumonie que la suppression
des crachats; suppression, dit-il, qui est souvent
le résultat de saignées intempestives, surtout
chez les vieillards. J'ai connu autrefois, ajoute
cet auteur célèbre, un vieux praticien qui, à
force de saigner, abattait, il est vrai, la violence
de la péripneumonie, mais par là aussi il affai-
blissait tellement les malades, que la plupart, ne
pouvant plus expectorer, étaient suffoqués au
déclin même de la maladie, tandis qu'au même
endroit et dans la même constitution, un autre
médecin, qui tirait du sang avec modération et
mesure, sauvait presque tous ses malades. (*Lettre* xx.) « La saignée, dit Huxham, bien loin
d'être utile dans les maladies du poumon, lorsque l'expectoration se fait bien, l'arrête au contraire entièrement. » Cela doit s'entendre particulièrement des saignées intempestives et excessives. Sydenham nous avertit aussi que les sai-

gnées trop souvent répétées suppriment l'expectoration.

On se demande encore ici pourquoi saigner, malgré *l'époque avancée de la maladie, la faiblesse du pouls, le décubitus dorsal, la face jaune et abattue, la langue sèche, la diarrhée, les râles muqueux et sibilant (bronchiques), etc.?* Au lieu de faire une saignée de douze onces, n'eût-il pas mieux valu ne faire qu'une petite saignée exploratrice de 80 à 100 grammes, par exemple? ou plutôt il ne fallait faire ni l'une ni l'autre, il fallait recourir au plus tôt aux potions stibiées. Non-seulement on n'emploie pas cette médication, la seule désormais logiquement employable, mais, chose étrange, on recommence la saignée. Après celle de la veille, la dyspnée avait augmenté, et après la dernière, l'expectoration s'est supprimée. La méthode rasorienne aurait peut-être empêché l'un et l'autre accident et sauvé la malade. Quoi qu'il en soit, et quel qu'eût été le résultat final de ce traitement complexe, il eût toujours été instructif pour le grand nombre des jeunes médecins entre les mains desquels se trouve la *Clinique médicale* de M. Andral. La plupart des faits que contient cet ouvrage, étant toujours analysés sans critique, sont des enseignements perdus et des observations sans induction pratique. Si Lerminier n'employait pas la méthode contro-stimulante, encore peu en usage à l'époque où **M.** Andral a recueilli ses nombreuses observations à la Charité, c'était à ce dernier à y suppléer dans les quatre éditions de la *Clinique médicale* qu'il a publiées depuis. Mais pas un mot d'explication, pas un mot de critique sur la conduite du maître, pour l'instruction et l'édification des lecteurs. On peut, on doit même avoir de la déférence et du respect pour la parole du maître, mais jamais au préjudice de l'intérêt de la vérité et de la science. *Amicus magistri, sed magis veritatis.*

Dans les deux observations suivantes, on verra que, si les malades sont morts, ce n'est point pour avoir été trop peu saignés.

« Un porteur d'eau, âgé de cinquante-huit ans, entra le 9 mars à la Charité. Depuis trois jours il avait une vive douleur au-dessous du sein gauche, respirait difficilement et toussait sans cracher. Lorsque nous le vîmes pour la première fois (le 9 mars), un fort râle crépitant s'entendait dans toute l'étendue, à peu près, du lobe inférieur du poumon gauche; dans cette partie, la poitrine percutée résonnait moins qu'à droite. Le malade, tourmenté du besoin de tousser, n'osait s'y livrer de peur d'augmenter sa douleur. Les crachats, visqueux et transparents, ne contenaient encore que quelques stries de sang; la dyspnée était peu considérable; pouls fréquent et plein; peau chaude et sèche; langue blanchâtre, soif. (*Vingt sangsues sur le côté gauche; saignée de seize onces; tisanes émollientes.*) Le sang sorti de la veine en bavant ne présenta pas de couenne.

« 10 (quatrième jour), augmentation de la dyspnée; crachats plus rouillés et très-visqueux; râle crépitant faible, sans mélange d'aucun bruit d'expansion pulmonaire dans toute l'étendue du lobe inférieur du poumon gauche; râle crépitant, peu intense, se mêlant par intervalle au bruit naturel de la respiration dans le lobe supérieur de ce même côté; son décidément mat, depuis l'angle inférieur de l'omoplate gauche jusqu'à la base du thorax. Ainsi, l'inflammation passait au deuxième degré dans le lobe inférieur, et le supérieur commençait à présenter le premier degré en quelques points. Le malade avait encore beaucoup de force, M. Lerminier prescrivit deux saignées, une immédiatement de vingt onces, et l'autre, le soir, de douze onces. Toutes deux, faites à large ouverture, présentèrent une couenne épaisse.

« Cinquième jour, même état (*tisanes émollientes*). Sixième jour, dyspnée extrême, crachats très-visqueux et d'un rouge vif, respiration bronchique et résonnance particulière de la voix (*bronchophonie*) au niveau de l'angle inférieur de l'omoplate gauche; son très-mat dans ce même point. En avant de ce côté, depuis la clavicule jusqu'au sein, latéralement dans le creux de l'aisselle, et en arrière immédiatement, au-dessus et au-dessous de l'épine de l'omoplate, râle crépitant assez fort, avec faible mélange de bruit d'expansion pulmonaire. Le pouls conserve encore assez de force, la peau reste sèche. Cette inflammation était encore à son plus haut degré d'acuité; et, bien que les émissions sanguines, pratiquées jusqu'alors, eussent paru peu utiles, ce n'était cependant qu'en tirant encore du sang qu'on pouvait espérer d'en arrêter les progrès. (*Saignée de seize onces.*) Sang très-couenneux.

« Septième jour; l'oreille, appliquée sur les points où existait la veille la respiration bronchique, n'entendait plus rien; ce qui nous parut indiquer que l'hépatisation avait encore augmenté. Les autres symptômes étaient d'ailleurs les mêmes. (*Saignée de huit onces; deux vésicatoires aux jambes.*) Le soir et la nuit, le malade délira.

« Huitième jour, retour du point pleurétique, crachats très-peu abondants, d'un gris sale; altération des traits de la face, pouls très-fréquent et se déprimant facilement; peau sans chaleur, diarrhée. (*Vésicatoires sur le côté gauche, décoction de polygala, looch avec trois grains de kermès.*) Le soir et la nuit, retour du délire.

« Neuvième jour, état de suffocation imminente, suppression des crachats. Râle muqueux dans les deux côtés de la poitrine. (*Deux sinapismes aux genoux.*)

« Dixième jour, râle trachéal, agonie. Mort peu d'heures après la visite.

OUVERTURE DU CADAVRE.

« Hépatisation rouge du lobe inférieur du poumon gauche, engouement sanguinolent du lobe supérieur; concrétion albumineuse membraniforme sur les plèvres costale et pulmonaire de ce côté; épanchement dans la plèvre d'un verre de sérosité roussâtre. Cavités droites du cœur distendus par des caillots de sang, injection sous-muqueuse du canal intestinal. Rougeur de la muqueuse elle-même à la fin de l'intestin grêle et dans le cœcum. » (*Clinique médicale*, t. 3, p. 335.)

Il est évident que, dans cette observation, aucune des six saignées qui y ont été pratiquées n'a procuré au malade le moindre soulagement. On ne les a pas moins continuées, tout en constatant leur complète impuissance et par là même leur évident et imminent danger. En effet, on y a toujours vu les émissions sanguines suivies d'une augmentation de la dyspnée, de l'extension de l'inflammation ou de l'hépatisation, annoncée par la diminution successive, par la disparition complète du râle crépitant, et enfin de la suppression de l'expectoration. N'était-ce pas le cas ici d'appliquer le principe des anciens, qui établit que toute phlegmasie de poitrine, qui n'est pas favorablement modifiée par trois ou tout au plus quatre saignées, doit être réputée réfractaire aux émissions sanguines? c'est-à-dire que ces sortes de pneumonies sont de nature à ne pouvoir être domptées par les saignées les plus abondantes. Or, certes, c'est bien le cas que nous avons sous les yeux. Il fallait donc le combattre par le traitement antimonial, seule méthode rationnellement employable dans l'espèce.

Autre observation tirée du même ouvrage de M. Andral : « Un marchand de marrons, âgé de trente-trois ans, entra à l'hôpital de la Charité, le 18 décembre 1822. Cet homme, d'une constitution pléthorique, éprouvait depuis quelque temps de fréquentes céphalalgies, des étourdissements passagers, des épistaxis. Le 16 décembre, il sentit en se levant un malaise inaccoutumé; dans la journée, violente céphalalgie, tintement d'oreille, sentiment d'ardeur dans tout le corps (*pédiluve, diète*). 17, même état, aliment. 18, il présenta l'état suivant : face rouge, yeux injectés et brillants, battement des artères temporales sentis par le malade, céphalalgie frontale, accablement général, sorte d'engourdissement des facultés intellectuelles; pouls fréquent et plein, peau chaude et halitueuse; langue blanchâtre avec légère rougeur des bords; soif, anorexie; ventre souple et indolent, constipation, urines rares et rouges, toux légère. En examinant attentivement ce malade, nous ne pûmes rapporter à la souffrance d'aucun organe en particulier les symptômes que nous observions; tous les organes semblaient être simultanément le siége d'une vive stimulation, sans qu'il existât nulle part une véritable phlegmasie. Cet état paraissait être comme un degré de plus de l'état de pléthore; pour donner un nom à cet ensemble de symptômes, nous l'appelâmes fièvre inflammatoire (1). Une saignée de vingt onces fut pratiquée. Le sang présente un large caillot d'une densité remarquable, sans couenne. Après la saignée, la céphalalgie diminua; les autres symptômes persistèrent.

« 19 et 20, augmentation de la toux, qui revient par quintes fréquentes et ressemble assez à la toux qui précède la rougeole. D'ailleurs, même état. (*Tisanes émollientes, pédiluve, diète.*)

« Dans la nuit du 20 au 21, le malade fut réveillé par une vive douleur qui, se faisant surtout sentir entre le sein droit et le sternum, s'étendait de là comme en irradiant jusque dans le

____

(1) On reconnaît donc ici la fièvre inflammatoire.

creux de l'aisselle. Cette douleur devenait intolérable par les inspirations profondes et le plus
léger mouvement.

« Dans la matinée du 21, elle était aussi intense;
le malade, pressé du besoin continuel de tousser,
n'osait le satisfaire. Il n'expectorait pas; la respiration était courte, accélérée; la percussion
était impossible à pratiquer; le murmure inspi-
ratoire s'entendait partout avec netteté. La fièvre
était intense. (*Trente sangsues sur le côté droit
du thorax.*)

« 22, diminution de la douleur, léger râle
crépitant au-dessous de l'angle inférieur de l'o-
moplate du côté droit. Dyspnée plus grande,
fréquence et plénitude du pouls. (*Saignée de
douze onces.*)

« 23, crachats rouillés, transparents, visqueux; respiration de plus en plus gênée; râle
crépitant à droite dans toute l'étendue environ
du lobe inférieur, et à gauche au-dessous de la
clavicule, ainsi qu'immédiatement au-dessus et
au-dessous de l'épine de l'omoplate. Sonoréité
un peu moindre sous la clavicule gauche que
sous la droite. Le sang tiré la veille présente un
large caillot couvert d'une couenne épaisse.
M. Lerminier prescrivit une nouvelle saignée de
seize onces. Le sang était couenneux comme
celui de la précédente.

« 24 et 25, le râle crépitant devient de plus

en plus prononcé dans les points déjà indiqués, et dans ces mêmes points le bruit d'expansion pulmonaire diminue à proportion. La *matité* du son augmente également. Les crachats acquièrent une très-forte viscosité, la respiration s'accélère de plus en plus. Le malade, couché sur le dos, ne peut se remuer ou se placer sur l'un des côtés, sans se sentir suffoqué. Le pouls, toujours très-fréquent, se déprime plus facilement; la peau est chaude et sèche : 24, *deux saignées de douze onces chaque,* toutes deux offrent une couenne : 25, *saignée de six onces, deux vésicatoires aux jambes.*

« 26, à droite et à gauche, disparition du râle crépitant, que remplace sous la clavicule gauche la respiration bronchique avec forte résonnance de la voix, et à droite inférieurement un râle muqueux tellement considérable, qu'il rappelle le gargouillement des excavations tuberculeuses. Des deux côtés, le son en est très-mat. L'oppression est extrême : les crachats, peu abondants et difficilement expectorés, ont l'aspect d'une purée épaisse, opaque, d'un gris rougeâtre sale, adhérant fortement au vase. Pouls fréquent et faible, peau chaude et sèche. Teinte jaune de la face. (*Deux vésicatoires aux cuisses, looch avec deux grains de kermès.*)

« 27, râle muqueux des deux côtés; d'ailleurs, même état : 28, suppression totale des crachats, dyspnée extrême, traits effilés et décomposés, extrémités froides. Mort la nuit suivante.

OUVERTURE DU CADAVRE.

« Hépatisation rouge du lobe inférieur du poumon droit et du lobe supérieur du poumon gauche. Concrétions albumineuses de récente formation sur les plèvres costale et pulmonaire du côté droit. Cavités droites du cœur distendues par du sang noir coagulé. Injection veineuse de la membrane muqueuse gastro-intestinale; foie et rate gorgés de sang. » (P. 343).

Tout ce que nous avons dit sur l'observation précédente peut s'appliquer à cette dernière, dans laquelle on a pratiqué *sept* saignées. Enfin, nous terminerons ces citations par un dernier fait très-important sous plusieurs rapports, et surtout sous celui des erreurs graves de thérapeutique.

« Un homme de soixante-deux ans sentit, neuf jours avant d'entrer à l'hôpital, un point de côté à droite, au niveau des cinq ou six dernières côtes; en même temps, frisson, toux, oppression, crachats sanguinolents dès le premier jour. Les jours suivants, il garde le lit, boit du vin chaud sucré, et ne subit d'ailleurs aucun traitement. Le 31 mars 1824, neuvième jour, il présente l'état suivant :

« Respiration courte, accélérée, devenant beaucoup plus gênée lorsque le malade quitte le décubitus dorsal pour se placer sur le côté ou sur le séant. Son mat à droite en avant, depuis la clavicule jusqu'au niveau du sein, et en arrière du même côté dans les fosses sus et sous-épineuses. Dans ses diverses parties et dans tout le reste de la poitrine, excepté au-dessous de la clavicule gauche, on entend un râle muqueux très-fort. Les crachats sont formés par un liquide brunâtre, semblable à du jus de pruneaux. Pouls fréquent, fort, offrant de temps en temps quelques intermittences. D'abondantes sueurs ont eu lieu depuis le début de la maladie. Langue saburrale, constipation. Malgré l'époque avancée de la pneumonie et l'existence très-vraisemblable du troisième degré, M. Lerminier prescrit une saignée de douze onces, et dans la soirée l'application de deux vésicatoires aux jambes.

« 1ᵉʳ avril, dixième jour, même état. Le râle muqueux est si fort en quelques points, qu'il se rapproche du gargouillement des excavations tuberculeuses. (*Saignée de douze onces, deux vésicatoires aux cuisses, décoction de polygala, demi-looch avec deux grains de kermès.*) La première saignée était couenneuse, la seconde ne présenta qu'un large caillot mou et sans couenne.

« Onzième jour, respiration de plus en plus

gênée, face livide ; pouls faible, intermittent ; suppression des crachats ; râle trachéal. Mort dans la soirée.

OUVERTURE DU CADAVRE.

« Le lobe supérieur du poumon droit présentait une masse compacte, imperméable à l'air et se précipitant au fond de l'eau, d'une couleur grise, que parsemait un grand nombre de petites taches noires, se réduisant par la pression en une pulpe d'un gris sale, d'où s'écoulait un liquide purulent de même couleur. — Le reste du parenchyme pulmonaire, ayant conservé sa consistance naturelle et encore crépitant, était engoué d'une grande quantité de sérosité rougeâtre. Les bronches, offrant des deux côtés une teinte rouge, livide à la surface interne, étaient remplies d'un liquide brunâtre, tel que celui qui était expectoré pendant la vie. — Les autres viscères ne présentèrent rien de remarquable. » (*Op. cit.*, p. 358).

Nous voyons ici, chez un homme de soixante-deux ans, deux saignées pratiquées, une le neuvième et l'autre le dixième jour de la pneumonie, c'est-à-dire au troisième degré de la maladie (hépatisation grise), annoncée par le signe ordinaire, les crachats brunâtres ou jus de pruneaux. Nous avons déjà posé en principe que l'on ne doit jamais saigner à la troisième époque de la pneumonie, traduite ordinairement par les crachats aqueux-brunâtres et l'état général ci-dessus décrit. On ne doit pas même saigner sous prétexte de coexistence d'hépatisation rouge et d'hépatisation grise, parce que ni la percussion ni l'auscultation ne nous fournissent aucun signe certain qui puisse faire distinguer l'une de l'autre. Voilà donc, selon nous, une première faute grave de thérapeutique. Il fallait au moins s'abstenir de la seconde saignée faite au dixième jour, puisque l'état du malade s'était agravé après la saignée de la veille. A cette faute positive on peut ajouter la faute négative constante, c'est-à-dire l'omission de la méthode stibiée ou rasorienne. C'était bien ici le cas ou jamais de l'employer, chez un vieillard qui arrive à l'hôpital le neuvième jour. Ajoutez à cela que la langue était saburrale et qu'il y avait constipation, ce qui forme une espèce ou un commencement d'élément gastrique, qui certes ne peut exclure l'emploi des préparations stibiées.

M. le professeur Andral, dans ses réflexions sur cette maladie, fait la remarque suivante : « Nous avons vu, chez la plupart des précédents malades dont la pneumonie eut une issue funeste, la peau rester sèche; ici, au contraire, il y eut des sueurs abondantes, bien que la terminaison dût être également funeste ». (P. 360). M. Andral

semble vouloir glisser ici une insinuation contre
la doctrine des crises; mais, en voulant ébranler
cette doctrine des anciens, et d'ailleurs nous
l'avons déjà vu s'élever contre très-expressé-
ment, il ne fait que la confirmer sans le vouloir
et peut-être sans le savoir. Cependant, il nous
répugnerait infiniment de croire qu'un savant
aussi distingué que M. le professeur Andral igno-
rât que, dans la doctrine des anciens et d'un
très-grand nombre de modernes, les sueurs ne
sont critiques que lorsqu'elles arrivent à une
époque plus ou moins avancée de la maladie,
au moment de la *coction,* en style des *anciens.*
Les sueurs donc qui se manifestent dès le début,
comme dans le cas présent, sont des sueurs acritiques ou symptômatiques, qui sont ordinairement fâcheuses et annoncent plus ou moins de
danger. Ces lignes étaient encore tout humides
quand nous avons rencontré le passage suivant de
M. Andral; il justifie heureusement notre prévi-
sion relative à la manière antique dont M. Andral envisage la doctrine des crises. Voici donc
ce que dit le savant auteur : « L'on peut distinguer, dans la pneumonie, plusieurs espèces de
sueurs. Les unes existent pendant tout le cours
de la maladie; le travail continuel dont la peau
est alors le siége semble être une circonstance
favorable qui rend la maladie moins grave (peut-
être!) et en facilite la résolution; mais cette es-

pèce de sueur *n'est pas proprement une sueur critique, elle est symptómatique.* » (*Op. cit.,* p. 540.) Voilà l'expression de la vérité à peu près complète.

Bien que M. Andral se soit élevé contre la doctrine des crises admise par les anciens, comme nous l'avons vu à la page 63 de cet ouvrage, il revient ailleurs sur son premier arrêt et proclame l'aphorisme suivant : « Il n'est aucune maladie dans laquelle l'existence des sueurs critiques nous semble plus parfaitement démontrée que dans la pneumonie ». (*Op. cit.,* t. 3, p. 541.) L'auteur cite, dans son intéressant ouvrage, plusieurs observations à l'appui de cette hippocratique assertion. J. Frank d'ailleurs avait dit avant lui ces paroles qui répandent encore un parfum des doctrines antiques : *Ut plurimùm per sudores terminatur peripneumonia.*

Nous nous bornons ici pour le traitement de la pneumonie franchement inflammatoire. Notre dessein n'était pas d'en exposer la thérapeutique complète et détaillée, mais seulement d'en indiquer les principes généraux, afin de mieux faire ressortir les diverses complications que nous allons considérer maintenant au point de vue de notre méthode analytique des éléments morbides; et ceci nous ramènera plus directement à notre sujet.

24

CHAPITRE II.

DE LA PNEUMONIE BILIEUSE.

§ I.

Nous entendons par pneumonie bilieuse la combinaison de l'élément bilieux avec un groupe plus ou moins complet de symptômes pneumoniques. Cette combinaison, qui a lieu ordinairement dès le début de l'affection, forme une maladie spéciale, *sui generis*, qui demande aussi, par conséquent, un traitement spécial. Ainsi donc, dès qu'un ensemble de symptômes pneumoniques ou pleurétiques, combiné avec un élément bilieux initial ou primitivement concomitant, se montrera, soit sporadiquement, soit épidémiquement, ou par suite d'une constitution atmosphérique particulière, on doit regarder cette affection complexe comme une maladie essentiellement bilieuse ou gastrique, et la traiter comme telle. On sent, d'après cela, qu'il est de la plus haute importance de ne pas confondre la pneumonie bilieuse telle que nous venons de le définir, avec la pneumonie inflammatoire franche et vraie qui, dans son cours, se compliquerait de quelques symptômes bilieux accidentels, qui n'auraient qu'une faible valeur indicatrice : c'est l'erreur qu'a commise **M.** le professeur Bouillaud, comme nous le verrons ci-après. Comme ces quelques symptômes gastriques ne forment point ici un élément initial et dominant, on ne doit guère en tenir compte au commencement du traitement; seulement, vers la fin de la maladie, il sera bon de s'en souvenir, afin d'employer et de justifier la médication évacuante inférieure ou purgative.

Mais comment se forment les pneumonies bilieuses? quel rapport y a-t-il entre la bile et la phlegmasie des poumons? Voilà les questions qu'on ne manquera pas de faire sans doute. Nous ne nous sommes pas engagé à y répondre, tel n'est pas notre objet; seulement nous nous contenterons de demander si l'éréthisme du système gastro-hépatique ne pourrait pas, sympathiquement ou par la voie du nerf pneumo-gastrique, exciter l'irritation du système pleuro-pulmonaire et en faire un foyer de fluxion sanguine et d'engorgement inflammatoire? On rencontre quelquefois des pneumonies franches, inflammatoires, sans qu'on puisse les faire dépendre d'aucune cause externe ou interne appréciable.

Par contre, ne peut-il pas arriver aussi que l'irritation du système pleuro-pulmonaire ou la pneumonie, se communique de la même manière, mais en sens inverse, au système gastro-hépatique et produise quelques symptômes bilieux ou gastrique? Nous aurons alors la pneumonie inflammatoire franche et vraie, compliquée d'un élément bilieux secondaire, et non pas la pneumonie bilieuse qui est une maladie spéciale.

« En considérant, dit M. Grisolle, les heureux résultats, on pourrait presque dire merveilleux, de la méthode évacuante, il semblerait naturel de supposer qu'il existe un rapport plus intime (1) entre l'état bilieux et la phlegmasie du poumon, puisque nous avons vu plusieurs fois qu'il a suffi d'enlever *l'élément bilieux,* pour faire disparaître, aussitôt ou peu de temps après, l'élément inflammatoire. » (*Op. cit.,* p. 410.)

Nous ne voulons pas remonter aux documents de l'antiquité pour établir l'existence des pneumonies ou des pleurésies bilieuses épidémiques. Nous ne mentionnerons pas les observations de Cœlius Aurelianus, d'Alexandre de Tralles, pas même celles de Baillou qui dit positivement qu'il existe des pneumonies et des pleurésies dans lesquelles on observe des symptômes bilieux avec la douleur de côté et autres symptômes pneumoniques, que les saignées ne font qu'exaspérer et que l'on

---

(1) Si l'auteur dit ici *plus intime,* c'est qu'il venait de dire, quelques plus lignes plus haut, qu'on serait « porté à croire que l'embarras gastrique ou l'état bilieux constituent une simple complication de la pneumonie ».

guérit très-bien par les purgatifs. Nous ne parlerons pas non plus des pneumonies bilieuses épidémiques rapportées par Bianchi, Marteau de Granvilliers, Deplaigne, Sauvage, Colombier, etc. Nous nous reporterons seulement à l'époque de Stoll qui, un des premiers, a décrit avec beaucoup de vérité les pneumonies bilieuses épidémiques de 1776 et 1777; ou plutôt nous remonterons une douzaine d'années plus haut, jusqu'au temps de Lepecq de la Clôture, lequel, douze à quinze ans avant Stoll, avait déjà fait connaître parfaitement diverses épidémies de pneumonies bilieuses.

Commençons par Stoll, puisque ce praticien célèbre est devenu généralement l'objet des critiques de nos professeurs de Paris. Voyons d'abord comment M. Andral considère la pneumonie bilieuse épidémique décrite par l'illustre médecin de Vienne. Nous consentirons, pour le moment, à nous servir de la traduction abrégée, incomplète et même inexacte de M. Andral lui-même. La voici donc :

« Au nombre des pseudo-pneumonies, nous croyons devoir placer l'ensemble des symptômes décrits par Stoll sous le nom de *pneumonie bilieuse*. Ces symptômes, en effet, ne nous semblent nullement caractériser une véritable inflammation du poumon. On observait, dit Stoll, comme phénomènes précurseurs, la perte d'appétit, l'amertume de la bouche. Au bout d'un temps plus ou moins long, survenaient des frissons vagues, suivis de chaleur, d'oppression et d'une douleur qui avait son siége derrière le sternum ou dans l'un des côtés; cette douleur n'augmentait ni par la toux, ni par l'inspiration. Le décubitus était indifférent; les hypochondres étaient tendus ou douloureux; les malades avaient le sentiment d'un poids à l'épigastre, qui était douloureux au toucher. Ils avaient des rapports amers, la langue blanche, verte ou jaune, peu de soif, des nausées et quelquefois des vomissements, de la constipation ou une diarrhée bilieuse; les crachats étaient épais, blancs ou verdâtres (1), la fièvre variable. Stoll faisait disparaître cet ensemble de symptômes par l'administration d'un ou deux vomitifs. Il nous semble évident que cette prétendue pneumonie n'était autre chose qu'un catarrhe pulmonaire avec embarras gastrique et intestinal. De là l'utilité des évacuants. Plus d'une fois nous avons rencontré un pareil état, et nous l'avons vu céder au même mode de traitement. » (*Clinique médicale*, t. 3, p. 556, 3e édit.)

---

(1) Le texte original porte : *Sputa glutinosa, crassa, tenacia, alba, in paucis verè virescentia.* On voit, d'après cela, que la traduction de M. le professeur Andral n'est pas fidèle.

Quelle peut être la raison qui fait affirmer à
M. Andral que Stoll n'a décrit qu'*un catarrhe
pulmonaire avec embarras gastrique et intestinal?* c'est sans doute l'absence des crachats caractéristiques ou plutôt des crachats sanguinolents ou rouillés. Mais, d'après le texte original,
il y avait des crachats *glutineux ou visqueux et
tenaces* que le critique passe sous silence; il
mentionne seulement les crachats verdâtres et
encore inexactement, car le texte dit : *in paucis
verè virescentia.* Ailleurs dans le même volume,
page 531, M. Andral dit : « Si l'on mêle à de
l'eau pure rendue visqueuse par l'addition d'un
mucilage, un peu de sang dont on augmente
graduellement la proportion, on la voit se tein-
dre tour à tour en jaune de plus en plus foncé,
puis en jaune *verdâtre,* puis en jaune qui se confond avec le rouge, d'où résulte la couleur rouille
de fer; puis enfin en rouge intense... Les crachats pneumoniques sont très-communément
jaunes au début de la maladie; ils acquièrent ensuite une teinte rouge bien prononcée; puis, à
mesure que l'inflammation diminue, on les voit
devenir de nouveau jaunes ou *verdâtres* ». Ces
explications de M. Andral donnent, suivant lui,
la raison de toutes les nuances des crachats
pneumoniques; cependant nous ne voulons pas
nous en prévaloir contre l'auteur, et l'on verra
tout à l'heure pourquoi. M. Andral aurait pu en-

core mentionner ces paroles de Stoll qu'il a également omises dans sa description : *Inter omnia hæc symptomata nullum erat, de quo magis querebantur, quàm ardor in thorace, oppressio ejusdem, et spiritûs. Fuerunt qui solummodò de angustâ respiratione, et validâ pectoris oppressione questi sunt.* (Rat. med. mart., 1776, page 7.)

Nous voulons bien, avec M. Andral, ne voir, dans la description de Stoll, que l'exposition d'un *simple catarrhe pulmonaire avec embarras gastrique et intestinal,* bien que Pinel et Bricheteau aient dit, il y a trente ans, que *Stoll avait décrit avec tant de vérité et de discernement les pleuro-pneumonies bilieuses épidémiques de 1776 et 1777.*

M. Grisolle émet la même opinion sur l'épidémie bilieuse de 1776 que M. Andral. « Il est facile de se convaincre, dit-il, que le célèbre professeur de Vienne a compris, sous la dénomination de péripneumonie bilieuse, des cas de catarrhe pulmonaire aigu, et même de simple pleurodynie. » (*Op. cit.,* p. 399.) Certes, nous ne blâmons pas ces estimables auteurs d'avoir exprimé une opinion contraire à celle d'un grand nombre d'autres médecins non moins estimables : *in dubiis libertas;* nous respectons beaucoup les opinions de ces auteurs. Mais notre respect pour ces savants eût été plus profond encore, si lcur appréciation critique avait été plus impartiale et plus équitable; et certes, elle l'eût été, s'ils s'étaient donné la peine de lire l'ouvrage de Stoll tout entier, et dans sa belle et élégante latinité. Ils n'auraient pas manqué de voir que Stoll, en 1777, mentionne d'autres épidémies de pneumonies et de pleurésies bilieuses où les crachats sanguinolents n'ont point manqué. Voici, entre autres, ce qu'il dit pour le mois de juin 1777 : *Aliquot hoc mense pleuritides et peripneumoniæ biliosæ spectabantur, et quædam earum cum* SANGUINIS È PULMONIBUS REJECTIONE.

Pleræque biliosæ febres, atque etiam illæ, quæ thoracem peculariùs invaserent CUM *et sine sanguinis sputatione, remediis solventibus, salinisque, et motá pluriès emeto-catharsi in intermittentes abiverunt.*

Mais, comme peut-être ces citations pourraient paraître un peu vagues à quelques esprits, nous allons rapporter plusieurs faits particuliers pris dans Stoll, qui feront voir d'après quelles observations le grand praticien de Vienne a fait sa description générale. Afin que le lecteur puisse en juger plus sainement, avec connaissance de cause, nous allons citer Stoll textuellement en latin. La rapide et élégante latinité de Stoll procure toujours plus de plaisir au lecteur que les pâles traductions que l'on en a faites. D'ailleurs, nous proposons aux jeunes médecins les observations de Stoll si substantielles, si claires et si précises, comme des modèles parfaits à imiter dans le genre historique ou dans l'art plus difficile qu'on ne pense de recueillir des observations ou des faits particuliers. (1)

PERIPNEUMONIA BILIOSA CUM SPUTO CRUENTO.

Josephus Trexler, annorum 28, die ultimâ maii, cùm ex opere murario præter morem incaluisset, frigidam hausit : indè rigor, quem

---

(1) Tout médecin, au moins au commencement de sa pratique, doit, comme le fait très-bien observer Monfalcon, se tracer, à l'exemple de Boerhaave, un plan invariable, pour combiner avec la pratique les études de cabinet. Au commencement de sa pratique, Boerhaave ne voyait jamais un malade sans écrire toutes les circonstances, tous les symptômes et tous les signes de la maladie, dans l'ordre qu'ils se présentaient, et il dit que cette méthode lui fut d'une utilité extrême. Elle devrait être adoptée dans tous les enseignements cliniques, au moins autant qu'elle est praticable dans les hôpitaux. Qu'il nous soit permis de rapporter ici un trait qui nous est personnel. Mon ancien condisciple et ami, le vertueux et infatigable Parent-du-Châtelet, connu par ses nombreux et utiles travaux, me voyant un jour recueillir (*) des observations au lit des malades et s'imaginant que j'avais acquis une certaine facilité dans la science difficile du diagnostic, me dit : « Mais, comment faites-vous donc pour reconnaître si prompte-

(*) C'était pendant les premières années de ce siècle, dans un des hôpitaux de Paris.

vino et pipere fugare voluit. At indè thorax si-
nister mox graviter et acutè doluit : æstus. Die
proximo , decubuit : venæ sectio : non levatur;
pectore opprimitur : multùm tussitat. Dolor
fixus circa infimam thoracis sinistri oram, la-
tiùs ad totum pectus et ad ventrem diffunditur.
Cruenta, meraca, copiosa sputat : oris amaror
et stomachi fastidium.

2 junii, spontè biliosa vomuit : non est alle-
vatus.

---

ment le caractère des maladies ? Moi , quand je veux me
mettre à écrire ou à recueillir des observations, je n'y vois
goutte ». Je lui répondis : Faites ce que vous me voyez
faire. — Je vous le répète , je n'y vois que du brouillard et
cela me rebute. — C'est égal, commencez et recommencez
toujours avec patience , la lumière viendra peu à peu. Et,
pour y mieux réussir, procédez suivant un certain ordre :
parcourez les divers systèmes organiques en commençant
ordinairement par l'appareil digestif dans les fièvres aiguës,
et puis successivement les systèmes circulatoire et respiratoire; dans les phlegmasies de poitrine, commencez par les
systèmes respiratoire et circulatoire, etc., etc. Que Parent-
du-Châtelet ait profité de la leçon ou non, la France médicale sait ce qu'il a été et ce qu'il a fait depuis. Il a laissé
son maître bien loin derrière lui.

Si un médecin ne note rien, s'il ne se rend un compte
exact de ce qu'il voit, ses succès et ses revers seront sans
fruit pour lui, et les années lui prépareront non une précieuse et vaste expérience, mais une stérile et triste routine.

3 junii, denuò suaptè et sine levamine, amara et fllava vomuit.

4 junii, ad nos delatus est. Febris valida : sputa dolorque, uti dictum : abdomen attactum refugit. Sanguis missus est ad uncias decem; crusta crassa phlogistica, ex albo flavescens, et serum viride : sed ne hilum emendatus.

5 junii, emeticum propinatum flava, et oleo veteri non absimilia, multa excussit; minor multò pectoris oppressio, lateris ac abdominis dolor exiguus : sanguinis perparùm in sputando, et pauca febris.

6 junii, nulla febris : nullum morbi vestigium.

7 junii, ex lecto surgit : et brevi pòst, valetudine confirmatá, discessit. (Ratio medendi, pars 2, p. 232. 1777.)

Est-ce là un *catarrhe pulmonaire avec embarras gastrique et intestinal?* Si une douleur de côté vive, avec crachement de sang, toux, oppression et fièvre forte, ne constituent pas une pneumonie ou pleuro-pneumonie, il n'y en aura plus jamais, et il faut rayer du cadre nosologique la pneumonie ou la pleuro-pneumonie. Mais, dira-t-on peut-être, ce n'est ici que la forme extérieure, l'apparence ou l'ombre de la pneumonie, puisque celle-ci n'a point été anatomiquement constatée par la percussion et l'auscultation. Que nous importent la percussion et l'auscultation, s'il y a douleur, crachement de sang ou crachats caractéristiques, visqueux et rouillés, toux, oppression et fièvre comme dans le cas présent? Ces symptômes sont pour nous des signes plus sûrs que ceux que pourront nous fournir la percussion et l'auscultation. D'ailleurs, nous avons déjà dit précédemment que la percussion et l'auscultation demeurent quelquefois complètement muettes en présence de la plus formelle pneumonie. Si, par hasard, chez un malade atteint de fièvre, de douleur de côté, de crachement de sang ou crachats visqueux et rouillés, de toux, d'oppression, la percussion et l'auscultation ne vous révèlent ni matité, ni râle crépitant, en conclurez-vous qu'il n'existe point ici de pneumonie, mais un simple catarrhe pulmonaire? Or, ces cas ne sont pas de pures abstractions métaphysiques, ce sont des réalités positives, puisque nous avons déjà fait observer que l'on rencontre quelquefois des pneumonies profondes, centrales ou *radicales*, c'est-à-dire qui n'occupent que le centre ou la racine des poumons, et où la percussion et l'auscultation ne vous apprennent rien du tout. « De bons observateurs, dit M. Grisolle, parmi lesquels il faut surtout compter MM. les professeurs Chomel et Andral, ont vu un assez grand nombre de malades chez lesquels il fut impossible, à aucune époque de la pneumonie et après avoir répété fréquemment l'exploration de la poitrine, de constater l'existence de la respiration tubaire ou de la crépitation. J'ai vu moi-même quatre malades chez lesquels l'auscultation, faite par M. Chomel et par moi, ainsi que par plusieurs autres personnes, et répétée au moins deux fois par jour dans tous les points de la poitrine, ne fit jamais découvrir la partie du poumon qui était phlogosé. Il fallait admettre alors que la pneumonie était centrale, et qu'elle était entourée de toutes parts par une portion de poumon tout à fait saine. » (*Op. cit.*, p. 247.) (1)

Si les choses peuvent se passer ainsi, pourquoi alors M. Grisolle reproche-t-il à M. le docteur Bonnet d'avoir cru à une pneumonie, d'après l'existence de la toux, de l'oppression, du point de côté, de crachats sanguinolents, de la fièvre?

---

(1) « Laënnec, dit Broussais, cherche le diagnostic, non pas dans les symptômes vitaux, mais dans les résultats de l'auscultation, et considère la marche des pneumonies indépendamment des moyens de l'art, c'est-à-dire d'une manière absolue.

« On sent assez combien cette méthode est vicieuse, puisque l'on ne saurait obtenir par l'auscultation que des données aproximatives sur l'espèce. Le médecin laissera donc marcher les péripneumonies, pour s'exercer, par un grand nombre d'autopsies, à les distinguer. Il ne s'agit pas de cela, mais bien de reconnaître l'irritation du poumon pour la combattre le plus tôt possible ; et l'auscultation ne vient que comme moyen subsidiaire pour s'assurer à quel degré est porté l'embarras du poumon, et se

Le tort qu'a eu M. Bonnet, aux yeux de M. Grisolle, c'est d'avoir négligé de donner les résultats fournis par la percussion et l'auscultation. Il pouvait s'en dispenser, ce nous semble, en présence de tous les symptômes pneumoniques que nous venons d'énumérer. Il est vrai, les deux observations rapportées par M. Bonnet étaient des cas de pneumonie intermittente, que M. Grisolle reconnaît positivement, puisqu'il avait dit, une demi-page plus haut, en parlant de la même maladie : « J'ai étudié la plupart de ces observations particulières, et j'ai pu me convaincre que, si on en excepte celles que MM. Delourmel, Roche et Maillot ont rapportées, et *peut-étre* aussi celles de MM. *Bonnet,* Fleury et Cazentre, toutes les autres ne sauraient être considérées

---

déterminer à une médication plus ou moins active. S'arrêter au diagnostic des degrés d'engorgement, sans y joindre l'indication des moyens qu'ils peuvent exiger, c'est manquer son but ; car c'est inspirer à ses lecteurs la curiosité des autopsies plutôt que le désir de les prévenir. » (*Examen,* t. 2.)

Il y a ici du vrai et du faux, comme dans presque tout ce qu'a écrit Broussais. Du vrai : négligence du diagnostic tiré de l'état général, du consensus pathologique et des synergies, en un mot du diagnostic médical vitaliste, intuitif ; du faux : dépréciation injuste d'un excellent moyen d'exploration pectorale, surtout lorsqu'il est combiné avec la percussion.

comme des exemples bien authentiques de pneumonies intermittentes ; car le diagnostic n'a pas été suffisamment établi. » (*Op. cit.,* p. 426 et 427.)

Ainsi, les observations de MM. Delourmel, Roche et Maillot, sont déclarées des exemples bien authentiques ; celles de M. Bonnet ne le sont que *peut-être.* C'est déjà quelque chose : et ce *peut-être* atténue beaucoup la *gravité* du reproche adressé à M. Bonnet. (Voyez le *Traité des fièvres intermittentes,* de M. Bonnet.) Revenons à Stoll.

S'il est, dans les observations de Stoll, quelques faits où il n'est point parlé d'expectoration sanguinolente proprement dite, il ne s'ensuit pas qu'il n'y eût point de pneumonie, puisque les crachats jaunes, transparents, visqueux, n'étaient point alors regardés comme rouillés et caractéristiques, mais comme purement bilieux. On sait qu'aujourd'hui tous les médecins, et en particulier M. Andral comme nous l'avons déjà vu, admettent que la teinte jaune des crachats vient ordinairement d'une certaine proportion de sang qui s'y est mêlée, fondue et combinée.

Comme un seul fait ne peut prouver suffisamment ce que l'on veut établir, nous en rapporterons encore trois autres pris dans Stoll, et où on ne verra pas plus de trace de catarrhe pulmonaire que dans la première que Stoll a qualifiée *péripneumonie bilieuse avec crachement de sang*. Celle qui va suivre maintenant, il l'a nommée *pleurésie bilieuse avec crachement de sang.*

Sartor 20 annorum, à tribus septimanis minùs appetit : os amarum.

9 junii, capite dolet, calet, sitit : dolor artuum vagus, et amaror oris.

10 junii, accessit lateris dextri pungens dolor. Alvus nulla : somnii exigui.

13 junii, omnia exacerbata : rari secessus, et difficiles : laboriosè tussitat : CRUENTA *meraca sputat.*

14 junii, omnia graviora : sputa cruenta, copiosa.

15 junii, æstus, sitis, inquies : dolent præcordia, maximè dextrorsùm.

16 junii, ad nos deportatus dictá ratione febriebat. Tussis sonora erat, et sputa non ampliùs meraca, sed mucosa, lineis tantùm sanguineis distincta. Potus ex aquá mulsá et aceto copiosus, et ad noctem emeticum. Multa glutinosa et subbiliosa revomuit. Tussis perstat quasi catarrhosa : epigastrio et latere multò mitiùs dolet. Nil sanguinei in sputis : sputa mucosa : febris pauca : sapor melior assumptorum.

18 junii, omnia multùm remiserunt : vix ulla febris.

20 junii, tussis admodùm rara : sputa pau-

cissima, mucosa; et inimpedita spiratio : facilis in omnem corporis conversio : redire et cibi desiderium, et vigor corporis cœpit.

Mitioribus salibus sepositis, rheo et amaricantibus corroboratus paucos post dies domum petiit. (Pars 2, p. 231.)

L'observation suivante est aussi intitulée : *Pleurésie bilieuse.* Elle était fort grave, non-seulement comme pleurésie bilieuse, mais à cause des accidents cholériques qui l'ont accompagnée.

Mercenarius viginti et unum annos natus, ante triennium æstate acutè ægrotabat, sanus posthàc.

Die 16 augusti, manè bihorio riguit, dein æstuavit : mox pectoris oppressione, crebrá tussi, et punctorio penes mammam sinistram ac gravi dolore corripitur : decumbere cogitur.

17 augusti, æstus, anorexia : decies spontè vomuit, amara, viridia : septies dejecit.

18. Æstus, vomitus, secessus, ut pridiè : noctes insomnes : dolor lateris et tussis incrementa capiunt : CRUENTA *sputat.*

19. Æstuas valdè : secessus frequentissimi, septeni spontanei vomitus, semper biliosi : sputa subindè cruenta.

20 augusti, febris : quater vomuit, nonies dejecit : pauca sanguinea sputavit : insomnis, et hucusquè omni remedio destitutus.

21 augusti, quo nos accessit, manè septies

vomuit : caluit valdoperè, pulsu forti, pleno, duro, accelerato : facies flavescens : lingua resiccata : spiritus difficiles : decubitus supinus, tolerabilior tamen in affectum potiùs quàm sanum latus : dolor lateris acutus, inspirando, tussiendo, et ad attactum auctus : diarrhœa : tussis plurima : vomituritio ad assumpta : SPUTA GLUTINOSA, ET VELUTI ÆRUGINE TINCTA, SAPORE AMARA, INTERMIXTIS QUIBUSDAM SANGUINEIS : *potus largi ex hordei decocto, et oximelle.*

22 augusti, oppressio, tussis, dolorque major, alvo et emesi silentibus. A meridie dato emetico vomuit amara, glutinosa, multa, modicissimè flava, cum ingenti et momentaneo levamine. Etenim nullus prorsùs lateris dolor : oppressio nulla : pauca sputa, et absque sanguine : nulla febris : lingua humida, pura : non dejecit.

Usus postmodùm remediis lenissimis, salinis, et pauco stibio ad finem mensis usque, et demùm amaricantibus contra relapsum probè communitus discessit. (Ratio med., pars 2, p. 234.)

Enfin, voici la dernière des quatre observations remarquables de Stoll, qu'il n'appelle maintenant ni péripneumonie bilieuse, ni pleurésie bilieuse, mais pleuro-pneumonie bilieuse.

Vidua 50 annorum, lotrix, à sex ferè mensibus sæpiùs repentè ortos calores queritur, sana cæterùm.

10 *novembris, horret caletque per vices. Caput temulentum : nox inquieta, insomnis : sitis : anorexia.*

11 *nov., horror calorque alternantes, validi, crebri. Decubuit. Reliqua, ut pridiè.*

12. *Omnia pejora.*

13. *Amaror oris : intensa febris : dolor punctorius ad latus thoracis dextrum, et ad infimum sternum, quasi thoracem transfigens, porrectus ad locum medium inter scapulas : leviculæ artuum omnium subindè convulsiones, dolorque per intervalla artus inferiores perstringens. Dedolatio : gravis cephalalgia; illacrimatio : cibi fastidium, et sitis. Epigastrium dolentissimum si contrectetur. Tussis multa : sputa ductilia, parca, mucosa, herbido subindè colore tincta, crocea,* CRUENTA; *lingua ex albo flavescens. Nihil hucusquè remediorum adhibebatur.*

14. *Nobis commissa est. Omnia, uti pridiè. Potui aquam, mel et acetum cum pauco sale medio dedimus.*

15. *Eadem omnia. A meridie emeto-catharticum. Vomuit bilioso-pituitosa : dejecit. Dormivit tranquillè.*

16. *Pulsus et calor naturalis : pectus bonum omninò. Cephalalgia non emendata. Vesperi frigus, calor, tussis, et sputa lenta, mucosaque rediére : rediit noctu et dolor pectoris.*

17 *nov.*, *emeticum. Vomuit pituitosa : omnia leviora, solo lateris dolore non allevato. Vesperi lateri dolenti vesicans applicatum est.*

18. *Pauca febris : dolor lateris nullus : nulla tussis.*

19. *Nulla febris ; tussis nocturna : sputa albida, ductilia. R. Ag. samb. unc.* v. *Oximellis squillit. unc. ij. tart. emet. gr. ij.* M. *pro 24 horis : omni quartá horá sextam partem hujus mixturæ sumat.*

20, 21 *nov.*, *alvus crebra : tussis rara.*

22. *Nulla tussis. Decoctum lichenis Islandici.*

23. *Surgit ex lecto. Decocto lichenis, et dein stomachicis, amaricantibus usa, perfectè convaluit, et primis decembris diebus domum petiit.* (Pars 2, p. 346.)

Voilà quelques-uns des faits sur lesquels doit être basée la description générale de la pneumonie bilieuse faite par l'illustre Stoll. Il eût fallu, ce nous semble, citer ces observations décisives, avant de proclamer solennellement que Stoll n'avait décrit *qu'un catarrhe pulmonaire avec embarras gastrique et intestinal*, ou que dans tout cela on ne voyait qu'une *simple pleurodynie*. Mais voit-on de simples pleurodynies avec une fièvre forte et des crachats sanguinolents? ceci est à l'adresse de M. Grisolle.

On a dû voir que ces quatre malades, atteints de pneumonie ou de pleurésie bilieuse avec crachement de sang, n'ont été guéris que par les seuls évacuants, émétiques ou éméto-cathartiques.

Maintenant, si les observations de Stoll ne paraissent pas assez décisives en faveur de la pneumonie bilieuse, nous allons en rapporter plusieurs autres dont le caractère et l'autorité seront péremptoires et irrécusables, en ce sens que quelques-unes d'entre elles auront été recueillies par les observateurs les plus modernes et les plus compétents, et vérifiées par la percussion et l'auscultation. Commençons par celles de Lepecq de la Clôture, qui, pour n'être pas tout à fait modernes, n'en sont pas moins d'une immense valeur pratique.

« Un homme de trente ans, d'un tempérament bilieux, après avoir commis quelques excès de table, fut pris, en sortant de dîner, d'un frisson qui dura plusieurs heures, et fut suivi de chaleur avec difficulté de respirer, douleur de côté et crachats ensanglantés. Deuxième jour, redoublement, à midi; le soir, violente céphalalgie, la douleur latérale passe dans l'épaule droite, la langue est extrêmement bilieuse, la bouche puante, de fréquentes nausées ont lieu, sueurs visqueuses pendant la nuit, qui est des plus mauvaises. Troisième jour, légère rémission, pendant laquelle on administre l'émétique, qui détermine des vomissements abondants de

matières bilieuses et glaireuses. La douleur latérale disparaît pendant le vomissement, le pouls
devient meilleur, les crachats sont plus faciles et
moins rouillés. Quatrième jour, redoublement
très-intense, mais avec moins de chaleur et d'â-
creté à la peau; pouls ondulant, précurseur
d'une sueur, qui devint bientôt générale et dura
toute la nuit; en même temps, la respiration
s'exécute facilement; les crachats sont opaques,
abondants et aisément expectorés; le pouls devient ensuite mou et comme pectoral. Cinquième
jour, peu de fièvre, légère éruption rougeâtre
sur la poitrine, deux heures de sommeil pendant
la nuit, point de redoublement marqué, aucune
douleur latérale. Septième jour, légère sueur,
expectoration facile de crachats naturels. Huitième jour, léger purgatif, convalescence.

Autre exemple : « Poussain, âgée de soixante-
cinq ans, sujette aux affections catarrhales, est
prise, à trois heures après midi, d'un violent
frisson; chaleur, douleur répondant aux côtes
asternales droites, toux, crachats muqueux,
fièvre continue.

« Deuxième jour de la maladie, paroxysme
intense, ainsi que les jours suivants.

« Quatrième jour, crachats teints de sang.

« Sixième jour, rougeur de la face, douleur
latérale pongitive, toux; pouls dur, fréquent;
soif vive, langue muqueuse, bouche amère,

constipation; le soir, après le paroxysme, pouls souple, moins fréquent; peau moite, crachats muqueux. L'émétique décide des évacuations abondantes.

« Septième jour, après le paroxysme, la rémission n'est pas aussi marquée que la veille : insomnie (boisson mucilagineuse, julep).

« Huitième jour, symptômes augmentés, amertume de la bouche, langue sèche et saburrale, constipation (boisson émétisée); quelques selles; paroxysme suivi d'une rémission bien marquée; sueur abondante pendant la nuit.

« Neuvième jour, il n'y eut qu'un seul paroxysme, ainsi que le lendemain.

« Dixième jour, les symptômes, quoique diminués, se continuent encore; le soir, deux selles spontanées; urine épaisse, copieuse.

« Onzième jour, sueur abondante, douleur de côté presque entièrement calmée, langue muqueuse, bouche amère. On prescrit un minoratif, qui est répété le dix-huitième jour : dès-lors, rien n'entrave plus la marche de la convalescence. »

Il est à remarquer que, dans ces deux observations comme dans toutes celles de Stoll, aucune saignée n'a été pratiquée et que les malades, sous l'influence des seuls évacuants, surtout de l'émétique, ont parfaitement guéri.

« Un homme de trente-quatre ans, dit M. Gendrin, avait été pris, après un excès de vin, le 22 juillet 1839, époque à laquelle toutes les maladies aiguës étaient des dyspepsies ou des fièvres assodes nidoreuses, ou participaient de l'état dyspepsique, de vomissements, de selles liquides abondantes, et d'un état général de malaise avec courbature dans les membres et douleur obtuse dans le côté gauche du thorax. Le 26 juillet, il nous présenta les symptômes suivants : la bouche était amère, la langue était couverte d'une couche saburrale épaisse et jaunâtre, l'anorexie était complète, la fièvre était modérée, la peau était cependant chaude et âcre au toucher; les conjonctives, les ailes du nez et les commissures des lèvres offraient une teinte ictérique; le ventre était indolent et sans tension dans toute son étendue; le malade avait d'assez fréquentes évacuations alvines liquides qui survenaient sans douleurs tormineuses; il éprouvait une douleur obtuse à la base de la poitrine à gauche dans les mouvements d'inspiration et d'expiration; il expectorait avec une toux rare et facile quelques crachats rouillés. Sur les deux tiers inférieurs de la base de la poitrine du côté gauche, la percussion fournissait un son mat, et l'auscultation faisait reconnaître un souffle tubaire sec évident. Nous portâmes pour diagnostic l'existence d'une fièvre dyspepsique avec pneumonie gauche. Nous prescrivîmes l'administration d'un émétique composé de vingt-quatre grains de poudre de racine d'ipécacuanha et de deux grains de tartre stibié. Ce moyen fut réitéré le lendemain. Le 28 juillet, il n'y avait plus d'amertume à la bouche, les selles liquides étaient suspendues, la teinte ictérique des conjonctives et de la face s'effaçait, la fièvre avait cessé, l'expectoration rouillée persistait, le souffle tubaire était remplacé dans une partie de son étendue par du râle crépitant. Le 30 juillet, l'appétit était rétabli, la langue était nette, l'ictère s'était effacé complètement; la sonoréité du thorax était rétablie, le poumon gauche était devenu perméable, seulement il restait à sa base quelques légères traces de râle muqueux; plus de toux ni d'expectoration. La convalescence était ainsi confirmée. » (*Médecine pratique*, t. 2, p. 625.)

Voilà encore une pneumonie bilieuse avec *matité, souffle tubaire et râle crépitant,* parfaitement guérie par les seuls vomitifs, sans saignées ni sangsues.

Voici enfin une dernière observation un peu longue, mais le haut intérêt qu'elle présente fera aisément pardonner sa prolixité.

« Un jeune homme âgé de dix-huit ans, de profession inconnue, à Paris depuis trois ans et demi, a toujours joui d'une bonne santé; il n'est pas sujet aux rhumes, n'a jamais eu d'hémoptysie; il est issu d'une mère qui a probablement succombé à la phthisie pulmonaire ; soumis à des conditions hygiéniques favorables, il fait rarement des excès. Dans la journée du 11 février, ce malade ayant le corps échauffé s'exposa à l'air froid des rues, néanmoins il n'éprouva aucun malaise, ne toussa point, et resta ainsi pendant vingt-quatre heures parfaitement bien portant. Ce fut le 12, dans la soirée, qu'il fut pris, brusquement et sans cause, d'une douleur dans le côté gauche de la poitrine avec un malaise et un brisement général. Quelque temps après, il eut un frisson violent avec claquement de dents qui dura une heure ; la toux commença dans le courant de la nuit, et il éprouva aussi quelques nausées. Le 12, il s'est levé, a essayé de travailler et de manger une soupe, mais les accidents ont continué de s'accroître ; dans la journée, il a expectoré des crachats jaunes et rouges ; il est entré à l'hôpital le 13 février, et je le vis le lendemain 14. Il est d'une constitution médiocrement forte ; le facies n'offre aucune expression particulière, les pommettes et les joues sont un peu colorées et également des deux côtés, il y a une céphalalgie frontale de médiocre intensité, le sommeil des nuits dernières a été pénible et souvent interrompu. La langue est couverte d'un enduit blanc jaunâtre, la soif est vive ; la bouche amère exhale une odeur nauséeuse, il y a des envies de vomir ; le malade a eu plusieurs vomissements de matières jaunes, amères, rendues en petite quantité, qui l'ont soulagé; il y a de temps en temps quelques renvois acides et quelques éructations. Constipation, ventre indolent et souple, sentiment de tension à l'épigastre. Crachats peu abondants, rendus facilement, blancs et visqueux pour la plupart, deux sont d'un jaune abricot. Le malade accuse une douleur qui occupe tout le côté gauche de la poitrine, du rebord costal à l'épaule; elle est plus forte dans la région mammaire, n'augmente ni par la pression ni par les mouvements qui restent libres; les battements du cœur sont intacts. La respiration est pure à droite et à gauche, en avant; quoique la percussion fasse entendre un son aussi clair qu'à droite, et que l'élasticité soit aussi parfaite que du côté opposé, cependant le bruit respiratoire y est notablement plus faible, ainsi que sur toute la partie latérale; en arrière, le son est mat dans les deux tiers inférieurs de la poitrine. Dans le cinquième inférieur, il y a absence de tout bruit pendant la respiration, tandis que lorsque le malade parle on entend de l'égophonie; au-dessus de ce point jusqu'à l'épine de l'omoplate, il existe du souffle à l'inspiration et à l'expiration, et de la crépitation un peu humide et grosse pendant la toux; la crépitation est très-nombreuse au niveau de l'épine de l'omoplate; dans la fosse sus-épineuse, la sonoréité est moins marquée et l'élasticité moindre qu'à droite; le bruit respiratoire y est très-faible. Il y a quarante respirations par minute; le pouls faible, dépressible et très-petit, donne cent vingt-huit battements réguliers; la chaleur est vive, sèche, mais sans âcreté; il y a de l'accablement et le sentiment d'une grande faiblesse; l'urine est rougeâtre et un peu trouble. On prescrit 15 centigrammes d'émétique, qui procurent cinq vomissements bilieux et un nombre égal de selles sans coliques. Dans la nuit, le malade dort, pendant plusieurs heures, d'un sommeil calme. Le 15, il y a vingt respirations, le pouls donne quatre-vingts pulsations plus amples que la veille, la chaleur est douce, le malade n'a pas sué, les crachats sont entièrement blancs, mousseux à leur surface, et peu visqueux; la douleur de côté est presque nulle, la matité qui existait en arrière a beaucoup diminué. L'égophonie, la respiration bronchique et la crépitation, n'existent plus et sont remplacés par un défaut presque complet d'expansion pulmonaire. La langue est blanche, la soif modérée, la bouche encore amère, il n'y a plus de nausées; l'appétit est nul; les urines rougeâtres et troubles précipitent abondamment par l'acide nitrique, et le précipité se redissout par la chaleur. Le malade est gai, il se sent beaucoup plus fort qu'hier (bouillon). Le 16, il y a vingt respirations et soixante pulsations; le malade s'est un peu levé, l'appétit est revenu, la bouche n'est plus amère, il y a quelques crachats muqueux, le son est un peu obscur dans le tiers inférieur seulement; le bruit respiratoire, nul dans ce point, est affaibli dans tout le côté gauche, l'urine ne donne pas de précipité (potages). Le 17, la respiration est revenue à son état normal à gauche, excepté dans le quart inférieur postérieur (un quart d'aliments). Le 19, le malade éprouve depuis ce matin une douleur en dehors du mamelon, se propageant à la base de la poitrine en arrière, augmentant par l'inspiration; la percussion est moins sonore à son niveau; le bruit respiratoire est plus faible, et on entend en outre un bruit de frottement rude à l'inspiration et à l'expiration, qui n'a cessé que le 22. Lors de sa sortie de l'hôpital, qui eut lieu le 23, la toux avait cessé, il n'y avait pas d'oppression, le son était encore un peu obscur dans le quart inférieur et postérieur, le bruit respiratoire était un peu plus faible dans ce point; il n'y avait pas de retentissement; le malade a presque toutes ses forces et a l'intention de reprendre ses occupations dès le lendemain. » (*Traité de la pneumonie,* par M. Grisolle, p. 708.)

Il est bon de faire remarquer ici dans quelles conditions l'émétique a été donné, et quel en a été l'effet immédiat. *Il y avait quarante respirations par minute, le pouls était faible, dé-*

pressible et très-petit, et donnait cent vingt-huit battements... il y avait de l'accablement et un sentiment de grande faiblesse, etc. C'est au milieu de cet appareil de symptômes formidables que l'on administre 15 centigrammes d'é-métique, et quel en est l'effet? cinq vomisse-ments bilieux et autant de selles. Dans la nuit, le malade dort, pendant plusieurs heures, d'un sommeil calme. Le lendemain, la respiration, de quarante est tombée à vingt; et le pouls, de cent vingt-huit à quatre-vingt; c'est-à-dire que le ma-lade est entré immédiatement en convalescence. On ne niera pas sans doute ici l'existence de la pneumonie, puisqu'elle avait été annoncée et constatée officiellement par la *matité thoracique, le râle crépitant, l'égophonie et la respiration bronchique.* Tout cela a été enlevé net par un seul vomitif. Si ce malade fût tombé sous le coup de la méthode *jugulante,* il eût été, sans aucun doute, promptement jugulé.

Le docteur Hellis parle aussi d'une épidémie de pneumonie bilieuse qui s'est montrée à l'Hô-tel-Dieu de Rouen, en 1824. Chez le plus grand nombre des sujets, il y avait bouche amère, lan-gue sale, saburrale; point de côté, crachats sanglants; chaleur âcre ou humide; pouls petit mou et fréquent. Le tartre stibié, donné au plus grand nombre des malades, diminuait l'oppres-sion, faisait disparaître le sang des crachats;

souvent même la douleur de côté cessait après les vomissements provoqués par l'émétique, et le pouls se dilatait. Cependant, on combattit quelquefois le point de côté par la saignée locale. Lorsque l'émétique était administré tardivement, on voyait souvent apparaître des symptômes graves, alarmants, tels que la prostration des forces, une oppression et une anxiété extrêmes, le délire, etc. Par la méthode évacuante, le docteur Hellis n'a perdu que cinq malades sur quarante-sept qui furent reçus à l'hôpital. En eût-il été de même si l'on avait eu recours aux émissions sanguines?

Quoiqu'en tout temps et en tout lieu on ait observé des épidémies, ou même des cas sporadiques de pneumonie bilieuse, il ne faut pas croire que cette maladie se rencontre très-fréquemment; et c'est précisément ce que l'on pourrait faussement se persuader, si on se laissait influencer par les assertions inexactes de M. le professeur Bouillaud. On lit dans la *Clinique* de cet auteur, t. 2, p. 138, qu'en 1836 la pneumonie avait offert la forme bilieuse chez la moitié des malades dont il avait recueilli l'histoire. Mais, quand on examine avec quelque attention les observations sur lesquelles repose l'opinion de M. Bouillaud, on ne tarde pas à se convaincre que l'auteur n'a pas une idée nette et précise de l'élément bilieux, et qu'il ignore complètement l'état gastrique, en tant qu'il est cause et principe de la pneumonie bilieuse.

Ainsi, dans l'observation première, qui est donnée comme un exemple de l'état bilieux, on voit un malade qui éprouve un peu de dévoiement et qui vomit plusieurs fois sa tisane. A son entrée à l'hôpital, il présenta une couleur jaunâtre du bas de la figure, la langue était blanche, la bouche fade; il n'y avait ni nausées, ni vomissements; l'haleine n'était point bilieuse, fétide. Dans l'observation sixième, on a constaté un vomissement bilieux au moment de l'invasion; mais, à l'époque où l'observation fut recueillie, il n'y avait ni amertume de la bouche, ni nausées, ni vomissements; on mentionne seulement le teint jaunâtre de la figure. Dans la dix-huitième observation, le malade a, le premier jour, la bouche pâteuse, sans nausées ni vomissements, la langue humide et blanche; le deuxième jour, l'haleine fétide et une coloration jaunâtre générale. La vingtième observation n'a offert qu'une simple teinte ictérique, sans autre trouble du côté des organes digestifs que la soif et l'inappétence. Enfin, les observations vingt-quatre et vingt-cinq ne présentent, pour tout symptôme de l'élément bilieux, qu'un teint jaunâtre, sans nausées ni vomissements.

Est-il logique, est-il raisonnable d'établir le diagnostic de la pneumonie bilieuse sur un ou

26

deux symptômes gastriques ou bilieux insignifiants et fugaces? Ne sait-on pas que l'invasion des maladies aiguës les plus graves, et même des pneumonies les plus inflammatoires, est souvent signalée par des vomissements bilieux. Stoll lui-même affirme que l'amertume de la bouche peut se rencontrer dans la pneumonie inflammatoire, chez des malades qui n'ont aucune affection bilieuse ou gastrique, et que même les nausées et les vomissements peuvent être excités sympathiquement par la force de la phlegmasie pulmonaire. Enfin, ne voit-on pas que M. Bouillaud confond une nuance de jaunisse avec l'élément bilieux, et qu'il regarde une pneumonie inflammatoire compliquée d'une teinte ictérique comme une pneumonie bilieuse? C'est là une erreur dangereuse, parce qu'une pareille doctrine tend à faire conclure qu'au fond il n'existe point de pneumonies bilieuses, puisque celles que l'on regarde comme telles se guérissent comme les autres par la méthode ordinaire, ou plutôt, comme de raison, par celle de M. Bouillaud, les saignées coup sur coup. Et c'est évidemment là le but du professeur de la Charité, c'est-à-dire qu'en s'appuyant sur des faits inexacts ou faux, il voudrait renverser des principes de thérapeutique consacrés par l'expérience des plus grands maîtres de l'art, parmi lesquels nous devons compter Stoll et un de nos plus célèbres compatriotes, Lepecq de la Clôture. Le médecin normand donna, avec autant de hardiesse que le médecin de Vienne, les émétiques et les purgatifs que l'on regardait alors comme meurtriers dans la pneumonie bilieuse. Il fut étonné de ses succès, et déclara hautement qu'aucun autre moyen ne pouvait réussir, et que presque tous les malades empiraient par l'effet de la saignée qu'avaient toujours soin de pratiquer ceux qui étaient les premiers appelés.

Stoll et Lepecq de la Clôture ont fait faire un progrès immense dans la thérapeutique des phlegmasies pulmonaires bilieuses, en les attaquant par les vomitifs et les purgatifs; et aujourd'hui on voudrait nous faire reculer au-delà de l'époque où ont brillé ces deux grands praticiens.

Maintenant, au point de vue de notre doctrine analytique des éléments morbides, qu'est-ce que la pneumonie bilieuse? C'est la combinaison de l'élément bilieux, sinon initial, du moins primitivement concomitant, avec l'élément inflammatoire pneumonique ou plutôt avec une véritable pneumonie à caractères anatomiques, mais subordonnée à un puissant élément bilieux. C'est donc, en définitive, une pneumonie secondaire et dépendante d'un mode d'être particulier du système gastro-hépatique. En voici les principaux symptômes.

Que la pneumonie bilieuse soit sporadique ou

épidémique, ce qui est le plus ordinaire, on la reconnaîtra facilement aux caractères suivants : douleurs vagues dans les membres, lassitude spontanée; frisson, fièvre forte, céphalalgie susorbitaire; face jaunâtre ou d'une pâleur verdâtre, pommettes un peu colorées; langue saburrale, jaunâtre; haleine fétide, bilieuse; goût amer, soif, nausées, ou vomissements bilieux; tension douloureuse à l'épigastre et aux hypochondres, diarrhée bilieuse, ou constipation; douleur de côté plus ou moins vive, fixe ou errante; oppression, respiration gênée, anxieuse, courte, accélérée; toux douloureuse et fréquente; crachats visqueux, jaunâtres, mêlés de sang; matité, râle crépitant, etc.

Voilà le tableau général de la pneumonie bilieuse, qui est une phlegmasie spéciale le plus souvent épidémique, et qui se guérit aussi par un traitement spécial. Il est peu d'anciens praticiens qui n'aient eu l'occasion de l'observer; nous-même nous en avons rencontré plusieurs épidémies pendant les hivers humides et doux, et qui n'ont été traitées que par les évacuants presque exclusivement.

§ II.

TRAITEMENT DE LA PNEUMONIE BILIEUSE.

Il s'agit seulement ici du traitement de la pneumonie bilieuse vraie, c'est-à-dire de celle où l'élément bilieux est initial ou primitivement concomitant et en même temps prédominant et indicateur. Il est évident, d'après cela, et au point de vue de notre méthode analytique des éléments, qu'il faut commencer par combattre d'abord cet élément bilieux culminant par les évacuants supérieurs ou les vomitifs.

Si néanmoins l'élément inflammatoire, par quelque circonstance constitutionnelle ou individuelle, était fortement prononcé ou dominait l'élément bilieux, ou même seulement l'égalait en intensité, il serait nécessaire de le combattre avant l'élément bilieux; car, comme nous l'avons déjà dit, l'élément inflammatoire doit toujours être attaqué en premier lieu, si toutefois la faiblesse du malade ne s'y oppose pas. Cette nécessité de la médication antiphlogistique se présente bien plus souvent dans les cas sporadiques que dans les épidémies de pneumonies bilieuses. Ce sont ces cas sporadiques, que M. Grisolle appelle improprement *pneumonies bilieuses inflamma-*

toires (1), qui réclament en effet l'emploi modéré des émissions sanguines. « Dans cette forme, dit cet auteur, le pouls est fort, la chaleur élevée; enfin il y a tous les symptômes d'un appareil fébrile intense. Ici les phénomènes inflammatoires prédominent; les troubles du côté des organes digestifs ne sont qu'accessoires, parfois même ils sont purement sympathiques et ne réclament aucun traitement spécial. » (*Op. cit.*, p. 705.)

Ce ne sont donc point ici des pneumonies bilieuses vraies, mais simplement des pneumonies ordinaires qui se sont compliquées de quelques symptômes bilieux, ou qui même les ont excités sympathiquement. Les paroles suivantes de M. Grisolle confirment la vérité de cette assertion. « J'ai vu, chez un malade, qu'au fur et à mesure qu'on répétait la saignée, non-seulement les symptômes thoraciques étaient enrayés dans leur marche, mais j'observais en outre une diminution notable dans les phénomènes bilieux. Ce fait, déjà noté par Stoll, doit faire supposer que les troubles des organes digestifs et de l'appareil biliaire sont purement sympathiques de l'état fébrile, et l'on peut alors s'abstenir d'administrer les évacuants; les purgatifs seuls peuvent être

---

(1) Cette dénomination implique contradiction dans les termes.

employés, mais dans le but seulement d'opérer une médication révulsive. » (P. 705.)

Mais alors qu'est devenue la pneumonie bilieuse, si les symptômes bilieux ne sont qu'accessoires ou sympathiques, s'ils disparaissent sous l'influence des saignées et ne réclament aucune médication spéciale, si ce n'est peut-être une médication purement révulsive? Ce n'est pas par les saignées que l'on dissipe l'élément bilieux dans les vraies pneumonies bilieuses; au contraire, on le convertit promptement en élément adynamique ou typhoïde, parce qu'enfin les émissions sanguines ne sont pas le remède approprié aux pneumonies bilieuses, surtout épidémiques.

Bianchi, dans l'épidémie bilieuse qu'il a décrite en 1709, fait avec discernement, à chacun des éléments bilieux et inflammatoire, sa part d'influence et de valeur indicatrice. « Dans la pleurésie bilieuse, dit-il, il fallait saigner au début, si l'expectoration était difficile; si la fièvre, la douleur et l'oppression étaient considérables; si la maladie affectait des sujets jeunes et d'une forte constitution, et si l'agitation générale était considérable. Mais, toutes les fois que la totalité ou la plupart de ces symptômes n'existaient pas, surtout si le gonflement du ventre avait précédé ou se montrait à l'invasion de la maladie, il ne fallait pas saigner; car, malgré l'acuité de cette pleurésie bilieuse, l'expérience nous a appris que par suite de ce moyen les malades tombaient subitement dans un état de prostration, auquel ils succombaient du septième au neuvième jour. »

La phrase suivante de Bianchi doit fixer un instant notre attention : « *Surtout, si le gonflement du ventre avait précédé ou se montrait à l'invasion de la maladie, il ne fallait pas saigner* ». Ce gonflement du ventre, dans une épidémie de pleurésie ou pneumonie bilieuse, signifie, dans le langage de l'auteur, la tension de l'épigastre et des hypochondres, c'est-à-dire l'élément gastrique ou gastro-intestinal. Notez de plus qu'il dit *si ce gonflement avait précédé la maladie ou s'il s'était montré à son invasion,* c'est-à-dire si l'élément bilieux avait été initial ou primitivement concomitant, ce qui est précisément le caractère de la vraie pneumonie bilieuse, comme nous l'avons montré précédemment.

« La pleurésie, dit Baglivi, doit être quelquefois guérie, même dans son début, non en ayant égard à ses caractères d'inflammation, mais en tenant compte de la matière morbifique accumulée en grande quantité dans les premières voies, et produisant immédiatement la pleurésie et l'entretenant incessamment. » (*Op. omnia, app. de pleurit.*) Ces mots : *la matière morbifique... produisant immédiatement la pleurésie,* marquent ici clairement l'antériorité de la cause gastrique, c'est-à-dire l'élément bilieux initial ou primitivement concomitant, caractère essentiel, nous le répétons, de la pneumonie bilieuse.

« Nous ne sommes pas les seuls, dit le célèbre Pierre Frank, qui ayons observé des péripneumonies épidémiques accompagnées de tout l'appareil des symptômes gastriques, et dans lesquelles les évacuations sanguines réitérées ou trop abondantes étaient éminemment nuisibles, tandis que la guérison suivait de très-près les émétiques ou les purgatifs, précédés d'une ou de deux saignées. On se hâte trop de conclure de la couleur jaune ou verdâtre des crachats à la nature bilieuse de la péripneumonie (1) : tout ce qui est jaune n'atteste pas la présence de la bile. Mais, lorsque le génie de la constitution annuelle favorise spécialement les affections gastriques, que les symptômes bilieux sont très-prononcés et constants, que la plupart des malades sont soulagés par un vomissement spontané, par une diarrhée bilieuse; dans ce cas, il ne reste aucun doute sur l'origine consensuelle et symptômatique de la péripneumonie, et le mauvais effet des saignées confirme le diagnostic. » (*Epitome de*

---

(1) Jean-Pierre Frank a, sur ce point, le mérite de la priorité sur M. le professeur Andral.

curandis hominum morbis. Trad. du docteur
Goudareau, t. 1, p. 162.)

D'un autre côté, Hufeland, car, sur les grandes vérités pratiques, il y a toujours unanimité
de sentiment parmi les grands médecins, Hufeland affirme « qu'il y a des cas dans lesquels
l'affection pulmonaire n'est point une véritable
inflammation, mais seulement une affection consensuelle de la congestion, ou une simple irritation érysipélateuse des organes thoraciques (1),
occasionnée par une accumulation de matières,
ordinairement bilieuses, ou dans l'estomac, ou
dans le système biliaire. Le traitement antiphlogistique pur, les émissions sanguines surtout, ne
sont alors d'aucun secours, et produisent même
le plus grand mal. On juge qu'il s'agit d'une circonstance de ce genre lorsque le malade éprouve
bien un violent point de côté, une oppression de
poitrine des plus fortes, mais que son pouls n'a
ni la dureté, ni la plénitude inflammatoire, qu'il
est fréquent à la vérité, mais mou, et que les
signes de l'accumulation gastrique ont un rapport manifeste avec l'affection de poitrine.

---

(1) Ceci ne nous paraît pas exact; car nous avons vu plus
haut que, dans la véritable pneumonie bilieuse, les caractères anatomiques de la phlegmasie parenchymateuse des
poumons ont été constatés par la percussion et l'auscultation.

« Le traitement doit alors être dirigé, non vers le système pulmonaire et sanguin, mais vers le système gastrique. Deux cas peuvent avoir lieu.

« Ou il existe alors en même temps tous les signes de la plus forte turgescence gastrique, langue chargée d'un enduit épais et pâteux, amertume, goût de pourri dans la bouche, nausées, envies de vomir, ou vomissements, mal de tête, souvent aussi une teinte jaunâtre à la face, spécialement autour de la bouche. De suite, on donne le tartre émétique, jusqu'à ce qu'il ait provoqué des vomissements suffisants ; le malade rend une grande quantité de bile, souvent on voit cesser tout à coup le violent point de côté et les autres symptômes de l'inflammation, et un purgatif rafraîchissant termine le traitement.

« Ou bien il y a des saburres gastriques, mais en même temps le pouls est dur et plein, le visage rouge, la constitution pléthorique. On doit commencer par saigner du bras, puis on donne le tartre émétique jusqu'à ce que le vomissement survienne, et on administre ensuite des purgatifs rafraîchissants. Si l'indication se représente, on répète le vomitif. » (*Manuel de médecine pratique,* p. 154.)

On voit qu'ici la pratique de Pierre Frank (et son fils Joseph n'en a pas d'autre) et de Hufeland est, en tout point, conforme à celle de Stoll et de tous les grands épidémistes du dernier siècle, tels que Tissot, Finke, Lepecq de la Clôture, etc.

Bianchi traita aussi par les vomitifs une pneumonie ou pleurésie bilieuse qui régnait épidémiquement à Turin en 1721.

De même, les médecins d'Édimbourg faisaient vomir avec le plus grand avantage les malades atteints de pleurésie ou de pneumonie bilieuse, dans l'épidémie de 1736.

Mais c'est surtout dans l'épidémie des pneumonies bilieuses qui régna à Lausane, en 1753, et qui fut si bien décrite par Tissot, que l'on constate les bons effets des médications vomitives et les résultats funestes des saignées. « Tous ceux, dit-il, auxquels on pratiqua la saignée périrent; j'en ai traité plusieurs et je les ai guéris tous sans pratiquer de saignées. Plusieurs malades, parmi lesquels il s'en est trouvé quelques-uns que je n'ai vus qu'à la fin de la maladie, furent saignés; l'oppression devint des plus difficiles et ils tombèrent dans le délire; j'en ai trouvé qui avaient la respiration très-rapide et très-courte, avec un délire intense, le pouls petit, très-vite, très-fréquent et dur. La véritable méthode de traitement consistait à administrer d'abord un émétique en lavage, à donner de fréquents lavements, et à faire boire en grande quantité des diurétiques acides, et à faire respirer fréquemment des vapeurs acétiques. » Dans l'année suivante, 1754, Tissot remarqua de nouveau « que tous ceux qui eurent la péripneumonie bilieuse et chez lesquels la saignée fut réitérée, périrent. Plus on tirait de sang et plus la fréquence et la faiblesse du pouls devenaient prononcées, le poumon s'engorgeait enfin en totalité. Après chaque saignée, la respiration devenait plus difficile, le cerveau s'affectait et le malade dépérissait ». (*Feb. bil. Laus.,* p. 103 et 121.)

Quant aux phlegmasies pulmonaires que l'on a observées dans l'épidémie bilieuse de Tecklembourg, voici ce que rapporte Finke : « Dans les cas les plus intenses, il suffisait de tirer dix onces de sang; le pouls devenait mou, petit et même faible. Si l'on tirait plus de sang, on diminuait les forces des malades plutôt que l'intensité de la maladie; je l'ai même remarqué, ajoute Finke, dernièrement chez un de mes parents : on lui fit, en mon absence et à mon insu, une deuxième saignée; la douleur qui avait cessé reparut, et il tomba dans une anxiété et une difficulté de respirer, qui devinrent telles qu'il était couvert de sueur froide et qu'il ne pouvait respirer que la tête élevée; les digestifs et les laxatifs le rétablirent ensuite. » (*De morb. bil.,* p. 85, citation de M. Gendrin.)

Dans une fièvre bilieuse épidémique rapportée par Haller, on remarquait souvent la pleurésie comme épiphénomène grave. La saignée était toujours pernicieuse. Les purgatifs, la crême de tartre et les tamarins, furent à peu près les seuls remèdes convenables.

Qu'on aille, après cela, traiter ces pneumonies et pleurésies bilieuses avec la méthode des saignées coup sur coup du professeur Bouillaud, et on obtiendra de fameux résultats! Si une telle méthode, dans un temps d'épidémie de pneumonie bilieuse, pouvait prévaloir, ce serait une vraie calamité publique.

§ III.

Il nous reste encore à dire quelques mots sur la pneumonie ordinaire inflammatoire, qui se complique de quelques symptômes bilieux, et que beaucoup de médecins, entre autres M. Bouillaud, regardent à tort comme des pneumonies bilieuses. Cependant, à l'aide des principes formulés au commencement de ce chapitre, il est fort aisé d'éviter cette grave erreur. On doit se rappeler que nous avons dit que la vraie pneumonie bilieuse est une maladie spéciale, surtout lorsqu'elle règne épidémiquement, et qu'alors on la reconnaît aisément à un caractère extérieur très-important, savoir à l'élément bilieux initial ou primitivement concomitant et dominant. Ce principe de diagnostic trouve également

son application dans la pneumonie bilieuse sporadique.

Mais il est aussi bien des pneumonies vraies
et essentiellement inflammatoires, qui présentent quelques symptômes bilieux, même quelquefois assez notables, mais qui ne peuvent former qu'un élément bilieux secondaire non indicateur, au moins dès le début. Cet élément ne
pourra fournir une indication évacuante qu'à
une période plus ou moins avancée de la maladie; quelquefois il se dissipera par la seule
méthode antiphlogistique, alors, par exemple,
qu'il est purement sympathique; d'autres fois il
sera emporté par la marche seule de la maladie.

J. Frank dit positivement que souvent les
pneumonies très-inflammatoires s'accompagnent
d'un appareil de symptômes gastriques et surtout de vomissements bilieux très - fatigants;
nous avons déjà fait cette remarque précédemment, et nous y ajoutons ici que, dans ces cas,
l'élément inflammatoire est initial et dominant :
et cela doit être nécessairement toutes les fois
que l'élément gastrique est purement sympathique, c'est-à-dire excité accidentellement par la
phlegmasie pulmonaire. « Stoll lui-même, dit
M. Grisolle, ce grand praticien, accusé par
ceux-là seuls qui ne l'ont jamais lu de n'avoir
vu partout que des effets de la bile, a au contraire longuement insisté pour apprendre aux

autres à distinguer les pneumonies et les pleurésies *bilieuses*, des pneumonies et des pleurésies *inflammatoires;* car cette distinction importait beaucoup pour sa thérapeutique qui, quoi qu'on en ait dit, était loin d'être exclusive. » (*Op. cit.*, p. 402). M. Grisolle, qui n'est pas de ceux qui n'ont jamais lu Stoll, aurait pu citer un passage de ce grand praticien qui eût puissamment appuyé sa juste assertion : nous allons y suppléer.

Circà initium mensis (nov. 1778), *aliquot pleuritides curabamus.*

Sputa cruenta; dolor initio exiguam lateris plagam, deindè verò diffusus latissimam occupavit. Sputa tenacia, pendula, multa, lineis cruentis distincta, subindè herbacea, porracea, crusta in educto sanguine crassa, tenax, virescens, flava, diffusa, non fimbriata. Os omnibus amarum. Omnibus vomitio adfuit spontanea biliosa assumtorum : alvi ressicatæ : lingua sordida, albida : os quasi spuma soluti agitatique saponis plenum. Febres intensæ, et insigniore quotidiè accessione notatæ; calor digitos tangentium urens, urinæ mox initio morbi hypostasin furfuraceam, lateritiam habuére.

Qui ne croirait reconnaître ici une belle pneumonie bilieuse? Il ne faudrait pas pour cela le tiers de ces symptômes à M. Bouillaud, par exemple, pour en faire une pneumonie gastrique.

Quant à Stoll lui-même, rien n'est plus loin de son esprit qu'une telle pensée. Qui pourra le croire? Stoll regarde ces pneumonies ou pleurésies, car ces deux mots sont toujours synonymes dans le langage des anciens, comme vraies, inflammatoires, et nullement bilieuses, malgré les nombreux symptômes bilieux suivants : *Os omnibus amarum, omnibus vomitio adfuit spontanea biliosa assumtorum : alvi resiccatæ; lingua sordida, albida; os quasi spumá soluti agitatique saponis plenum.....; calor digitos tangentium urens.*

Voilà pourtant, malgré cet appareil bilieux, une pneumonie purement inflammatoire, compliquée d'un élément bilieux secondaire non actuellement indicateur : et c'est Stoll lui-même qui nous le déclare par ces paroles :

Erant pleuritides veræ, inflammatoriæ, verùm aliquá labe biliosá contaminatæ. Phlebotomiæ et usus emollientium morbum levárunt, fregerunt. Attamen serò tandem, morbo nempè provecto, et inflammatione fractá, bilioso autem vitio insurgente, vomitio arte concitata mirificè juvit.

Un point important qu'il faut faire remarquer dans ce passage de Stoll, c'est que l'élément bilieux n'était point initial et dominant, ou primitivement concomitant, parce qu'ici il n'y avait point de pneumonie ou de pleurésie bilieuse; la

27

pneumonie était inflammatoire, aussi l'élément inflammatoire a été initial et dominant. De là le grand succès des saignées. Mais les émissions sanguines n'ont pas abattu l'élément bilieux qui n'était point sympathique; il a fallu l'attaquer plus tard, lorsqu'il est devenu indicateur à son tour, par un vomitif qui, comme dit Stoll, a merveilleusement aidé; *mirificè juvit*. Nous autres, Français, praticiens vulgaires dans la thérapeutique des maladies de poitrine avec crachement de sang, douleur de poitrine, etc., nous n'aurions probablement pas donné ici de vomitif, mais plutôt (en supposant toutefois que la pensée d'évacuer nous fût advenue) quelque laxatif doux, comme huile de ricin, eau de Sedlitz, etc. Cependant, ce n'est pas tout à fait une chose indifférente; le purgatif ne remplace pas toujours le vomitif, même à une époque avancée de la maladie. En voici un exemple remarquable :

« J'ai vu, dit M. Grisolle, une femme de cinquante-un ans, qui était affectée d'une pneumonie bilieuse de médiocre intensité (1); une

---

(1) Il est probable que cette pneumonie, dite ici *bilieuse,* était moins une pneumonie bilieuse vraie, qu'une pneumonie inflammatoire compliquée d'un élément bilieux secondaire non encore indicateur. L'élément inflammatoire dominant, puisqu'on a commencé le traitement par les

saignée de 400 grammes et une application de vingt sangsues avaient procuré un amendement notable : la fièvre avait un peu diminué, quoique l'expectoration et les phénomènes stéthoscopiques n'indiquassent aucune diminution dans l'engorgement pulmonaire; les signes d'embarras gastrique et intestinal étaient restés les mêmes pendant trois jours; l'état de la malade était stationnaire; un laxatif, qui fut administré et qui procura neuf selles assez abondantes, n'apporta aucune modification bien importante dans l'état général et local. Ce fut alors seulement qu'un éméto-cathartique fut administré; l'amélioration fut tellement prompte et en même temps complète, que dès le lendemain le pouls était tombé de cent à soixante-quatre, la respiration de trente-deux à vingt, la chaleur était douce, les crachats entièrement blancs, mais encore un peu visqueux; le souffle avait cessé et avait été remplacé par une crépitation peu abondante et un commencement d'expansion vésiculaire; enfin, les forces qui étaient anéanties la veille,

---

saignées, et surtout le bon effet de celles-ci, autorisent cette conjecture. Ce serait donc la pneumonie inflammatoire ordinaire, plus quelques symptômes bilieux, que M. Grisolle appelle improprement *pneumonie bilieuse inflammatoire,* comme nous l'avons déjà fait remarquer plus haut.

étaient revenues, la malade avait l'aspect de la santé. » (P. 706.)

Voici, sur la matière qui nous occupe, un passage très-exact de M. Andral :

« Souvent on a donné le nom de pneumonie bilieuse à une véritable inflammation des poumons, parce qu'on observait quelques symptômes d'embarras gastrique, et surtout parce que les crachats offraient une teinte jaune qu'on attribuait à la bile, et qui n'est évidemment que le résultat du mélange intime du mucus et du sang dans de certaines proportions. Dans ce cas, l'emploi des évacuants ne doit être que très-secondaire, et c'est par de larges émissions sanguines qu'il faut combattre la phlegmasie pulmonaire, quelque prononcée que paraisse être la complication dite bilieuse. Plusieurs malades nous ont présenté, avec une véritable pneumonie, cette complication bilieuse, annoncée par la teinte jaune de la face, l'amertume de la bouche, l'enduit épais de la langue, les nausées, les rapports, la pesanteur épigastrique, etc. L'émétique a diminué chez quelques-uns le trouble des fonctions digestives; jamais il n'a fait disparaître les symptômes de pneumonies, qui n'ont cédé qu'aux saignées. » (*Op. cit.,* p. 556, 3e édit.)

Voici un fait qui prouve parfaitement la vérité et la justesse du principe que l'on vient de formuler : « Un maçon, âgé de vingt-ans, entra à l'hôpital au quatrième jour d'une pneumonie bilieuse inflammatoire (1). Sans tenir compte de la chaleur vive de la peau, de l'état du pouls qui battait cent huit fois par minute, et qui était assez fort et assez résistant, on administra 15 centigrammes d'émétique, qui procurèrent des vomissements copieux sans amener de selles. Le lendemain, le malaise était plus grand, la chaleur plus élevée, le pouls donnait cent vingt battements, le point de côté était augmenté, la respiration bronchique était plus rude et occupait un plus grand espace, enfin les symptômes gastriques étaient seulement diminués. Une saignée fut prescrite aussitôt, on la renouvela le soir et le lendemain matin; ce traitement eut pour résultat de faire retomber le pouls à cent huit pulsations, de faire cesser la douleur de côté, et de circonscrire la pneumonie. Mais les symptômes d'embarras gastrique et intestinal persistant à peu près au même degré qu'au premier jour, un éméto-cathartique fut encore administré, et, dès le lendemain, le souffle était mêlé à la crépitation, le pouls était descendu à quatre-vingt-quatre; enfin, deux jours après,

---

(1) Encore une fois, il fallait dire tout simplement : pneumonie inflammatoire compliquée d'un élément bilieux secondaire; il n'y a point ici de pneumonie bilieuse, qui est une maladie spéciale.

le malade digérait des potages, et le troisième jour on put lui accorder des aliments solides. » (*Op. cit.*, p. 707.)

M. Grisolle, à l'occasion de cette observation, dit qu'il pense, avec J. Frank et beaucoup d'autres auteurs, qu'il y a fort peu de pneumonies bilieuses, surtout sporadiques (ce qui est déjà un bon tempérament), dans le traitement desquelles les saignées générales et locales soient formellement contr'indiquées, surtout dès le début. Nous pensons, nous, que c'est justement le contraire de cette proposition, qui est la vérité, c'est-à-dire que nous sommes convaincu qu'il y a fort peu de pneumonies bilieuses, surtout épidémiques, dans le traitement desquelles les saignées ne soient formellement contr'indiquées. Allez donc saigner dans ces épidémies de pneumonies bilieuses rapportées par Baillou, Lepecq de la Clôture, Stoll, et tant d'autres que nous avons précédemment mentionnées, et vous en verrez de beaux résultats. Ici, comme dans la fièvre typhoïde, les erreurs de thérapeutique ne proviennent que des erreurs de diagnostic. On confond les pneumonies bilieuses vraies, maladie spécifique ou du moins spéciale, avec les pneumonies inflammatoires compliquées d'un élément bilieux secondaire. *Indè mali labes.*

Toutes ces réflexions sont encore confirmées par de nouvelles observations faites par Stoll en

octobre 1777. Voici comme il les résume : *Pleu-
ritis ea erat inflammatorio-biliosa, dolore latè
diffuso, atque à summâ claviculâ decurrente
ad ossis ilei cristam usque. Plerùmque cruenta
sputabant, æstuantes, pulsibus plenis, elatis,
quive digitum exploratorem instar vibrantis
chordæ ferirent, ore mucoso, et amaro, ac car-
dialgiâ. Sanguinem cum emolumento miserunt,
aut absque saltem detrimento, priùsquam ad
nos deportarentur. Multo potu refrigerante, le-
viterque salito, et densiùs ingesto tandem eme-
to-catharsim fecimus, mox allevantem.*

*Subindè præmitti emetico phlebotomia de-
buit, aut subjungi, aut utrumque hoc genus
præsidiorum alternis vicibus adplicari....*

*Morbo jam inclinato, ventrem modicè pro-
fluere multùm profuit.*

Dans cette pneumonie inflammatoire compliquée de l'élément bilieux (notez bien que nous
ne disons pas *pneumonie bilieuse*), les saignées
ont été utiles, et cela devait être, puisque l'élément inflammatoire avait été initial et dominant,
élément initial auquel s'est associé consécutivement l'élément bilieux ou gastrique. C'est ainsi
que se développent les pneumonies inflammatoires avec élément bilieux, ou, si l'on veut, les
pneumonies inflammatoires bilieuses. Les pneumonies bilieuses suivent, dans leur génération et
dans leur développement, une marche inverse :

c'est l'élément bilieux qui est dominant et initial, ou primitivement concomitant. Ces principes doivent servir de base au traitement de la pneumonie bilieuse vraie et de la pneumonie inflammatoire bilieuse. A ce sujet, M. le docteur Gendrin fait observer que Stoll avait recours à la saignée lorsque les symptômes inflammatoires avaient une grande intensité, et quand les malades étaient jeunes, d'une forte constitution et pléthoriques. Nous ajoutons à cette réflexion ce que Stoll dit en parlant des pleurésies inflammatoires bilieuses qu'il avait observées en décembre 1777. *Necessum fuerat repetitìm sanguinem educere, et dein emesi, aut emeto-catharsi ventrem repurgare. Subindè utroque auxilio, emesi et phlebotomiá, alternis vicibus utebamur.*

Missione sanguinis repetitá, rariùs peccabatur, etsi, quousque illa iterari debuerit, difficillimum fuerit determinatu....

Sed etiam emeticum nocuit æquo citiùs propinatum, et sanguine priùs non detracto. Indagare opportuerat, an inflammatio prævaleat bilioso vitio, an verò hoc illam superet, et quæ utriusque sit, atque undenam celerior pernicies instet.

Stoll parle ici bien haut en faveur des saignées et des saignées répétées, *repetitìm sanguinem educere :* et en même temps il blâme l'usage intempestif de l'émétique, c'est-à-dire quand on l'administre avant la saignée, lorsque l'élément inflammatoire est dominant. Il a même ailleurs formulé l'aphorisme suivant contre le faux élément bilieux : *Cautus sis in emeticis, et purgantibus propinandis et iterandis ne signa saburræ fallaciora habeas pro veris.*

Si maintenant l'on ose objecter que Stoll n'a vu partout que des maladies bilieuses, nous répondrons que le reproche est évidemment injuste et même absurde. Après l'extinction de la constitution bilieuse stationnaire de 1776, 77 et 78, n'a-t-on pas vu lui succéder la constitution inflammatoire également stationnaire pendant plusieurs années, surtout en 1779 et 1780? C'est alors que Stoll, à l'exemple de Sydenham, a modifié ses méthodes de traitement pour les approprier au caractère et au génie de la nouvelle constitution : alors il remplaça l'émétique par la saignée. Sydenham nous apprend que la constitution médicale de Londres fut successivement, de 1661 à 1672, quatre ans bilieuse, quatre ans inflammatoire, et trois ans inflammatoire-bilieuse. Mais s'ensuit-il de là que Stoll, en 1776, 77 et 78, n'employât que les vomitifs dans toutes les maladies aiguës, sans jamais recourir à la saignée? Nullement; nous venons de le voir. Voyez et admirez la sagesse de sa conduite dans les divers passages que nous avons rapportés au sujet de la saignée dans les phlegmasies de poitrine combinées avec l'élément bilieux. Stoll savait donc parfaitement, comme Sydenham, changer, varier et modifier sa thérapeutique, suivant les constitutions atmosphériques, les constitutions médicales, les épidémies régnantes annuelles ou stationnaires. Mais, à l'heure qu'il est, on ne croit plus aux constitutions médicales, et, comme nous l'avons déjà dit, *on a changé tout cela.*

Enfin, pour en revenir au célèbre praticien de Vienne, nous le disons hautement et hardiment, tous ceux qui s'élèvent si témérairement contre Stoll ne l'ont jamais lu ou ne l'ont jamais compris. Il ne suffit pas de crier stupidement contre ce qu'on appelle sa *polycholie,* et d'être les aveugles échos de Broussais et d'autres célébrités encore vivantes; il faut prouver, par des faits, que Stoll s'est abusé, non dans la conception de ses théories, mais dans la réalité de sa pratique; et c'est ce qu'on ne fera jamais, nous en défions qui que ce soit.

Nous soutenons enfin que celui qui comprend toutes les profondeurs du grand médecin de Vienne et qui possède l'esprit de sa haute pratique, est nécessairement un bon médecin. Lisez donc Stoll, et relisez-le sans cesse; mais lisez-le dans sa belle et élégante latinité.

Tout à l'heure, nous disions que nous sommes généralement trop timides dans l'emploi des vo-

mitifs en présence d'un élément bilieux dominant combiné avec des affections de poitrine,
crachement de sang, etc. Les bons observateurs,
dit Stoll, savent très-bien qu'il y a des hémoptysies bilieuses, et qu'elles sont très-fréquentes
dans certains étés.... Quelquefois, sans fièvre,
du moins manifeste, les malades crachent abondamment du sang tout pur, et ils présentent en
même temps les signes d'un embarras de bile
dans les premières voies. C'est un point, ajoute
Stoll, qui doit fixer l'attention des médecins; car
ces sortes d'hémoptysies repoussent absolument
la méthode ordinaire, c'est-à-dire les saignées
répétées. Et que peut-on avoir à craindre en administrant un vomitif, quand l'élément bilieux
est initial et dominant, même en présence des
plus graves symptômes pectoraux, comme douleur vive, crachement de sang, etc.? N'observe-
t-on pas tous les jours des vomissements déter-
minés par la potion stibiée dans la méthode rasorienne? Et quel mal en résulte-t-il? aucun,
évidemment. Voici du reste quelques exemples
qui prouvent l'innocuité des vomitifs dans les hémoptysies *bilieuses,* ou qui se rattachent à un
élément bilieux ou gastrique.

Je me rappelle avec joie, dit Stoll, le cas d'un
jeune Turc atteint d'une fièvre bilieuse et d'une
hémoptysie considérable. Les assistants, stupé-
faits de m'entendre prescrire un vomitif *illicò* et

au moment même où le malade crachait le sang
en abondance, me regardaient comme un homme
en délire, *quasi aliena loquentem :* ils s'atten-
daient bien, dit Stoll, à voir le pauvre malade
rendre incessamment l'âme avec la bile : *Quis
foret rerum exitus, clàm avidissimè expecta-
bant, haud clementiùs fortè actum iri cum
ægro rati, quàm ut purpuream unà cum bile
animam evomat.* Il en résulta tout le contraire :
le malade vomit beaucoup de bile huileuse; il ne
reparut plus un filet de sang, et la fièvre cessa :
*Et sanguinis ne stria comparuit, jugulata fe-
bre.* (Ratio med., pars 2, p. 236.) — On trouve,
dans la *Thérapeutique* de MM. Trousseau et
Pidoux, un cas d'hémoptysie chronique arrêté
subitement par l'ipécacuanha. « Nous nous rap-
pelons, disent les auteurs, une femme qui avait
presque tous les jours des hémoptysies depuis
plus de dix-huit mois. Chez elle, tous les moyens
connus avaient été vainement essayés; nous lui
administrâmes l'ipécacuanha, et le crachement
de sang cessa pendant près de trois mois. » (T. 1,
p. 663.) En 1771, Barthez, appelé auprès du
comte de Périgord, atteint d'une hémoptysie,
regarda la maladie comme le résultat d'un élément gastrique, et prescrivit, malgré l'avis de
plusieurs médecins consultants qui opinaient
pour la saignée, l'administration d'un vomitif.
L'hémoptysie cessa avec l'affection gastrique.

Un mot sur la méthode de Rivière, en confirmation de ce qui précède. On sait qu'elle consistait à faire vomir, tous les deux jours, les malades atteints de pneumonie ordinaire ou inflammatoire. L'école de Montpellier a long-temps employé cette méthode. Bordeu, dans ses *Recherches sur le système muqueux*, en parle assez longuement : il cite particulièrement Sérane et son père, Antoine Bordeu, qui guérissaient habituellement, dit-il, un grand nombre de pneumonies intenses avec l'émétique donné comme vomitif, avant ou après une première saignée. Quelle fut ma surprise, ajoute Bordeu, lorsque je vis, pour la première fois, rendre par le vomissement beaucoup de matière verte, glaireuse, et après cela le point de côté et le crachement de sang disparaître, et le malade guérir comme d'un rhume ordinaire. Il me serait impossible, ajoute-t-il encore, de compter le nombre des cas où j'ai vu réussir cette pratique; je l'ai tant répétée, et tant d'autres l'ont répétée avant moi, etc.

S'il était impossible à Bordeu de dire le nombre des cas de guérison par l'émétique, il ne lui eût point été impossible sans doute de rapporter quelques faits détaillés en faveur de sa méthode; c'eût été à la fois et plus utile à la science et plus digne de la grande réputation de ce grand médecin. — Laënnec nous apprend aussi que Dumangin, ancien médecin de la Charité, employait toujours la méthode de Rivière, que presque jamais il n'y joignait l'emploi de la saignée, et que sa pratique paraissait tout aussi heureuse que celle de Corvisart, qui saignait beaucoup dans la pneumonie inflammatoire. Mais quelle méthode ou quelle pratique n'obtient pas des succès dans les hôpitaux? On y justifie souvent, à l'aide de chiffres, toutes les méthodes et toutes les pratiques. Quoi qu'il en soit, la méthode de Rivière est aujourd'hui généralement réprouvée, et elle mérite de l'être. Stoll lui-même l'avait déjà condamnée, il y a plus de 70 ans. Mais elle est du moins toujours une preuve que l'émétique a souvent été donné impunément comme vomitif dans les pneumonies inflammatoires; et d'ailleurs la méthode rasorienne prouve tous les jours surabondamment que les vomissements ne nuisent pas dans le traitement de ces sortes de pneumonies.

CHAPITRE III.

PNEUMONIE ADYNAMIQUE, ATAXIQUE, TYPHOÏDE, OU NERVEUSE DE QUELQUES AUTEURS, ENTRE AUTRES DE PIERRE FRANK.

§ I.

Nous comprenons, sous cette dénomination complexe et générale, toutes les pneumonies très-graves sporadiques et surtout épidémiques, qui n'ont point été, ou du moins qui ne sont plus actuellement inflammatoires ou bilieuses; ou, en d'autres termes, qui ont débuté par l'élément adynamique, ataxique, ou typhoïde. Ainsi, dans la pneumonie adynamique ou typhoïde épidémique, un des caractères principaux qui la révèle, c'est l'élément adynamique initial dominant ou primitivement concomitant. Or, c'est justement aussi ce que nous avons observé pour l'élément bilieux dans la pneumonie bilieuse. On a quelquefois observé des épidémies de pneumonies si graves, si profondément adynamiques et ataxiques, qu'on les avait même assimilées à la peste. Dans la terrible peste de 1348, décrite par Schenckius, Guy-de-Chauliac, etc., on remarquait des symptômes si graves de pneumonie, qu'on avait appelé cette maladie *péripneumonie pestilentielle*. Les malades étaient atteints d'une grande dyspnée, de toux; ils avaient les pommettes très-rouges; les crachats étaient d'abord muqueux, puis sanguinolents; la toux allait en augmentant ainsi que la difficulté de respirer; il survenait des abcès, souvent dans les poumons, et presque tous les malades mouraient le cinquième jour.

En 1565, on trouve encore une épidémie de pneumonie grave décrite par Jean Wierus. Les malades étaient pris d'une fièvre forte avec point de côté, dyspnée, crachats sanguinolents, promptement suivis de la mort, qui arrivait ordinairement vers le septième jour.

Huxham rapporte aussi une épidémie de pneumonie qu'il appelle maligne. Les malades éprouvaient une dyspnée très-considérable, avec toux, anxiété, délire, soubresauts des tendons, sueurs froides, etc., et la mort survenait tout à coup au milieu d'une loquacité délirante.

Stoll parle également, en plusieurs endroits de son livre, de la pneumonie maligne qui était la suite d'une pleurésie bilieuse. J'appelle *maligne,* dit-il, cette condition de prostration extrême qu'annonce la faiblesse des battements du pouls et du cœur. C'est plutôt, suivant nous, l'adynamie radicale que la malignité proprement dite.

J. P. Frank, sous le titre de *péripneumonie nerveuse,* nous a donné une description exacte de la pneumonie ataxo-adynamique épidémique. « La violence de cette péripneumonie, dit-il, est quelquefois si grande, qu'elle égale la peste par la mortalité; souvent même, dans les cas où l'épidémie est moins meurtrière, elle exerce encore de grands ravages. Elle débute avec une prostration extrême des forces, face pâle et triste, morosité, frayeurs, et autres symptômes de la fièvre nerveuse et *versatile* ou *stupide*. Un frisson entremêlé de chaleurs précède la maladie; il est suivi d'une grande difficulté de respirer, d'oppression de poitrine, d'anxiété, avec toux fréquente, laborieuse, sèche, ou expectoration peu abondante de crachats séreux, ténus, sanguinolents, sanieux. Le pouls n'a pas plus de fréquence que dans l'état naturel; ou bien il est fréquent, petit, vite, inégal, très-variable. La dyspnée force le malade à rester sur son séant, mais il est faible, et dans cette attitude il éprouve facilement des lipothymies. Une douleur atroce se fait sentir à la tête, surtout à l'occiput; elle s'accompagne souvent d'un vertige considérable, d'un délire taciturne ou furieux. Mais, avant l'invasion de la fièvre, ou avec elle, une douleur très-vive s'empare du thorax; elle est pongitive, s'exaspère au moindre attouchement, et intercepte presque la respiration. Un vomissement bilieux, herbacé, se joint à ce symptôme; insomnie continuelle ou assoupissement coma-

teux; langue sèche et aride; tremblement, soubresauts des tendons, hoquet; urines troubles,
aqueuses, noirâtres, sanguinolentes, semblables
à de la lessive, furfuracées; sueurs visqueuses,
abondantes, avec des pétéchies livides, noirâtres; éruption miliaire; hémorrhagies excessives
et funestes par le nez, par l'anus ou par d'autres
voies. Quelquefois la douleur fugace semble disparaître, et la respiration devient moins difficile : mais une soif intense, des lipothymies, des
aphtes qui corrodent la bouche, tourmentent le
malade.... Lorsque la maladie se termine d'une
manière fâcheuse, le râle, un assoupissement léthargique, quelquefois les convulsions, surviennent, avec refroidissement des extrémités, petitesse excessive du pouls. Dans un cas moins
grave, s'il existe en même temps une collection
de saburres, il se manifeste une diarrhée modérée, qui calme les symptômes; il se forme, à
l'extérieur, des dépôts salutaires; il paraît de
petits ulcères très-nombreux aux lèvres; enfin
la peau se couvre d'une éruption miliaire, accompagnée d'une sueur copieuse qui exhale une
odeur forte. L'ouverture des cadavres nous a
montré *le poumon tuméfié à sa partie postérieure, gorgé de sang, mais sans dureté; il
n'avait pas la pesanteur qu'il offre dans la
péripneumonie vraie,* il n'était pas entouré de
sérosité, ni de lymphe coagulée. » (***De Cur.***

morb. hom., t. 2; ou *Traité de médecine pratique,* par Jean-Pierre Frank, traduction de Goudareau, t. 1, p. 162.)

Nous voyons ici le portrait parfait de la pneumonie ataxo-adynamique ou typhoïde, avec un élément bilieux secondaire non primitivement indicateur : cet élément gastrique est annoncé par le vomissement bilieux, et surtout par la diarrhée modérée qui calma les symptômes. L'élément initial et dominant était évidemment l'élément adynamique-ataxique ou typhoïde. Une autre remarque se présente ici naturellement à l'esprit : c'est celle que suggère le résultat de l'ouverture cadavérique. L'état du poumon ne donne pas la raison de la mort; il n'offre aucune hépatisation, ni rouge, ni grise : ce qui prouve précisément que la pneumonie adynamique, ataxo-adynamique ou typhoïde, est une maladie générale, *sui generis,* comme la fièvre typhoïde, surtout lorsqu'elle est épidémique. Il s'ensuit donc évidemment qu'il faudra aussi la traiter par des moyens généraux et spéciaux. M. Grisolle émet la même opinion sur la nature de la pneumonie typhoïde : « La gravité des symptômes typhoïdes, dit-il, n'a aucun rapport certain avec l'étendue de la pneumonie. Si j'en jugeais seulement d'après les faits que j'ai observés, je dirais même que l'intensité des symptômes typhoïdes a été presque toujours en raison

inverse de l'espace que la pneumonie occupait ;
circonstance qui doit faire admettre que l'inflammation pulmonaire ne constituait alors qu'un
épiphénomène, qu'elle était la conséquence de
quelque altération générale des solides ou des
liquides de l'économie. » (*Op. cit.*, p. 416.)

La pneumonie adynamique, ataxique ou typhoïde, peut aussi être la suite d'une pneumonie
bilieuse mal traitée, et surtout par des saignées
répétées. C'est ce que Stoll avait déjà observé
en 1777. Voici ses paroles : *Pleuritides vidi
omni notá in initio simplices biliosas, quas, qui
non noverat, repetitis phlebotomiis, malignas
reddidit.* (Rad. med., pars 2, p. 240.) — M. Grisolle cite aussi deux malades chez lesquels des
symptômes typhoïdes graves succédèrent aux
accidents bilieux, parce que, dit-il, on avait négligé le traitement rationnel, c'est-à-dire les vomitifs. Il paraît, ajoute-t-il, que le passage de la
pneumonie à l'état typhoïde a été fréquemment
observé, surtout dans les cas où la maladie était
épidémique, et lorsqu'on ne savait pas employer
à propos la médication évacuante.

Lepecq de la Clôture (t. 2, p. 922) parle d'une
épidémie de pneumonies qu'il appelle malignes.
Les malades étaient subitement pris de dyspnée,
de douleur de côté, de crachement de sang, de
délire frénétique, et ils succombaient le plus
souvent en très-peu de jours.

De nos jours, en 1836, M. le docteur Torchet a observé, à Noyers (Ardennes), une épidémie de pneumonie typhoïde, avec cette particularité assez remarquable qu'elle attaquait de préférence les jeunes gens. Ainsi, sur 124 malades, 91 avaient moins de 25 ans, et 45 étaient au-dessous de 15 ans. Il faut noter aussi que, bien qu'il y eût plus ou moins de symptômes typhoïdes, on n'a constaté ni plaques, ni ulcérations intestinales. Et, en effet, on n'observe point ordinairement, dans la pneumonie typhoïde, les symptômes abdominaux propres à la fièvre typhoïde, comme douleur à la fosse iliaque, gargouillement, météorisme, etc.

« Tout porte à croire, dit M. Grisolle, que la fièvre adynamique que Pinel présentait comme endémique à la Salpêtrière, n'était dans la plupart des cas qu'une variété de la pneumonie typhoïde » (p. 419). Tout, au contraire, porte à croire, ou plutôt tout prouve sans réplique que la fièvre adynamique, que Pinel présentait comme endémique à la Salpêtrière, était véritablement la fièvre adynamique des vieillards, et non une pneumonie typhoïde. Pinel, sans doute, n'a pas tout vu; mais ce qu'il a vu, il l'a bien vu, il l'a vu en maître. Bien avant M. Grisolle, M. le professeur Andral avait fait la même remarque sur la fièvre adynamique de Pinel, en ces termes : « C'est surtout chez les vieillards que les pneumonies, avec ou sans crachats caractéristiques, donnent souvent lieu à cet ensemble de symptômes qui constituent la fièvre adynamique de Pinel, sans qu'il y ait gastro-entérite. » (*Cliniq. méd.*, t. 3, p. 5o6, 5ᵉ édit.)

Ainsi, d'après ce passage de M. Andral, une fièvre dite adynamique, qui existe sans gastro-entérite, n'est en général qu'une pneumonie sénile; et, si ce n'est pas une pneumonie sénile, ce sera donc une gastro-entérite. Mais qui croit aujourd'hui qu'une fièvre adynamique soit une gastro-entérite? ce serait nous reporter au temps de feu M. Broussais et de sa docte école. Quant à Pinel, qu'on vérifie sa description de fièvre adynamique des vieillards, faite à la Salpêtrière, et entre autres celle de l'an ıv de la République, on n'y trouvera pas un seul symptôme pneumonique ou pleurétique.

Principaux caractères de la pneumonie adynamique, ataxique ou typhoïde épidémique. Si la pneumonie est simplement adynamique, on la reconnaîtra facilement aux symptômes suivants: grande prostration des forces; figure pâle, abattue, triste, regard éteint; pouls ordinairement peu fréquent, faible, petit, peu de fièvre en général; dyspnée, oppression considérable, douleur thoracique plus ou moins diffuse, toux, expectoration difficile, visqueuse, jaunâtre, rouillée, sanguinolente ; adynamie croissante, non-seulement musculaire, mais radicale; fuliginosité buccale; matité, crépitation ou souffle tubaire, suivant le degré plus ou moins avancé de la maladie, etc. Si à ces divers symptômes il se joint quelques-uns des accidents nerveux suivants, comme délire, soubresauts des tendons, tremblements, mouvements convulsifs, stupeur, somnolence, assoupissement, ou vive agitation nocturne, insomnie, cris, etc., nous aurons alors la pneumonie ataxo-adynamique, ou la pneumonie typhoïde des modernes les plus avancés.

§ II.

TRAITEMENT DE LA PNEUMONIE ADYNAMIQUE, MALIGNE OU TYPHOÏDE.

On a principalement en vue ici la pneumonie adynamique ou maligne épidémique, que nous considérons, à peu près à l'instar de la pneumonie bilieuse, comme une maladie générale, spéciale, *sui generis;* c'est-à-dire que l'élément adynamique, ataxique ou typhoïde est ici véritablement dominant, et sinon constamment initial, du moins presque toujours primitivement concomitant. Le traitement antiphlogistique de la pneumonie ordinaire inflammatoire doit donc être, dans l'espèce, généralement écarté comme

nuisible. En effet, les saignées, comme l'ont remarqué Baillou, Huxham, Colombier, Lepecq
de la Clôture et Stoll, sont contraires et meur-
trières dans de pareilles épidémies, sauf quelques cas exceptionnels ou individuels. Colombier, trompé par un développement factice du
pouls, avoue avoir souvent saigné ses malades
qui ne manquaient pas d'empirer sensiblement
après les émissions sanguines. Lepecq de la Clôture rapporte qu'un curé de Normandie guérissait tous ses paroissiens atteints d'une pneumonie maligne épidémique avec l'émétique et les
toniques : malgré ces faits nombreux et publics,
les chirurgiens des environs n'en continuaient
pas moins de saigner et de resaigner leurs malades, quoiqu'ils les vissent manifestement succomber à la maladie et au remède. Laënnec,
dans une épidémie de 1814, a vu presque toutes
les pneumonies s'aggraver par les saignées, et
exiger presque dès leur début l'emploi des toniques. M. le docteur Meynier (d'Ornans), parle
d'une épidémie de pneumonie typhoïde fort
grave qui sévit pendant l'automne de 1839. Les
cas étaient nombreux, dit ce médecin, et l'adynamie et l'ataxie se montraient à chaque instant.
Mais laissons à l'auteur faire lui-même son intéressant et piquant récit : « *Jurantes in verba
magistri,* les médecins se mirent à saigner et
beaucoup. Des malades mouraient…! « C'est pro-

bablement qu'on ne saignait pas assez. » On le fait davantage; on le fit plus encore, et la mortalité augmenta d'autant.

« Une fois, je fus appelé à A. , comme consultant, pour deux femmes qui offraient des symptômes d'inflammation pulmonaire. Des saignées avaient déjà été faites par un praticien recommandable. Le traitement conseillé par lui était celui des pneumonires ordinaies; et, dans cette hypothèse, ce traitement aurait été parfaitement rationnel. Malgré l'inutilité flagrante des émissions sanguines antérieures, nonobstant l'existence constatée de plusieurs cas de dothinentérie dans le village, il faut l'avouer, je conseillai de nouvelles spoliations de sang, tant on a de peine à dépouiller le vieil homme. Les malades moururent toutes deux.

« Cependant, de telles leçons ne furent point vaines : j'ouvris enfin les yeux. Et comment ne les pas ouvrir? Depuis bien des années déjà, au milieu des circonstances les plus variées, malgré les changements que devaient entraîner les temps, les lieux, les constitutions régnantes, etc., les saignées m'avaient toujours trompé. Il eût fallu être aveugle pour ne pas se trouver ébloui par une lumière si éclatante! On me manda de nouveau pour un homme d'une trentaine d'années, au village de F. Malgré le point de côté, malgré les crachats rouillés, etc., je conseillai de ne pas saigner. On suivit cet avis, et le malade guérit. Ce fut le premier, durant l'épidémie, et dans cette commune où déjà huit décès, me dit-on, avaient répandu la terreur. L'exemple ne fut perdu ni pour d'autres, ni pour moi. » (*Journal des connaissances médico-chirurgic.* 1843.)

Qu'est-ce qui pouvait engager M. Meynier à conseiller de nouvelles saignées à des malades qui n'en avaient obtenu aucun avantage, et cela en présence d'une grande mortalité que les saignées ne pouvaient arrêter, surtout après avoir vu que les médecins perdaient d'autant plus de malades, qu'ils saignaient davantage, comme il le dit en tête de son article? Il y avait donc dans cette épidémie un génie adynamique, c'est-à-dire un élément adynamique latent, ou plutôt déjà plus ou moins traduit à l'extérieur par l'appareil typhoïde, puisque, comme dit l'auteur, *l'adynamie et l'ataxie se montraient à chaque instant.* Il est donc très-important d'étudier avec le plus grand soin le génie des épidémies et le caractère des constitutions médicales. Si Sydenham, qui s'appliquait avec tant d'ardeur à cette étude indispensable, déplorait le sort des premiers malades qu'il traitait, comment feront donc tant de jeunes médecins qui sortent des écoles, d'où le plus souvent ils n'emportent qu'un stérile scepticisme, pour ne pas dire le dédain ou même le mépris pour les observations des anciens?

Les constitutions atmosphériques, c'est-à-dire les conditions du climat, de la saison, de la température, etc., prédisposant aux constitutions médicales ou aux maladies épidémiques, ne sont guère mieux étudiées par beaucoup de médecins. On oublie trop souvent ces principes élémentaires de médecine pratique, savoir qu'une constitution atmosphérique froide et sèche dispose aux maladies inflammatoires; froide et humide, aux affections muqueuses et catarrhales; chaude et sèche, aux maladies bilieuses; chaude et humide, aux affections dites putrides; une température très-variable, aux catarrhes, aux rhumatismes, etc. Mais aussi, il faut le dire, avec toute l'étude et toute l'application possibles, on sera souvent encore forcé de dire, avec Sydenham, qu'une nouvelle épidémie est une nouvelle inconnue. Comment donc feront ceux qui, sous ce rapport, ne se livrent à aucune étude, ni à aucune application sérieuse? Revenons au traitement de la pneumonie adynamique.

Il ne suffit pas de s'abstenir ici de la saignée, il faut de plus combattre énergiquement l'élément adynamique par tous les moyens que l'on oppose à la fièvre dite adynamique ou putride, tels que le quinquina, la serpentaire de Virgi-

nie, le camphre, le polygala, le musc, le castoréum, les cordiaux, le vin, les vésicatoires volants, etc. Voyez le traitement de la fièvre adynamique. Baglivi regardait le camphre comme
une sorte de spécifique : il l'employait à la dose
de *quelques grains jusqu'à un et deux gros en
vingt-quatre heures*. Sarcone avait aussi recours
aux toniques énergiques associés à l'opium et
même au musc, qu'on donne aujourd'hui comme
un remède nouveau.

Si la forme extérieure de la pneumonie est
plutôt nerveuse ou ataxique, c'est-à-dire si l'é-
lément nerveux ou ataxique est dominant et par
conséquent indicateur, on insistera davantage
sur l'emploi des modificateurs directs du système nerveux, ou des agents dits antispasmodiques, tels que le camphre, l'éther, le castoréum
et surtout le musc (1). On sait que ce dernier
remède est aujourd'hui généralement employé
pour combattre le délire *nerveux* (2) qui com-

----

(1) Quel que soit le caractère de la pneumonie, adynamique, ataxique, malin ou typhoïde, si le pouls est
faible, mou, ou petit, comme c'est l'ordinaire, la chaleur nulle ou peu intense, il faut associer le sulfate de quinine au musc. Nous l'avons déjà dit, le quinquina est
souvent le meilleur remède, non-seulement contre l'adynamie radicale, mais encore contre l'élément malin ou
ataxique.

(2) Nous appelons ce délire *nerveux*, parce qu'il est le

plique quelquefois les diverses espèces de pneumonie. C'est maintenant un résultat pratique, que M. Récamier a fait passer dans la thérapeutique de la pneumonie compliquée de délire et d'autres accidents nerveux. On le donne ordi-

---

résultat de l'élément nerveux, et qu'il cède aux calmants ou aux sédatifs du système nerveux, tels que l'opium et le musc; tout comme le délire, dit *bilieux,* est l'effet de l'élément bilieux et cède à l'administration d'un vomitif. Stoll cite le fait d'une jeune fille de quatorze ans, qui, après avoir mangé de la viande avec excès, eut des frissons, de la chaleur et vomit plusieurs fois de la bile. Le deuxième jour, elle se plaignait de toux et d'une très-grande difficulté de respirer; de plus elle avait la bouche amère, des nausées, des renvois, de la céphalalgie et beaucoup de fièvre. Stoll lui fit faire une petite saignée qui fut bientôt suivie d'un délire furieux et d'une fièvre violente. On lui donna l'émétique qui lui fit rendre une grande quantité de bile; le délire cessa tout à coup; la fièvre et les accidents de la poitrine diminuèrent beaucoup, et disparurent entièrement sous l'influence de sels neutres. Voilà donc, s'écrie Stoll, un délire bilieux! *En delirium biliosum!* — Boërhaave et Vanswiéten avaient déjà fait connaître avant Stoll ces beaux résultats pratiques. Voici comme le disciple et le commentateur de Boërhaave les résume : « Mon excellent maître m'a appris que, dans les fièvres, le délire dépend souvent de la présence des saburres dans l'estomac. J'ai depuis lors porté mon attention sur ce point, et j'ai souvent remarqué combien cet enseignement est vrai. Je me rappelle plusieurs malades chez lesquels on a fait immédiatement cesser le délire par un seul vomitif ». (*Comment. in Boërh.,* aph. 70).

nairement à la dose de 75 centigrammes à un gramme par jour, en plusieurs prises plus ou moins rapprochées. Son action est en général prompte ou nulle. Voyez la *Thérapeutique* de MM. Trousseau et Pidoux, où l'on trouve un certain nombre de faits fort concluants en faveur du musc dans le délire ou dans l'ataxie pneumonique. Voici du reste comment ces auteurs estimables apprécient cette *malignité* des phlegmasies pulmonaires : « C'est un *subdelirium* avec défaut d'harmonie entre les différents symptômes, et prédominance des accidents nerveux, qui sont sans rapport évident avec l'inflammation du poumon; cet état ataxique s'accroît sous l'influence des antiphlogistiques ou des antimoniaux : la respiration est sans fréquence extraordinaire, la fièvre n'a rien d'excessif; à n'en juger que par l'auscultation, la pneumonie est peu grave, et cependant la résistance vitale défaillante, désordonnée, s'affaisse tout à coup, et le malade meurt. Voilà *l'ataxie,* voilà la *malignité.* » (T. 2, p. 214.)

A la page 689 du même volume, on lit encore, au sujet de la pneumonie, ce passage remarquable : « Nous n'hésiterions jamais à donner des excitants énergiques, si, en même temps que l'auscultation nous permettrait de constater une péripneumonie fort étendue, nous voyions le pouls petit et faible, la respiration lente, la peau refroidie et les forces musculaires déprimées. Et dussions-nous augmenter la fluxion de poitrine, nous exciterions encore, parce que, en définitive, on meurt bien rarement par le poumon, mais bien plutôt par la stupéfaction générale qui frappe tous les éléments organiques et qui éteint les aptitudes fonctionnelles des molécules élémentaires, comme celles des tissus et des appareils ».

Nous avons dit tout à l'heure que ce passage de MM. Trousseau et Pidoux est remarquable : oui, il l'est, en ce sens seulement qu'il généralise la maladie, ou plutôt qu'il la spécialise, c'est-à-dire qu'il insinue qu'il faut regarder la pneumonie adynamique, ataxique ou typhoïde, comme une maladie générale et spéciale, comme la pneumonie bilieuse et la fièvre typhoïde, surtout lorsqu'elle est épidémique (1). Pour tout le reste, cette citation est, pour nous, passablement obscure, pour ne pas dire inintelligible. Car nous avouons, dans notre simplicité, ne rien comprendre à la phrase suivante : *la stu-*

____

(1) On voit mourir des malades avec un seul lobe hépatisé, tandis que d'autres continuent de vivre avec un poumon tout en entier gravement malade. L'état particulier du système nerveux ou une mesure donnée de résistance vitale y joue donc un plus grand rôle qu'on ne pense communément.

péfaction générale qui frappe tous les éléments organiques et qui éteint les aptitudes fonctionnelles des molécules élémentaires, comme celles des tissus et des appareils. Les aptitudes fonctionnelles des molécules élémentaires et des tissus ne sont sans doute que purement assimilatrices ou nutritives; et ce n'est pas, comme tout le monde sait, par le manque de nutrition que l'on meurt dans une pneumonie aiguë, c'est par l'asphyxie ou par la sidération nerveuse, c'est-à-dire par défaut d'innervation, comme dans la pneumonie adynamique (adynamie radicale), ou par la perversion d'innervation, comme dans la pneumonie ataxique, maligne ou typhoïde. (Ataxie ou malignité radicale qui frappe la vie dans sa source d'une stupéfaction mortelle.) Si l'on avait dit tout simplement : On meurt parce que les fonctions nerveuses, qui donnent la vie et le mouvement à tout, sont arrêtées ou perverties, et la vie cesse par le manque de sa stimulation normale, qui est, physiologiquement parlant, sa vraie raison d'être; tout le monde eût compris, ce nous semble, à la première vue, ce langage simple, clair et physiologique.

Enfin, un autre praticien distingué, M. Gendrin, vante aussi beaucoup le musc contre les accidents nerveux délirants des pneumonies. Lorsque le délire se montre, dit-il, pendant la période d'accroissement et d'état de la phlegmasie de poitrine, on ne peut l'attribuer à l'hépatisation grise ou purulente; ce n'est autre chose qu'un des épiphénomènes de la fièvre (c'est-à-dire, pour nous, un élément ataxique indicateur, survenu dans le cours de la pneumonie inflammatoire, ou, si l'on veut, de la fièvre). Dans ces cas, ajoute M. Gendrin, nous ne connaissons pas de moyen qui mérite plus de confiance que l'administration du musc à haute dose : nous ne donnons pas moins d'un gramme et demi et même deux grammes de ce médicament dans les vingt-quatre heures. Nous avons souvent fait cesser ainsi immédiatement les accidents nerveux délirants et adynamiques graves dans les pneumonies inflammatoires, mais surtout dans les pneumonies épiphénoméniques des fièvres assodes (bilieuses ou gastriques). (*Traité philosophique de médecine pratique*, t. 3, p. 337.)

§ III.

Quelques mots sur la pneumonie inflammatoire ordinaire sporadique, compliquée d'un élément adynamique, ataxique ou typhoïde. Cet élément adynamique paraît ordinairement du quatrième au neuvième jour de la maladie chez les sujets faibles, les vieillards, comme on le voit à la Salpêtrière; ou quand la complication bilieuse a été intense, négligée ou mal traitée. Ces symptômes sont faciles à reconnaître : ce sont ceux de l'adynamie en général (voyez l'élément adynamique), plus ceux de l'adynamie pulmonaire. L'oppression devient extrême, la respiration râlante, l'expectoration se supprime, ou bien elle est de mauvaise nature, gluante, visqueuse, épaisse; les crachats sont très-difficiles à ôter de la bouche, le malade manque de forces pour cracher. Quelquefois l'état ou l'élément adynamique est si intense, tellement prononcé, qu'il masque entièrement la pneumonie ou plutôt en suspend le cours. L'affection adynamique parcourt ses périodes, disparaît graduellement, et puis reparaît la pneumonie avec la plupart de ses symptômes, le point de côté, etc. Ce sont là de ces faits pratiques qui fixent peu l'attention des médecins modernes, mais qui n'échappaient pas à la sagacité des anciens.

Il arrive quelquefois, mais pourtant rarement, que l'élément adynamique est déjà très-prononcé dès le début de la pneumonie. Alors on a tout lieu de craindre la gangrène du poumon : cet accident formidable, heureusement fort rare, est ordinairement annoncé par les signes suivants : prostration extrême; figure pâle, livide, plombée, bouffie, ou offrant comme des taches noirâtres; fièvre presque nulle, pouls toujours petit et faible; expectoration peu abondante, noirâtre, sanieuse et très-fétide; fétidité de l'haleine; extrémités froides, etc. Les symptômes de la pneumonie sont à peine sensibles; le malade se croit bien et meurt presque subitement sans agonie.

La pneumonie se complique beaucoup plus rarement de l'élément ataxique pur. Si cette complication a lieu dès le début, et qu'elle soit intense, elle est très-souvent mortelle.

Mais la complication la plus ordinaire, c'est la triple combinaison de la pneumonie avec l'élément adynamique et l'élément ataxique, ce qui constitue ce qu'on appelle aujourd'hui généralement *pneumonie typhoïde*.

Quant au traitement, on emploiera, contre la pneumonie purement adynamique, celui de la fièvre adynamique pure, plus les vésicatoires à la poitrine, quelques potions expectorantes kermétisées, au polygala ou autres plantes réputées expectorantes; l'oximel scillitique, la gomme ammoniaque, etc; mais les meilleurs expectorants sont les moyens généraux, le quinquina, les vins généreux d'Espagne, le Malaga, le vin vieux de Bordeaux, etc.

Si la pneumonie est purement ataxique avec délire, etc., on la traitera comme la fièvre ataxique pure, sauf pourtant à diriger une médication antiphlogistique mitigée, soit générale, soit semi-générale ou locale, contre la phlegmasie pulmonaire, en raison de l'intensité de l'élément inflammatoire; car l'élément ataxique n'exclut pas l'élément phlogistique, comme l'élément adynamique exclut généralement l'élément inflammatoire : aussi, dans la pneumonie purement adynamique, nous n'avons pas parlé de la médication antiphlogistique. Il est inutile de dire qu'un des principaux antispasmodiques sera le musc associé peut-être au camphre ou même quelquefois à l'opium, suivant la pratique de Sarcone.

Maintenant, d'après ces principes de thérapeutique analytique, s'ensuivra-t-il que, dans la pneumonie typhoïde, ou la triple combinaison de la pneumonie avec l'élément adynamique et avec l'élément ataxique, il faille employer le traitement de la fièvre typhoïde, plus la médication spéciale dirigée contre la pneumonie, puisque peut-être on pourra croire que la pneumonie s'est compliquée de la fièvre typhoïde? Il faut encore ici analyser et distinguer, sans quoi l'analogie et l'induction vous séduiraient très-facilement; car vous pourriez vous dire peut-être : puisque aujourd'hui on regarde généralement la méthode évacuante comme le meilleur traitement de la fièvre typhoïde, ce traitement doit être également adopté pour la pneumonie typhoïde, qui n'est qu'une fièvre typhoïde survenue pendant le cours d'une pneumonie ordinaire. Voilà l'erreur thérapeutique où vous tomberiez, si, à l'aide des principes de notre doctrine des éléments, vous ne faisiez une application sévère de l'analyse.

Il est évident d'abord que la méthode purgative de la fièvre typhoïde ne peut être appliquée, comme traitement général, à la pneumonie typhoïde, parce qu'elle ne peut avoir ici sa raison d'être, comme elle peut l'avoir dans la fièvre typhoïde. La méthode antiphlogistique, également employée dans la fièvre typhoïde, ne peut trouver non plus, dans l'espèce, son application directe comme méthode générale.

Examinons donc maintenant ces deux points pratiques. L'apparence ou la forme extérieure de la pneumonie typhoïde pourrait aisément faire croire à l'existence d'une fièvre typhoïde, vu qu'on y observe, comme dans cette dernière, de la prostration, de la stupeur, du délire, de la céphalalgie, de la fuliginosité buccale, en un mot tous les symptômes de l'affection typhoïde, sauf ordinairement les symptômes abdominaux. Et on serait d'autant plus porté à admettre l'existence de la fièvre typhoïde, qu'on ne voit plus ou presque plus de symptômes pneumoniques; ils sont ou usés ou masqués. Eh bien! traiteriez-vous cette prétendue fièvre typhoïde par la méthode de M. de Larroque, ou par les évacuants supérieurs ou inférieurs? non, certes, à moins que vous ne vous décidiez à courir les chances de malheur qui sont arrivées à Stoll et à **M.** Gendrin, comme nous l'avons vu dans la première partie de cet ouvrage. Un léger vomitif ou laxatif ne pourrait être toléré que dans le cas où il existerait un élément bilieux ou gastro-intestinal qui fût indicateur, et autant d'ailleurs que la grande faiblesse du malade ne s'y opposerait pas formellement.

Quant au second point ou à la méthode antiphlogistique, elle serait peut-être encore plus pernicieuse que la première. Allez donc, en effet, employer dans le traitement de la pneumonie typhoïde le traitement de **M.** Bouillaud, et vous verrez ce qu'il en adviendra à vos malades, ou plutôt nous l'avons déjà vu en temps et lieu. — Cependant, si chez un sujet fort et robuste un élément inflammatoire ou pléthorique était assez intense pour fournir une indication antiphlogistique sérieuse, il faudrait la remplir, sinon par la saignée générale, du moins par des saignées locales ou semi-générales, des sangsues à la poitrine ou à l'anus, etc.

Que se passe-t-il dans la pneumonie typhoïde au sujet des éléments morbides? L'élément typhoïde, presque toujours dominant et seul indicateur, demande l'emploi, non des évacuants ni des antiphlogistiques, mais presque toujours celui des toniques et des antispasmodiques, et surtout des préparations de quinquina, le camphre, le musc, le vin; des moyens dérivatifs et révulsifs, les excitants, les vésicatoires, les synapismes, etc., etc.

Donc, dans le traitement des pneumonies typhoïdes, il ne nous reste communément, comme méthode générale, que celle des toniques et des antispasmodiques appropriés à l'état local et bien plus encore à l'état général du malade.

Enfin, pour terminer ce paragraphe, nous disons que dans la pneumonie typhoïde, c'est-à-dire dans la concurrence des deux éléments adynamique et ataxique, il faut avant tout et principalement remplir l'indication fournie par le premier ou l'élément adynamique, parce que généralement les meilleurs anti-adynamiques ou toniques, comme par exemple le quinquina, sont aussi les meilleurs anti-ataxiques ou anti-nerveux, vu que le quinquina est en même temps le meilleur tonique contre la faiblesse radicale de toute la dynamique humaine et contre la faiblesse radicale de tout le système nerveux.

CHAPITRE IV.

PNEUMONIE FAUSSE, BATARDE, PITUITEUSE, CATARRHALE, GRIPPALE. (*Peripneumonia notha vel spuria.*)

§ I.

C'est une affection de poitrine aiguë, fébrile, où l'élément catarrhal est généralement initial et dominant; ou, suivant l'opinion des médecins de nos jours, ce n'est qu'une bronchite générale très-aiguë, c'est-à-dire un catarrhe pulmonaire intense, avec forte fièvre et quelques symptômes vagues et erratiques de pneumonie inflammatoire, comme douleur thoracique, vague et diffuse avec ardeur interne, grande oppression, toux très-forte avec une expectoration abondante visqueuse, pituiteuse et souvent accompagnée de quelques stries sanguines. On n'y rencontre ni matité, ni crépitation, ou seulement on observe quelquefois un léger râle sous-crépitant. (1)

---

(1) Si, à la page 48, nous avons qualifié une phlegmasie pulmonaire consécutive, intercurrente, de pneumonie fausse et bâtarde, ce n'était qu'en tant qu'elle n'avait point offert la forme extérieure de la pneumonie vraie inflammatoire, puisqu'elle n'a été révélée ou plutôt soupçonnée

Sydenham a le premier décrit avec exactitude la pneumonie bâtarde ou catarrhale. Boërhaave et Stoll en ont également parlé; mais la description qu'en ont faite ces deux derniers ne ressemble pas parfaitement à celle de Sydenham, bien que le fond en soit le même. Cullen en a tracé aussi un tableau assez fidèle. Voici, du reste, ce qu'on sait de plus positif sur cette maladie.

On l'observe surtout pendant les saisons propres aux affections inflammatoires et catarrhales, et particulièrement chez les vieillards pléthoriques ou phlegmatiques sujets aux affections catarrhales et adonnés aux liqueurs spiritueuses. L'invasion a lieu avec alternative de froid et de chaud. La fièvre est forte, quelquefois cependant elle est à peine sensible. Mais,

---

que par la seule dyspnée, et puis bientôt après confirmée par la matité et la crépitation. Elle était donc vraie quant au caractère anatomique, et fausse quant à sa forme extérieure. C'était un faux portrait, une image incomplète de la pneumonie vraie, inflammatoire, puisqu'il y avait absence de douleur de côté, de toux, d'expectoration, de crachats caractéristiques, visqueux, rouillés, sanguinolents. La dénomination de *fausse pneumonie* nous suffisait alors. C'était, dans la réalité, plutôt une pneumonie latente, ou du moins quasi-latente, qu'une péripneumonie fausse et bâtarde (*notha*), dans le sens qu'on l'entend ici et que l'ont entendu Sydenham, Boërhaave, Vanswiéten, Cullen, Stoll, etc.

dès le début, il survient une toux plus ou moins
forte avec un bruit rauque, accompagnée d'une
expectoration souvent très-abondante, muqueuse, pituiteuse, visqueuse et opaque. Quelquefois
la toux est accompagnée de vomissements; la
respiration est difficile, gênée; il y a toujours
dyspnée, quelquefois même une sorte d'orthop-
née comme asthmatique. Souvent on observe
quelques symptômes nerveux, un peu de délire,
rêvasserie, vertiges, stupeur, insomnie, et d'autres fois tous les symptômes de l'élément typhoïde, sauf les symptômes abdominaux qui
manquent ordinairement. Mais les symptômes
les plus ordinaires sont la fièvre, la toux, l'expectoration abondante et pituiteuse, la dyspnée,
l'oppression, le resserrement de poitrine avec
une douleur sourde, gravative, vague, diffuse,
grand mal de côté et un sentiment de brisement
et de lassitude générale. Quelquefois les symptômes, très-modérés d'abord, deviennent tout à
coup très-intenses, et font périr le malade le plus
souvent avec des symptômes d'un catarrhe très-
fort, suffocant, ou d'une véritable pneumonie.

Un auteur anglais, Tabor, a décrit aussi la
fausse pneumonie sous le nom de *fièvre pleurétique*. « Elle commençait, dit-il, par un frisson et
un tremblement considérables, qui annonçaient
une issue de la maladie d'autant plus funeste,
qu'ils duraient plus long-temps. Dès qu'ils ces-

saient, il survenait une douleur aiguë et souvent spasmodique au côté droit, un abattement considérable, une difficulté de respirer, une grande oppression et pesanteur de poitrine. La chaleur n'était pas ordinairement fort violente, le pouls était fréquent ou dur, la toux fréquente, la soif considérable, le ventre lâche ou resserré... Une insomnie opiniâtre continuait pendant toute la maladie; mais il n'y avait point de délire. D'abord la toux était sèche; mais, au bout d'environ vingt-quatre heures, les malades crachaient une matière claire et teinte de sang, et cette expectoration était fréquente; ensuite la toux augmentait et devenait presque continuelle, la matière des crachats étant plus abondante et plus épaisse. La maladie se terminait par une expectoration très-copieuse, ou bien le malade était suffoqué par une pituite extrêmement visqueuse qui restait dans le poumon; ce qui arrivait ordinairement le neuvième jour, rarement plus tard et souvent plus tôt, surtout si l'on avait mal à propos réitéré la saignée.

« Peu de malades, à moins qu'ils ne fussent jeunes, robustes et pléthoriques, pouvaient soutenir la saignée sans inconvénient. Dans ceux-ci, deux et quelquefois trois saignées, faites les premiers jours de la maladie, étaient utiles; dans les autres, il fallait s'en abstenir entièrement ou ne saigner pas plus tard que quelques heures

après la première attaque, encore une pareille
saignée était extrêmement dangereuse, à moins
qu'on ne donnât aussitôt un émétique, et ensuite
continuellement des expectorants; car la maladie était de telle nature, qu'excepté dans les
pléthoriques, la guérison s'opérait entièrement
par le moyen d'une abondante expectoration
d'une pituite visqueuse qui sortait plus facilement et plus copieusement quand on ne saignait
pas que quand on saignait. Dans les sujets qui
n'étaient pas pléthoriques, la saignée arrêtait
d'ordinaire l'expectoration, et produisait une
grande difficulté de respirer et un râlement; et
plus on la réitérait, plus les symptômes augmentaient, et plus tôt les malades mouraient. »
(*Exercitationes medicæ.*)

« Ce mal, dit Boërhaave, est si trompeur par
la lenteur de ses progrès, qu'il saisit à l'heure
qu'on s'y attend le moins. Il commence en effet
par une légère lassitude, une débilité, un abattement presque entier des forces de l'esprit, une
difficulté de respirer, une oppression de poitrine,
et de si légères agitations, que le danger n'est
annoncé que par de très-faibles indices de chaleur et de fièvre; viennent ensuite des horripi-
lations graves, et quelques petits ressentiments·
de fièvre; et enfin, la difficulté de respirer et la
faiblesse s'augmentant subitement, la mort s'ensuit, sans que le pouls ni les urines aient donné

presque aucun lieu de prévoir un événement si funeste. » (*Aphor.* 872, trad. de Paul.)

Dans l'épidémie de grippe (fièvre catarrhale) qui régna à Paris en 1837, l'on observait souvent la pneumonie catarrhale. D'après les observations recueillies par M. Grisolle sur cette épidémie, le point de côté, en général peu intense, était constant. Les crachats, chez la plupart des malades, n'offraient aucun des caractères propres à ceux de la vraie pneumonie. Ils étaient formés d'une nature muqueuse, opaque ou blanchâtre, peu ou point aérés, et à peine visqueux; quelquefois ils présentaient les caractères des pneumonies ordinaires. La dyspnée était plus grande que celle que l'on remarque dans la pneumonie inflammatoire. Il y avait peu de fièvre: le pouls n'a jamais dépassé quatre-vingt-quatre ou quatre-vingt-huit. Râle sous-crépitant.

Mais, ajoute M. Grisolle, c'est surtout du côté du système nerveux qu'on observait les troubles les plus graves. Quel que fût le degré de la pneumonie, on remarquait chez tous les malades un état de faiblesse, d'abattement et même de prostration, qui imprimait à cette maladie un caractère tout particulier. Chez le quart des malades, on observa les symptômes les plus graves : deux succombèrent promptement après un délire violent suivi d'un état de raideur et de contracture; chez quatre autres, on constata les symptômes suivants : prostration extrême, langue sèche, dure, noirâtre ou brune; stupeur profonde, soubresauts des tendons et évacuations involontaires. M. le docteur Nonat, qui a également décrit cette épidémie de pneumonie catarrhale grave, note aussi qu'elle présentait fréquemment des symptômes adynamiques. « Une circonstance, dit encore M. Grisolle, qui mérite d'être mentionnée, c'est que, dans aucun cas, les symptômes généraux et sympathiques si graves qu'on observait, n'étaient en rapport avec les lésions locales. C'est ce qui prouvait qu'indépendamment de la pneumonie, il y avait encore un autre élément morbide qui se liait à l'état de la constitution régnante. » (*Op. cit.*, p. 424.)

Or, cet autre élément morbide, c'était évidemment l'élément adynamique ou ataxo-adynamique, c'est-à-dire typhoïde, en style de nos jours. Cet élément était ici fortement prononcé et dominant, et révélait clairement une maladie générale; c'est ce qui est pleinement confirmé par ces paroles que nous venons de rapporter : *Quel que fût le degré de la pneumonie, on remarquait chez tous les malades un état de faiblesse, d'abattement et même de prostration;* et ces autres encore citées quelques lignes plus bas : *Dans aucun cas, les symptômes généraux et sympathiques si graves qu'on observait, n'étaient en rapport avec les lésions locales.*

Depuis environ une cinquantaine d'années, on entend généralement, dans la pratique, par *fausse pneumonie* (c'est une chose tradition- nelle), une fluxion de poitrine dont la marche n'est point franche, dont l'allure est insidieuse, presque latente, et où la toux et la fièvre sont peu marquées. Quelquefois la douleur de côté, après avoir été très-vive, disparaît brusquement, puis revient aussi forte qu'auparavant : elle res- semble à un rhumatisme fixé sur les parois de la poitrine, à une pleurodynie, et souvent autre- fois on la prenait pour telle.

Voilà ce que jadis, c'est-à-dire avant la dé- couverte de nos nouveaux et précieux moyens d'investigation, on regardait comme une fausse péripneumonie ou pleurésie, et qu'on laissait marcher faute de la reconnaître à temps. En ef- fet, la maladie, n'étant pas traitée convenable- ment, prenait tout à coup un caractère fâcheux, surtout chez les vieillards et les sujets affaiblis par des excès, les privations, la misère, etc. Il survenait alors une oppression extrême, une res- piration très-gênée, petite, fréquente, et bientôt râlante; le pouls était petit, déprimé, irrégulier, inégal, et le malade succombait sur la fin du premier ou dans le courant du second septénaire. A l'ouverture du cadavre, on était tout étonné de trouver une pleurésie considérable avec un vaste épanchement, ou une pneumonie ou pleu-

ro-pneumonie avec hépatisation rouge ou grise.
Ce sont là de ces cas malheureux que nous avons
vus plusieurs fois dans les hôpitaux de Paris.
Aujourd'hui sans doute, on éviterait généralement ces erreurs graves de diagnostic; mais,
avant tout, il faut pour cela que l'attention du
médecin soit attirée sur la poitrine par quelque
chose, comme un peu de dyspnée, une légère
oppression, quelque douleur vague ou erratique
sur le thorax, surtout s'il y a absence de signes
d'une autre maladie. Nous le répétons, nous
avons vu autrefois, dans les hôpitaux de Paris,
des douleurs de poitrines regardées et traitées
comme pleurodyniques par les seuls vésicatoires
volants, se terminer par des pleurésies mortelles
et d'énormes épanchements. Ne vous rassurez
pas sur l'absence de la fièvre, de la toux, de
l'expectoration et même de la dyspnée; car des
pleurésies peuvent exister sans gêne sensible de
la respiration et sans fréquence dans le pouls.
D'ailleurs, il faut se rappeler qu'il existe, surtout chez les vieillards, des pneumonies latentes
ou quasi-latentes. M. Grisolle cite le fait d'une
vieille femme qui n'accusait autre chose qu'un
défaut d'appétit; elle mangea néanmoins dans le
courant de la journée, fit plusieurs tours de pro-
menade; vers la fin du jour, elle s'assit et mourut
subitement. A l'ouverture, on ne trouva d'autre
lésion anatomique qu'une hépatisation grise de

plus de la moitié du poumon droit. M. Dalmas, à l'occasion de ce fait, en rapporte un autre tout semblable. Une vieille femme de la Salpê- trière fut reçue à l'infirmerie en raison de son défaut d'appétit; elle mourut quelques heures après son arrivée, et, à l'autopsie, on trouva les deux poumons à l'état d'infiltration purulente. M. Grisolle fait observer que des faits sembla- bles ont été constatés par MM. Hourmann et Déchambre, qui regardent les pneumonies la- tentes comme une des causes de ces morts su- bites si communes dans les hospices des vieil- lards.

§ II.

TRAITEMENT DE LA FAUSSE PNEUMONIE.

Il résulte clairement, de ce que nous venons de dire sur la fausse pneumonie en général, que deux éléments se trouvent en présence, l'élément catarrhal et l'élément inflammatoire. Le premier est ordinairement initial ou primitivement con- comitant et dominant; il est donc indicateur en première ligne, c'est-à-dire que, vu la nature pituiteuse et muqueuse de la maladie, il faut l'at- taquer, comme l'élément muqueux, par les vo- mitifs.

Si cependant le malade était encore jeune, ou

robuste et vigoureux quoique âgé; si le pouls
était grand, plein, dur, en un mot, si l'élément
inflammatoire était évident, il faudrait le combattre par une saignée du bras; ou du moins et
peut-être mieux par des sangsues à l'anus, ou
des ventouses scarifiées ou des sangsues à la poitrine, si la réaction fébrile n'était que médiocrement intense. Au reste, quant aux médications
importantes, radicales, et surtout antiphlogistiques, il faut se conduire particulièrement d'a-
près le caractère connu de la constitution médicale et le génie de l'épidémie régnante. Sydenham commençait toujours par une saignée
générale, le second jour il donnait un purgatif,
et puis faisait faire une seconde saignée. Cela
fait, il purgeait des deux jours l'un pendant tout
le cours de la maladie. Vanswiéten pense avec
raison qu'en général on doit se borner à une seule
saignée. Huxham professe la même opinion, et
ajoute ce qui suit : « Sydenham veut que l'on
purge le malade tous les deux jours, après l'a-
voir saigné une ou deux fois; mais je suis d'avis
qu'on ne suive pas son sentiment. Car, quoique
la saignée et la purgation puissent être nécessaires au commencement de la maladie, il n'est
pas toujours utile de réitérer la première; et la
seconde demande quelque précaution, surtout
lorsqu'on y revient une seconde fois : car le malade est sujet à tomber dans des faiblesses et des

sueurs froides, à moins qu'on ne le sustente durant leur opération, ce qu'il est aisé de faire; mais, pour l'ordinaire, il lui faut quelque chose de plus que la tisane d'orge et la petite bière. Il y a une chose à observer sur ces deux évacuations, et c'est, qu'au cas que le malade rende par haut une grande quantité de matière louable, ce qui arrive quelquefois dans cette espèce de péripneumonie, il ne faut employer ni l'une ni l'autre, et se borner aux clystères laxatifs, ou aux eccoprotiques, du moins tant que l'expectoration dure. » (*Hux.*, p. 280 et 281. *Trad. de Paul.*)

Rien de plus sage que les réflexions d'Huxham, sauf pourtant quelque réserve relative à la purgation. Est-il réellement bien nécessaire de purger, avec Sydenham et Huxham, tout à fait dès le début de la maladie? Ne vaudrait il pas mieux alors, après les émissions sanguines convenables et suffisamment commandées par l'élément inflammatoire, ce qui du reste doit arriver assez rarement; ne vaudrait-il pas mieux donner un vomitif que des purgatifs? Qu'on ait recours aux médications évacuantes inférieures, soit pour purger, soit pour révulser, à la bonne heure; mais que ce ne soit pas dans toute l'acuité initiale, que ce soit à une époque plus ou moins avancée de la maladie.

Ainsi donc, en général, on doit administrer

les vomitifs contre l'élément catarrhal, pituiteux ou muqueux de la fausse pneumonie, comme on le fait communément dans les pneumonies des enfants chez lesquels l'élément catarrhal ou muqueux est aussi généralement dominant. « Dans la pneumonie des enfants, disent MM. Trousseau et Pidoux, nous devons dire que les vomitifs et les purgatifs, surtout l'ipécacuanha et le calomel, méritent la préférence sur les émissions sanguines. On peut et il faut presque toujours les administrer *coup sur coup*, comme la saignée dans la pneumonie franche des adultes. Et le succès est au moins aussi certain, pour ne rien dire de plus...

« La pneumonie catarrhale, fausse ou capillaire et générale des adultes, ne répond guère plus favorablement à la médication antiphlogistique que celle des enfants. Pourquoi donc s'obstiner à la traiter comme la pneumonie franche ?

« Nous avons vu plusieurs cas de ce genre dans le service clinique de M. Bouillaud, et nous pouvons assurer qu'ils y ont fait une triste expérience de la formule des saignées *coup sur coup*. » (*Traité de Thérap. et de méd. mat.*, t. 1, p. 526 et 527.)

Indépendamment des médications vomitives et purgatives, précédées (s'il est nécessaire, eu égard au caractère de l'épidémie, aux dispositions individuelles ou aux circonstances locales) d'émissions sanguines générales, semi-générales ou locales, on administrera des potions excitantes, dites expectorantes, *incisives,* au polygala, au kermès, à l'oximel simple ou scillitique, à la gomme ammoniaque, etc.; ou, si l'on ne veut plus de ces *antiquailles pharmacologiques,* on donnera les toniques généraux, les stimulants diffusibles, les eaux distillées des labiées, de menthe, de mélisse, de sauge, etc.; des ombellifères, d'anis, de fenouille, etc.; de cannelle, etc.; le vin, etc.

Enfin, on n'oubliera pas les dérivatifs et les révulsifs, les vésicatoires à la poitrine, aux cuisses ou aux jambes, etc.

APPENDICE,

OU

Quelques mots sur la MÉTHODE ANALYTIQUE PAR VOIE D'EXCLUSION, *pour faire suite ou complément à l'*ESSAI ANALYTIQUE ET SYNTHÉTIQUE SUR LA DOCTRINE DES ÉLÉMENTS MORBIDES.

Bien que ce mode analytique rentre dans notre doctrine des éléments, il n'est peut-être pas inutile d'en exposer quelques détails particuliers, afin que le lecteur en fasse la juste appréciation pratique, du point de vue nouveau où l'a placé la lecture de ce livre.

Cette méthode d'analyse thérapeutique consiste à écarter tout élément improbable et non indicateur, c'est-à-dire sans raison d'être thérapeutiquement, pour s'arrêter définitivement à celui ou à ceux qui, après avoir subi l'épreuve de l'analyse, demeurent certains ou probables et indicateurs.

Un exemple pratique fera mieux comprendre l'importance de cette méthode, que des aperçus généraux et théoriques.

En 1837, un Mémoire à consulter nous fut

adressé par un savant et honorable confrère. En voici l'abrégé : Mlle X, vingt-trois ans, tempérament lymphatique et nerveux; santé depuis long-temps dérangée par de mauvaises digestions, des dévoiements chroniques, des vomissements après les repas; aménorrhée, leucorrhée fréquente; plus tard hématémèse; vomissements de tous les aliments, quelle qu'en fût la nature; douleurs abdominales, selles rares, mais méléœniques; amaigrissement considérable.

Tous ces symptômes ont continué pendant plusieurs mois avec une désolante persistance, malgré un traitement antiphlogistique suivi, et consistant en diète ou alimentation très-ténue; plusieurs applications de sangsues à l'épigastre, à l'abdomen ou à l'anus; bains de siége, fomentations émollientes, lavements émollients; boissons douces et acidules. Plus tard, même insuccès par les narcotiques, les dérivatifs légers, bains sinapisés, application de thériaque, de poix de Bourgogne, etc.

A une époque plus avancée encore, modification des accidents : l'hématémèse a diminué, mais non cessé; elle revient presque tous les jours; les vomissements sont quotidiens, très-abondants et consistent en matières glaireuses, bilieuses, jaunes, vertes, amères, aigres. La nutrition reste impossible : un peu de lait d'ânesse, pris le matin, est rendu caillé; le bouillon est vomi; seulement, le soir, un peu de lait ou de bouillon est conservé.... L'eau de Seltz a augmenté le vomissement... Un jour, la malade prit un peu de sirop d'ipécacuanha qui n'a point augmenté la douleur gastrique, et ce jour elle a vomi moins que de coutume. Le lendemain, les vomissements ont continué suivant leur fréquence et abondance accoutumées. Aucune tumeur n'a été constatée. — Les ferrugineux, employés précédemment avant l'acuité des symptômes de l'irritation gastro-intestinale, ont mal passé.

Dans notre réponse à ce Mémoire, nous avons conseillé l'usage de la glace, du colombo à dose faible d'abord et progressivement croissante, une potion gommeuse laudanisée et bicarbonatée et autres petits moyens appropriés, comme par exemple un peu d'eau de Vichy par cuillerées, quelques cuillerées à café, au besoin, d'un mélange de sirop de rhubarbe et d'ipécacuanha, un peu d'eau de chaux, etc.

Quelque temps après, on nous apprend que la malade est infiniment mieux; que les vomissements ont cessé dès le moment même où l'on a administré le colombo et la potion calmante. Ces médicaments ont été continués pendant plusieurs semaines. La glace n'a point été donnée. Le petit mélange sirupeux a produit une selle ou deux. Deux mois après le commencement du traitement, la malade mange bien et de tout; ses forces sont revenues, et son embonpoint commence aussi à reparaître; elle se promène en ville.

Réflexions sur cette observation. Quelle est la nature de cette maladie? Faisons ici l'application de la méthode analytique par voie d'exclusion.

L'hématémèse, n'étant ici qu'une déviation menstruelle, ne peut fournir aucune indication directe et locale, en ce sens qu'on ne peut, en bonne pratique, chercher à rappeler le flux menstruel par des moyens directs et locaux. Ces dernières seraient probablement inutiles et sans résultats; ou, si leur emploi était suivi de quelque évacuation, celle-ci serait plus nuisible qu'utile, et la malade n'en éprouverait qu'un surcroît de malaise et de faiblesse. Et en voici la raison :

Une aménorrhée chronique, chlorotique, anémique, comme dans le cas présent, ne peut fournir qu'une indication générale. On ne peut et on ne doit donc la remplir que par des moyens généraux, les toniques et spécialement les ferrugineux, dans le but de rendre au sang sa qualité plastique première; et par une alimentation analeptique et restaurante, afin de favoriser les fonctions hématosique et nutritive. C'est dans la condition seule d'une bonne hématose et d'une parfaite nutrition que la menstruation peut s'établir et devenir véritablement physiologique et salutaire; il ne s'agit donc pas ici de l'hématémèse : c'est un élément hors de cause. Procédons toujours par voie d'exclusion.

Il faut que le cas que nous analysons soit ou une affection squirrheuse, ou une gastralgie, ou une gastrodynie, ou une gastrite chronique, ou enfin une gastro-atonie.

Il est évident que ce n'est pas un squirrhe de l'estomac; car un squirrhe de ce genre, arrivé au point de forcer l'estomac à rejeter toute espèce de nourriture, même le lait d'ânesse, de causer *un amaigrissement considérable et de rendre la nutrition impossible,* ne se guérit plus du tout. L'élément squirrheux est donc aussi écarté.

On ne peut pas dire non plus que ce soit une gastralgie ou une gastrodynie. Dans l'exposé, l'épigastralgie paraît fort légère, si toutefois elle existe. Dans la gastralgie ou la gastrodynie, bien que les douleurs soient vives, l'alimentation est possible, la digestion se fait ordinairement d'une manière à peu près normale, et la nutrition subsiste. Voilà encore un troisième élément d'élagué.

Il faut donc enfin que la maladie en question soit une gastrite chronique ou une gastro-atonie : ce sont les deux derniers à démêler.

Examinons-les donc analytiquement et sévèrement. Y a-t-il gastrite chronique? Il est fâcheux que le Mémoire ne dise pas s'il y avait douleur à l'épigastre, augmentant ou non à la pression, et qu'il ne parle pas non plus de l'état de la langue. Le silence sur ce point autorise à croire que l'on n'y a rien vu d'anormal. L'alimentation exploratrice n'a rien appris et n'a servi de rien au diagnostic, parce qu'une excessive susceptibilité de l'estomac (1), ou l'innervation exaltée ou pervertie de ce viscère, avait paralysé toute fonction digestive et n'avait permis aucune espèce d'alimentation. Mais il y a plus, la médication pharmaceutique, ou le traitement médical qui est l'objet de l'alimentation exploratrice, a été employé en vain. Et en effet, les antiphlogistiques actifs, consistant en plusieurs applications de sangsues à l'épigastre, la diète ou une alimentation très-ténue, les boissons douces et acidules, les émollients de toute espèce, tout cela n'a exercé aucune influence favorable sur la marche de la maladie; et dès lors on pouvait raisonnablement croire qu'une médication con-

---

(1) Nous avons longuement parlé de l'alimentation exploratrice dans notre *Thérapeutique appliquée*. Il suffit de dire ici que toutes les fois que les aliments gras ou les substances animales et le vin sont mieux supportés que le maigre ou les laitages et les farineux, il y a faiblesse de l'estomac ou gastro-atonie; et réciproquement, si les laitages et les fécules passent mieux que le régime gras, il y a irritation, soit phlegmasique, soit squirrheuse.

traire ou du moins légèrement tonique et calmante, produirait un meilleur effet, et c'est ce qui est arrivé.

Maintenant, s'il est vrai que l'effet d'un traitement indique la nature d'une maladie et en soit le vrai *criterium*, il faudra en conclure que, dans le cas difficile et complexe que nous venons d'examiner, il n'y a point de gastrite chronique, mais seulement un élément atonique, plus un élément nerveux, c'est-à-dire la variété de la gastro-atonie caractérisée par les vomissements, jointe à une excessive sensibilité nerveuse ganglionnaire de l'estomac. Il fallait donc, en dernière analyse, s'arrêter aux éléments atonique et nerveux, et s'attacher à remplir les indications fournies par ces deux principes morbides; et c'est ce qu'on a fait par les calmants, les opiacés et quelques préparations toniques spéciales, comme le colombo, etc. Nous pensons que si la glace avait été prise, la guérison en eût été plus prompte encore.

FIN.

TABLE DES MATIÈRES.

Pages.

IIme PARTIE.

DES ÉLÉMENTS MORBIDES CONSIDÉRÉS DANS LES AFFECTIONS PHLEGMASIQUES DE LA POITRINE.

FIN DE LA TABLE DES MATIÈRES.

Imprimerie de P.-É. Brédif, à l'Aigle (Orne).